NUTRICIÓN Y SALUD

Carla Nieto Martínez

LIBSA

© 2023, Editorial LIBSA
C/ Puerto de Navacerrada, 88
28935 Móstoles (Madrid)
Tel.: (34) 91 657 25 80
e-mail: libsa@libsa.es
www.libsa.es

Textos: Carla Nieto Martínez
Imágenes: Fundación Dieta Mediterránea y Shutterstock
Maquetación: Roberto Menéndez González
Diseminando Diseño Editorial

ISBN: 978-84-662-4248-6

DL: M12950-2023

CONTENIDO

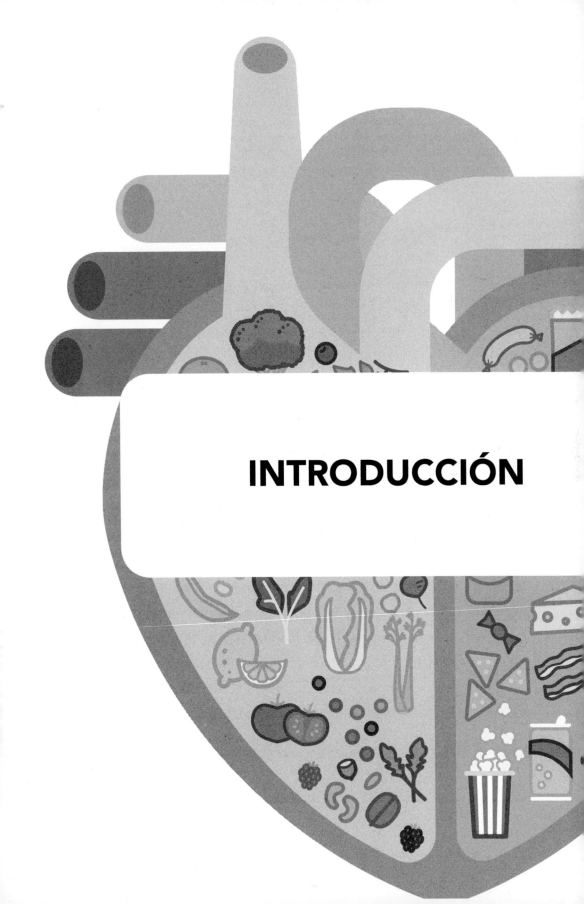

INTRODUCCIÓN

NUTRICIÓN PARA LA SALUD

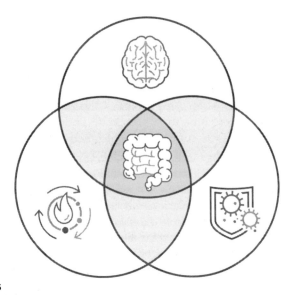

La Organización de las Naciones Unidas para la Alimentación y la Agricultura (FAO) distingue dos tipos de enfermedades relacionadas con la nutrición: por un lado, aquellas producidas por un consumo excesivo de energía: obesidad, diabetes, enfermedades cardiovasculares, hipertensión arterial y algunos tipos de cáncer. Por otro, las enfermedades cuya causa es la ingesta insuficiente de energía o de determinados nutrientes, como es el caso de la anemia nutricional, el bocio endémico y la desnutrición, además de la osteoporosis y la caries dental.

La Organización Mundial de la Salud (OMS) advierte que, hoy en día, más que el hambre, el verdadero desafío es combatir el déficit de micronutrientes (vitaminas, minerales y aminoácidos esenciales), puesto que este impide al organismo crecer adecuadamente y mantener sus funciones vitales.

Por lo tanto, el nexo entre nutrición y salud es el hilo conductor de los seis bloques que componen este libro.

En este libro hablaremos de lo que dicen los nutricionistas, que insisten en que es la acción sinérgica y conjunta en el marco de una dieta saludable, variable y equilibrada, y no la ingesta continua y reiterada de un alimento en concreto, lo que asegura el efecto saludable atribuido a la nutrición. Por lo tanto, se trata de **una carrera de fondo que pasa por la adopción y seguimiento de un estilo de vida mantenido en el tiempo.**

Las necesidades nutricionales varían a lo largo de la vida, y pueden verse modificadas como consecuencia de determinadas circunstancias o momentos vitales (embarazo, menopausia). En «La nutrición en las etapas de la vida» hablaremos de los **requerimientos, pautas y recomendaciones nutricionales que necesitamos para afrontar los diferentes periodos** de nuestra vida (infancia, adolescencia, edad adulta y tercera edad).

En «La nutrición y su incidencia en el organismo» abordaremos el tipo de **alimentación más adecuada para mantener el buen estado de salud y prevenir patologías según nuestro organismo.** Hemos seleccionado las más frecuentes, puesto que el cuerpo humano es tan complejo y el abanico de enfermedades tan amplio que resultaría imposible hacer un análisis detallado de todas ellas.

En «La nutrición y el síndrome metabólico» trataremos lo que se conoce como **síndrome metabólico,** es decir, el conjunto de rasgos clínicos (hipertensión, diabetes, hipercolesterolemia, obesidad e hipertrigliceridemia) que aumentan considerablemente el riesgo de padecer enfermedades cardiovasculares y que, actualmente, suponen un auténtico problema de salud pública.

En «Enfermedades y situaciones relacionadas con la ingesta de alimentos» analizaremos los problemas o **efectos secundarios que determinados alimentos pueden producir en el organismo** y cuyo origen se debe sobre todo a dos tipos de situaciones relacionadas con su ingesta: las derivadas de la forma en la que el organismo reacciona a determinados alimentos o a alguno de sus componentes (**alergias e intolerancias alimentarias**) y las enfermedades transmitidas por patógenos (virus y bacterias, principalmente) que están presentes en los alimentos: **intoxicaciones o toxiinfecciones alimentarias (TA)**.

Por último, no debemos olvidar el aspecto psicológico/emocional de la nutrición. En el bloque 6 abordaremos los principales **trastornos de la conducta alimentaria (TCA)**, un problema grave que ha aumentado en la población adolescente, y con serias consecuencias si no se detecta y gestiona adecuadamente.

Estas páginas recogen los **contenidos de las principales guías alimentarias publicadas por organismos, fundaciones, sociedades y foros científicos relacionados con la nutrición y la salud**. También hemos incorporado muchos de los estudios e investigaciones que avalan las pautas y recomendaciones que se ofrecen y la evidencia sobre los beneficios asociados a una alimentación saludable.

En definitiva, el objetivo es proporcionar al lector una **recopilación completa de lo que se sabe hoy en día** entre el nexo nutrición-salud y las ventajas de alimentarse adecuadamente desde una perspectiva amplia y a través de distintos enfoques. Ya el griego Hipócrates (480 a. C.) señaló que «el ser humano no puede mantenerse sano solo con la comida, sino que, además, debe practicar ejercicio. Presentan efectos opuestos las comidas y los ejercicios, pero se complementan, porque mientras los ejercicios queman lo acumulado, los alimentos y bebidas restauran lo gastado y evacuado».

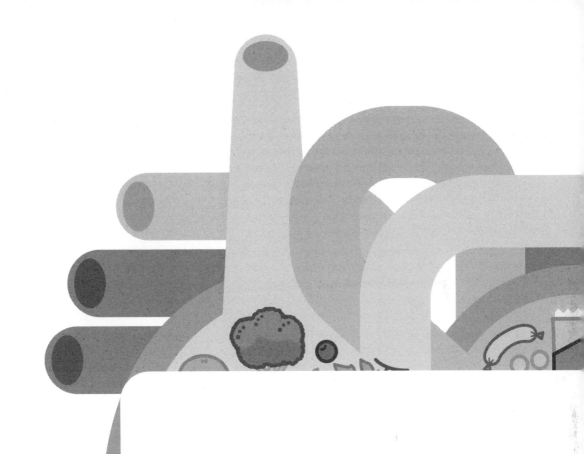

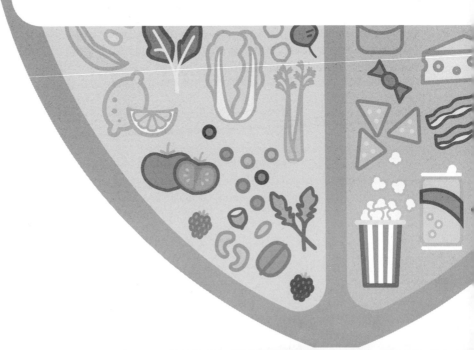

NUTRICIÓN Y SALUD

EL NEXO ENTRE NUTRICIÓN, SALUD Y ENFERMEDAD

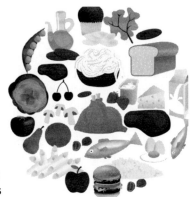

El vínculo que existe entre nutrición y salud es incuestionable: una dieta saludable ayuda a protegerse de la malnutrición, así como de las enfermedades no transmisibles como es el caso de las cardiopatías, la diabetes, el ictus o el cáncer.

Para mantener las funciones vitales es necesario aportar los nutrientes que precisa el organismo según el sexo, la edad, la actividad física y las peculiaridades de cada etapa de la vida, y solo hay una forma de hacerlo: a través de la alimentación.

Actualmente las coordenadas de lo que se considera una dieta equilibrada están perfectamente trazadas, entendiendo por «dieta equilibrada» aquella que contiene todos los alimentos necesarios para conseguir un estado nutricional óptimo. Esta debe aportar una cantidad de energía (calorías) suficiente para llevar a cabo los procesos metabólicos y de trabajo físico; suministrar suficientes nutrientes con funciones plásticas y reguladoras (proteínas, minerales y vitaminas, principalmente); ser variada, ya que no existe ningún alimento que por sí mismo contenga todos los nutrientes esenciales, y asegurar que las cantidades de cada uno de los nutrientes estén equilibradas entre sí.

Desde hace unos años, las conclusiones científicas sobre los beneficios saludables de determinados alimentos y/o estilos dietéticos se han «disparado» respecto a épocas anteriores (se calcula que cada semana se publican una media de 200 estudios al respecto).

A lo largo de las últimas décadas, diferentes instituciones, tanto nacionales como internacionales, han publicado guías nutricionales de distinto tipo con la intención de proporcionar a la población y a los profesionales de la salud unas bases más sólidas para recomendar y practicar una nutrición saludable. Es el caso, por ejemplo, de las guías alimentarias para estadounidenses, que se publican cada 5 años a instancias del Congreso de EE.UU.

Los especialistas no dejan de advertir que este exceso de publicaciones y, en cierta medida, «popularización» de las cuestiones nutricionales no se está traduciendo en una mejora de los estilos alimenticios entre la población, y la realidad pone en evidencia la escasa efectividad de todos estos hallazgos a la hora de ponerlos en práctica.

Para los especialistas, es obvio que a pesar de las actualizaciones sobre este tema, los datos sobre el incremento de la obesidad o de las enfermedades crónicas reflejan que los patrones alimenticios de la población son cada vez peores, por lo que aún queda mucho por hacer en este sentido. Una de las razones es la que los expertos han identificado como una falsa sensación de poseer conocimientos sobre cuestiones relacionadas con la alimentación, el metabolismo, la pérdida de peso o la combinación de nutrientes, por ejemplo. Esta percepción suele conducir a ideas erróneas que impiden la adopción de patrones alimenticios adecuados.

La inmediatez y la búsqueda de soluciones rápidas y sin esfuerzo, tan propias de la sociedad actual, chocan frontalmente con la principal premisa de una alimentación saludable: la adopción de unos hábitos mantenidos a largo plazo que suelen implicar unas pautas de aprendizaje y cambios de estilo de vida, y cuyo efecto es progresivo, pero duradero.

La tendencia a asociar indefectiblemente la palabra «dieta» tanto a la pérdida de peso como al seguimiento de un plan de alimentación (por lo general restrictivo) puntual y limitado en el tiempo ha conducido a que la mayoría de las personas opten por una dieta restrictiva basada en el cómputo de calorías (kcal), las llamadas dietas cuantitativas. Sin embargo, tanto los expertos como las guías alimentarias proponen como opción más efectiva las dietas cualitativas, grupo en el que se encuadran, entre otras, la dieta mediterránea, las veganas, la Paleo o la DASH.

Teniendo en cuenta que lo que consumimos son alimentos y no nutrientes, los especialistas hacen hincapié en la importancia de optar siempre por estas dietas cualitativas, que consisten básicamente en realizar elecciones dietéticas saludables y en seguir un patrón alimentario variado, equilibrado y sin restricciones.

Al margen de las precisiones que se hagan por cuestiones personales, regionales, etc., las líneas maestras para seguir una alimentación saludable basada en la evidencia científica más reciente están claramente definidas. Se trata de una dieta asentada en el consumo de alimentos de origen vegetal, esa es la gran premisa. Es necesario también consumir proteínas procedentes de fuentes vegetales, así como granos no refinados. Otras pautas importantes son limitar el consumo de productos ultraprocesados, sobre todo cuando el fin de este proceso sea potenciar su sabor (no su conservación, como ocurre, por ejemplo, con las legumbres envasadas); reeducar el paladar con sabores más naturales sin recurrir al azúcar (miel, fructosa, jarabes, etc.) o a la sal de mesa añadida; y evitar o limitar el consumo de alcohol, incluido el vino.

Por último, los especialistas recuerdan que alimentarse de forma saludable no es incompatible con el placer de comer, e instan a dejar de actuar como «calculadoras» de calorías o nutrientes para disfrutar de la gastronomía, ya que el enfoque de una alimentación sana implica no solo a la salud física sino también a la salud mental.

HACIA
LA NUTRICIÓN
DE PRECISIÓN

De forma paralela a los numerosos estudios relacionados con las propiedades saludables de alimentos y nutrientes se ha ido desarrollando lo que se conoce como «Nutrición de precisión», es decir, lo que se define como el área especializada en el diseño de nuevas estrategias nutricionales personalizadas, con el objetivo de mejorar la prevención y el tratamiento de las principales enfermedades relacionadas con el estilo de vida y la alimentación. La nutrición de precisión abarca a su vez otras disciplinas de la ciencia en las que también se han logrado importantes avances y que han adquirido un protagonismo creciente en el análisis del nexo entre nutrición y salud. Es el caso de la nutrigenética y la microbiota.

La **nutrigenética** es la rama de la genética que estudia la relación entre los genes y la respuesta individual a la dieta. Se basa en la realización de test genéticos y en la aplicación de una dieta específica destinada a contrarrestar los efectos de la predisposición genética indicada por la analítica. Aunque la información que proporciona este enfoque es muy importante y permite hacer reajustes en la dieta para adaptarla a las características personales, los expertos señalan que la genética es solo un aspecto de los muchos que intervienen a la hora de establecer la dieta; es preciso saber que siempre intervienen otros factores como el medioambiental, el estilo de vida, la historia familiar, cuestiones emocionales, etc.

Se llama **microbiota** (también denominada microflora o flora intestinal) al conjunto de microorganismos vivos o bacterias que se encuentran en el intestino del organismo. Se sabe que una microbiota sana es muy beneficiosa para el desarrollo del sistema inmune y para un estado de salud adecuado, mientras que, por el contrario, la disbiosis (alteración o pérdida de equilibrio) de la microbiota se halla presente en muchas patologías.

Está demostrado que la composición de la microbiota oscila a lo largo de la vida y que en ella intervienen tanto factores internos (la genética) como externos. Así, por ejemplo, es conocido el papel devastador que los antibióticos ejercen sobre la microbiota, así como otros fármacos, como los antihistamínicos, que suelen producir un desequilibrio en el organismo. De modo que para mantener una microbiota sana es necesario potenciar la ingesta abundante de frutas y verduras, siguiendo el patrón de la dieta mediterránea.

Hay que señalar que cada vez son mayores las evidencias del efecto directo que tiene la ingesta de proteínas de origen vegetal en el aumento de microorganismos beneficiosos para la salud, como es el caso de las bifidobacterias o los lactobacilos, así como también en la disminución de aquellos que tienen un efecto negativo sobre la microbiota, como es el caso de los firmicutes.

Numerosos estudios demuestran que cuanto mayor es la diversidad de la microbiota menor es el riesgo de contraer patologías digestivas como la inflamación intestinal o la enfermedad de Crohn. La relación de la microbiota con los factores de riesgo cardiovascular y enfermedades como el Alzheimer o la depresión permiten definir unas pautas nutricionales más precisas para prevenir y abordar determinadas enfermedades y, con ello, poder elaborar dietas «a medida» según las particularidades de cada persona.

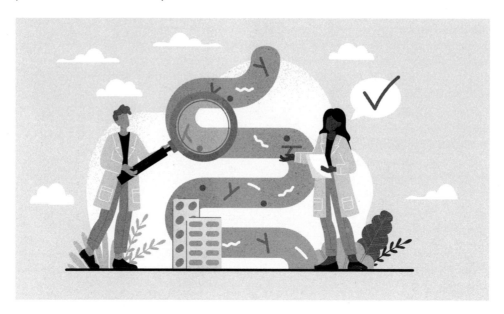

LOS PATRONES
DE ALIMENTACIÓN SALUDABLE

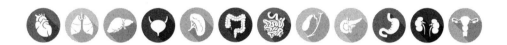

Tanto los especialistas en nutrición como las guías alimentarias más recientes insisten en que ningún tipo de alimento es capaz de aportar por sí mismo todos los nutrientes en las cantidades necesarias. De ahí la importancia de mantener una dieta variada en la que los alimentos ejerzan un efecto conjunto, acumulativo y sinérgico.

En este marco, las evidencias posicionan claramente dos tipos de dietas consideradas como más saludables: la dieta mediterránea y la dieta DASH (abreviatura de *Dietary Approaches to Stop Hypertension*; en español, «enfoques dietéticos para frenar la hipertensión»).

Los planteamientos de ambas dietas son bastante similares, y de ellos se derivan sus principales beneficios que justifican su recomendación: la ingesta abundante de frutas y verduras, por aportar sustancias antioxidantes, como las vitaminas C, E y carotenos; el bajo aporte de carnes rojas, a favor de las carnes de ave y magras, lo cual supone un menor consumo de grasas saturadas; y una elevada ingesta de pescado, que se traduce en un alto contenido en grasas poliinsaturadas (con una dosis alta de omega 3, en el caso del pescado azul).

En el caso de la dieta mediterránea, la principal grasa proviene del aceite de oliva, que aporta grasas monoinsaturadas y vitamina E. La base de las dos dietas está compuesta de cereales (preferentemente integrales), con un aporte ocasional de azúcares simples. Las legumbres ocupan un lugar destacado en esos patrones dietéticos, pues son ricas en fibra y proteínas.

La principal diferencia entre ambas dietas es que la dieta mediterránea prioriza aumentar el consumo de grasas monoinsaturadas (aceite de oliva y frutos secos) y de vino tinto (de forma moderada) y no hace tanto énfasis como la dieta DASH por lo que al consumo de lácteos desnatados se refiere.

Los dos estilos alimentarios han demostrado beneficios en la salud, sobre todo por lo que respecta a la salud cardiovascular, donde sus efectos son más positivos. Por lo que concierne al sobrepeso y la obesidad, ambas son dietas cualitativas (es decir, prima la calidad de los alimentos que la componen), y, en este sentido, las investigaciones han demostrado que producen una pérdida de peso mayor y mantenida en el tiempo que las dietas basadas en contar calorías (cuantitativas).

Otra línea de investigación es el papel que juegan las dos dietas en la prevención de enfermedades como el cáncer. Se sabe, por ejemplo, que una alimentación
rica en frutas y verduras variadas evitaría más de un 20 % de todos los tipos de
cáncer. Asimismo, para prevenir esta enfermedad, se aconseja que la ingesta diaria
de grasa no supere el 30 % de las calorías totales y, preferiblemente, que estas
sean de origen vegetal, como el aceite de oliva. Uno de los estudios más recientes,
publicado en *The American Journal of Clinical Nutrition*, ha demostrado que tanto
la dieta mediterránea como la DASH pueden reducir en un 72 y un 68 %, respecti-
vamente, el riesgo de desarrollar un carcinoma basocelular (CBC), el cáncer de piel
o melanoma más frecuente (representa el 70-80 % de los tumores cutáneos) pero
que, a pesar de su bajo potencial metastásico y sus reducidas tasas de mortalidad,
produce una gran morbilidad. Para los investigadores, la elevada ingesta de frutas
y lácteos bajos en grasa, alimentos que tienen en común la dieta mediterránea y
la dieta DASH, se perfila como uno de los principales factores que explicarían el
papel protector que ambas pautas dietéticas han demostrado frente a este tumor.
Concretamente, un elevado consumo de frutas, una de las fuentes principales de
polifenoles, con propiedades antiinflamatorias, antioxidantes e inmunomodulado-
ras, así como el calcio y la vitamina D procedente de los productos lácteos (ambas
dietas recomiendan aquellos bajos en grasa), que intervienen en las vías de proliferación y diferenciación de los queratinocitos (células cutáneas), pueden jugar un
papel importante en la protección que proporcionan ambas dietas.

LA DIETA MEDITERRÁNEA

Una vez constatado que las poblaciones que viven en los países mediterráneos
(Grecia, España, Italia, Francia) presentan un modelo distinto de mortalidad y morbilidad, principalmente con respecto a las enfermedades cardiovasculares, algunos
tipos de cáncer y otras patologías degenerativas, y teniendo en cuenta que estas
diferencias no solo se deben a factores genéticos, los especialistas pusieron el foco
de atención en los factores ambientales, concretamente en la dieta.

El término «dieta mediterránea» se debe al fisiólogo estadounidense Ancel
Keys, que en los años cincuenta acuñó este término en su famoso libro *Coma bien y
consérvese sano, la dieta mediterránea*, en el que definió el estilo dietético propio
de la población de Creta, que se basa principalmente en el consumo de cereales,
verduras frescas, frutas, vino y aceite de oliva.

Una de las investigaciones más relevantes sobre esta dieta es el PREDIMED
(Prevención con Dieta Mediterránea), el ensayo de mayor envergadura que se ha
realizado sobre nutrición en España y que ha aportado numerosas evidencias sobre
el efecto beneficioso de la dieta mediterránea en la prevención de diversas enfermedades crónicas como la diabetes, el cáncer, la hipertensión o en enfermedades
neurodegenerativas.

El patrón de consumo de la dieta mediterránea se asocia a un efecto preventivo
frente al cáncer de mama y el cáncer de colon, puesto que su incidencia disminuye

con el consumo de aceite de oliva y grasas derivadas del pescado (omega 3), antioxidantes (vitaminas C y E, carotenoides, polifenoles) y fitoesteroles.

Pautas generales de la dieta mediterránea

- Utilizar el aceite de oliva como principal fuente de grasas. Se trata de un alimento rico en vitamina E, betacarotenos y ácidos grasos monoinsaturados que le confieren propiedades cardioprotectoras.

- Consumir abundantes alimentos de origen vegetal: frutas, verduras, legumbres, champiñones y frutos secos. Las verduras y frutas son la principal fuente de vitaminas, minerales y fibra de la dieta, además aportan una gran cantidad de agua. Es fundamental consumir 5 raciones de fruta y verdura diaria.

- Introducir en la alimentación diaria el pan y los alimentos procedentes de los cereales (arroz, pasta), preferentemente integrales. El consumo diario de pasta, arroz y cereales es indispensable por su composición rica en carbohidratos.

- Priorizar los alimentos poco procesados, frescos y de temporada. Es importante aprovechar los productos de temporada, sobre todo en el caso de las frutas y verduras, por su aporte de nutrientes, aroma y sabor.

- Consumir a diario productos lácteos, principalmente queso y yogur. Son excelentes fuentes de proteínas de alto valor biológico, minerales (calcio, fósforo) y vitaminas. Asimismo, el consumo de leches fermentadas (yogur, etc.) se asocia a una serie de beneficios, como la mejora del equilibrio de la microbiota intestinal.

- Ingesta moderada de carne roja, así como de aquellas procesadas. Dar preferencia a las carnes magras y acompañarlas de verduras o cereales.

- Consumir pescado en abundancia (una opción siempre preferible a la carne). Se recomienda tomar pescado azul como mínimo 1-2 veces a la semana, ya que aporta grasas con propiedades cardioprotectoras. Los huevos contienen proteínas de muy buena calidad, grasas, vitaminas y minerales, lo que los convierten en un alimento muy saludable. El consumo de 3-4 huevos a la semana es una buena alternativa a la carne y el pescado.

- Las legumbres son un alimento básico de la dieta mediterránea. Son ricas en vitaminas y minerales, aportan hidratos de carbono de absorción lenta, no tienen grasa, y constituyen una fuente importante de proteína vegetal. Se recomienda su consumo de 2 a 3 veces por semana.

- Optar por la fruta como postre habitual en sustitución de dulces, pasteles y similares, cuyo consumo debe ser ocasional. La ingesta de fruta a media mañana o como merienda es también una buena alternativa.

- Incorporar el agua como bebida principal, y tomar vino con moderación y solo durante las comidas. El agua es fundamental en cualquier dieta. El vino, un alimento tradicional en la dieta mediterránea, puede tener efectos beneficiosos para la salud, siempre que se ingiera con moderación y en el contexto de una dieta equilibrada.

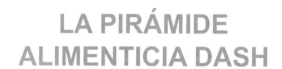

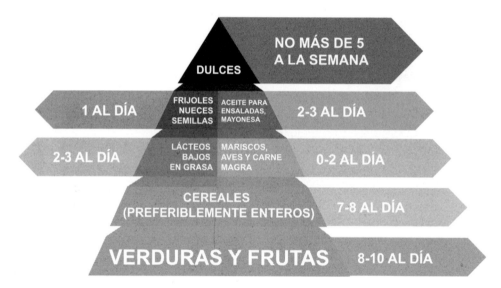

LA DIETA DASH

La dieta DASH es un patrón dietético creado por los Institutos Nacionales de la Salud (NIH) de EE.UU. a finales de los años noventa, con el objetivo de regular la hipertensión a través de la dieta y evitar los alimentos ricos en sodio y grasas. Desde entonces, este enfoque dietético se ha ido popularizando más allá de los pacientes que padecen hipertensión, ya que ofrece otros beneficios para la salud y sus recomendaciones nutricionales están enfocadas a la prevención del cáncer, las enfermedades cardiovasculares, la diabetes y la osteoporosis. Esta dieta apuesta por el consumo de vegetales, frutas, productos lácteos bajos en grasa, así como por la ingesta moderada de cereales integrales, legumbres, pescado, aves y frutos secos.

Hoy en día la dieta DASH, como hemos dicho, está considerada una de las mejores del mundo. Desde hace ya unos años, en el informe del US News & World Report (publicación de referencia en el ámbito dietético), la DASH encabeza las categorías de «Mejor dieta para una alimentación saludable» y «Mejor dieta saludable para el corazón».

Se trata de un patrón dietético basado en conseguir una disminución del sodio en la alimentación por debajo de niveles de 2,3 g en la DASH normal y de 1,5 g en la DASH baja en sodio (una de sus versiones), y en aumentar el contenido de potasio, calcio y magnesio, tres minerales que potencialmente consiguen mejorar la hipertensión. Por ello, esta dieta apuesta por los alimentos ricos en calcio, potasio, magnesio y fibra, los cuales, al combinarse entre sí, ayudan a reducir la presión arterial.

Pautas generales de la dieta DASH

- Priorizar el consumo de frutas y verduras frescas, cereales integrales, frutos secos, pescados, carnes bajas en grasa y lácteos desnatados.

- Controlar la cantidad de sal para cocinar (menos de 3 g/día, el equivalente a una cucharadita rasa de café). No añadir a las comidas pastillas de caldo de carne o pescado.

- Disminuir o evitar los productos procesados o precocinados.

- Limitar los alimentos con alto contenido en grasas saturadas como carnes grasas, productos lácteos enteros y determinados aceites, como los de coco y palma.

- Evitar las bebidas carbonatadas y estimulantes.

- Asegurar, como mínimo, la ingesta de 3 piezas de fruta al día (mejor enteras que en zumo).

- Consumir al menos 4-5 raciones de verdura al día y de legumbres, como mínimo, 3 días a la semana.

- Optar por los cereales integrales. En comida y cena, añadir 30 g de pan, preferentemente integral y sin sal.

- Las porciones de lácteos desnatados deben ser de 2-3 al día (leche, yogur, queso).

- Consumir pescado con frecuencia; optar por las carnes magras (preferiblemente de ave), y limitar las carnes rojas a 1-2 veces por semana.

- Utilizar técnicas culinarias que no aporten demasiada grasa: plancha, asado, horno, microondas, vapor y papillote. Evitar las frituras, los empanados y los rebozados.

Pirámide de la dieta mediterránea: un estilo de vida actual

Vino con moderación y respetando las costumbres

Semanal

Dulces ≤ 2r

Patatas ≤ 3r
Carne roja < 2r
Carnes procesadas ≤ 1r

Carne blanca 2r   Huevos 2-4r
Pescado/Marisco ≥ 2r
Legumbres ≥ 2r

Cada día

Derivados lácteos 2r
(preferir bajos en grasa)

Frutos secos/Semillas / Aceitunas 1-2r
Hierbas/Especias/Ajo/Cebolla
(menos sal añadida) Variedad de aromas

Cada comida principal

Frutas 1-2/Verduras ≥ 2r
Variedad de colores/texturas (Cocidas/Crudas)
Aceite de oliva Pan/Pasta/Arroz/Cuscús/
Otros cereales 1-2r (preferir integrales)

Agua e infusiones de hierbas

Actividad física diaria
Descanso adecuado
Convivencia

Biodiversidad y estacionalidad
Productos tradicionales, locales
y respetuosos con
el medio ambiente
Actividades culinarias
r = Ración

Edición 2010
© 2010 Fundación Dieta Mediterránea

El uso y la promoción de esta pirámide se recomienda sin ninguna restricción

Guía para la población adulta
Medida de la ración basada en la frugalidad y hábitos locales

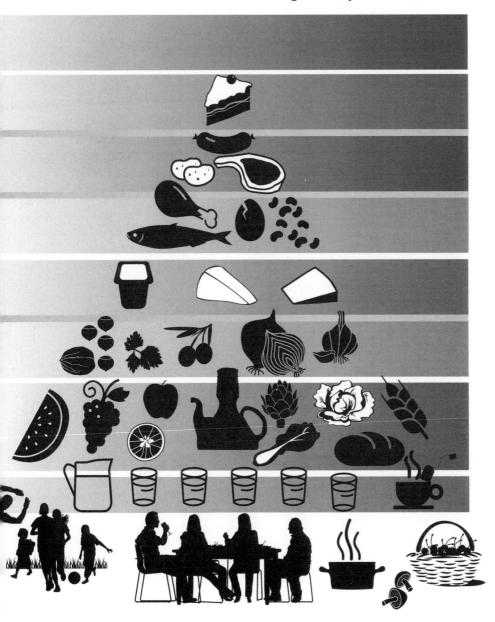

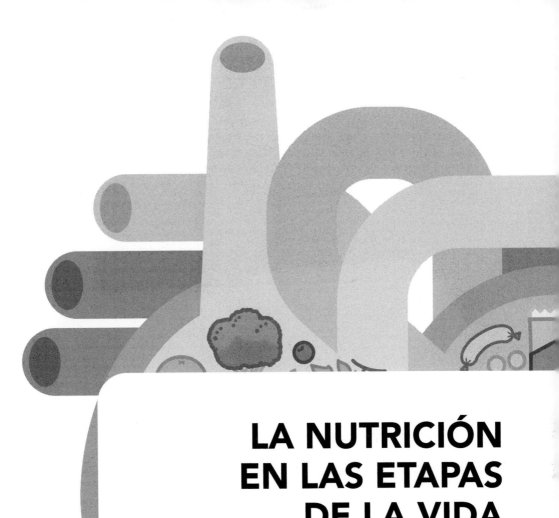
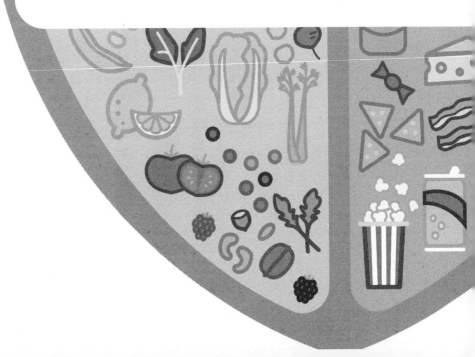

LA NUTRICIÓN
EN LAS ETAPAS
DE LA VIDA

as necesidades y requerimientos nutricionales van cambiando a lo largo de la vida, en función del desarrollo de nuestro cuerpo y de cada etapa vital. Existen, sin embargo, una serie de recomendaciones generales respecto al tipo de nutrientes más importantes para asegurar una alimentación equilibrada, las cantidades para evitar déficits y los requisitos energéticos que precisa cada una de las principales etapas de nuestra vida:

- Infancia.
- Adolescencia.
- Edad adulta.
- Adultos mayores/tercera edad.

No obstante, en determinadas situaciones y momentos de la vida es necesario hacer reajustes en la dieta que se sigue habitualmente para adecuarla a las necesidades de nuestras circunstancias concretas y momentos vitales. Es el caso de:

- El embarazo y la lactancia.
- La menopausia.
- La práctica de deportes de alta intensidad.
- El estilo de alimentación vegana-ovolactovegetariana.

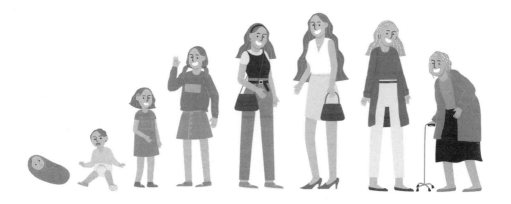

PAUTAS ALIMENTICIAS Y REQUERIMIENTOS NUTRICIONALES POR GRUPOS DE EDAD

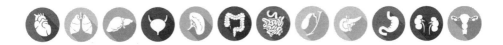

LA INFANCIA (0-9 AÑOS)

La infancia es el periodo más cambiante a lo largo de la vida de un individuo, puesto que se trata de la etapa de formación y desarrollo de los órganos y estructuras corporales y, precisamente, es en la que se experimenta un mayor crecimiento. Las pautas nutricionales van variando desde el nacimiento, pasando de la alimentación basada en la lactancia materna a la introducción paulatina de los distintos grupos de alimentos, hasta alcanzar una dieta que se caracterice por la variedad, similar a la que se recomienda seguir durante las siguientes etapas vitales.

Además de la función esencial que desempeña una alimentación adecuada para asegurar un buen crecimiento, existe una relación directa entre los hábitos de vida y alimentación adquiridos en la infancia y el riesgo de desarrollar enfermedades en el futuro.

No resulta fácil establecer pautas demasiado concretas sobre requisitos nutricionales y recomendaciones alimentarias, sino que estas se adecúan a los distintos segmentos de edad: de 0 a 1 año; 1-3 años; 3-6 años (edad preescolar); y 6-9 años (edad escolar).

A tener en cuenta

- En los primeros años de vida, siempre debe ser el pediatra quien marque las pautas alimentarias que hay que seguir según el estado del niño y la evolución de su crecimiento y desarrollo.

- La importancia de fomentar, ya a edades tan tempranas, una dieta adecuada (la evidencia demuestra que entre los 3 y los 6 años es la mejor edad para asimilar los buenos hábitos alimentarios y de estilo de vida) y de dar ejemplo en este sentido supone el mejor método de aprendizaje a estas edades. Esta etapa de la vida se caracteriza también por un alto nivel de actividad física, una práctica muy aconsejable para prevenir el sobrepeso y la obesidad.

Estudios como el ALADINO 2019 –que se ha realizado en la población infanto-juvenil española y que forma parte de la iniciativa COSI EURO OMS para el control armonizado de la obesidad infantil en la región europea de la OMS– demuestran que la prevalencia de sobrepeso en la población infantil española de 6 a 9 años es del 23,3 %, y la de obesidad es del 17,3 %, siendo el sobrepeso significativamente más elevado en las niñas y la tasa de obesidad superior en los niños.

Los expertos identifican varias causas para este problema. Una de ellas es la variedad y la facilidad para ingerir productos poco saludables, generalmente muy calóricos, que, además, son muy baratos. Este es el caso de las bebidas azucaradas (determinados refrescos y zumos están en el punto de mira científico debido a sus potenciales efectos nocivos) y también de las comidas precocinadas.

En la mayoría de los países también ha aumentado el sedentarismo, en las ciudades escasean las zonas al aire libre para jugar y las posibilidades de hacer actividad física y prevalece la cantidad ingente de tiempo que los niños/as pasan delante de las pantallas (TV, videojuegos). Se sabe que los niños de entre 4 y 12 años ven la televisión dos horas y media al día, un dato muy significativo.

Algunos expertos destacan la falta de un descanso adecuado, un factor relacionado con los anteriores y que puede ser un indicador de los patrones de comportamiento familiares: está claro que si los niños duermen poco es porque se acuestan tarde, seguramente debido a que se quedan viendo la televisión o jugando con dispositivos móviles. Eso hace que se levanten con el tiempo justo y con mucho sueño, lo que conlleva que desayunen poco y mal, lo que a su vez comporta un menor rendimiento tanto académico como a la hora de hacer deporte.

En esta etapa de la vida es preciso tener en cuenta que las ingestas recomendadas no hacen distinciones entre sexos, al contrario que en la adolescencia y la edad adulta.

Veamos a continuación algunas de las peculiaridades de los distintos tramos de edad en los que se divide la infancia:

- De 0 a 1 año: El periodo de lactancia se caracteriza por un crecimiento muy elevado. En esta etapa, el aparato digestivo está especialmente adaptado a la alimentación láctea (materna o artificial). La alimentación es básicamente líquida (leche primero, papillas después). Al cumplir un año, el niño empieza a consumir alimentos sólidos y es capaz de masticar y coordinar, es decir, de realizar el proceso de masticación-deglución, siendo cada vez más autónomo en la ingesta de alimentos.

- De 1 a 3 años: La velocidad de crecimiento se desacelera, pero continúa el proceso de maduración de los órganos internos, sobre todo el sistema nervioso central y los órganos digestivos. A esta edad se produce un aumento de peso de entre 2 y 2,5 kg al año. Alrededor de los 2 años, los niños ya comen solos, compartiendo la mesa con el resto de la familia, una coyuntura que favorece la adquisición de hábitos alimenticios saludables.

- A partir de los 4 años: Se estabiliza la ganancia de peso corporal y se reduce el ritmo de crecimiento. Los órganos corporales están prácticamente desarrollados. El crecimiento es estable (5-7 cm de talla y de 2,5 a 3,5 kg de peso por año) y las necesidades energéticas se reducen.

Requerimientos nutricionales

Lactantes: De acuerdo con la Autoridad Europea de Seguridad Alimentaria (EFSA), las ingestas recomendadas durante la primera etapa de la lactancia (hasta los 4-5 meses) se basan en el nivel medio de energía y nutrientes que contiene la leche materna, ya que se trata del único alimento que cubre las exigencias energéticas y nutricionales que precisa el recién nacido durante sus primeros meses de vida. El lactante precisa de unos aportes nutricionales muy elevados para hacer frente, de un modo rápido, a sus necesidades fisiológicas (crecimiento, maduración y desarrollo del organismo). Su demanda es superior (100-115 kcal/kg/día) a la del adulto (30-35 kcal/kg/día). Para cubrir dichas necesidades energéticas, la leche materna le aporta un alto contenido en grasa (38%), los carbohidratos entre un 48 y un 54%, y las proteínas en torno a un 8%. La lactancia artificial debe mantener las mismas proporciones de nutrientes. A medida que el lactante va creciendo, se introducen nuevos alimentos que complementarán sus aportes nutricionales.

A partir de un año:

Energía:

- Primer año: 1 000 kcal.
- De 2-3 años: 1 250-1 300 kcal.
- De 3 a 6 años: 1 700-1 800 kcal.
- De 6 a 9 años: 2 000 kcal.

Hidratos de carbono: A partir de 2 años: 50-60% de las calorías diarias, principalmente complejos (almidón), como cereales (pasta, arroz, maíz); legumbres; pan o patata; y fibra (cereales integrales, frutas, verduras y legumbres). Los hidratos de carbono simples no deben superar el 10% del total.

Proteínas: A partir de 2 años: 10-15% del aporte calórico diario, priorizando las proteínas de alta calidad. Al menos el 50% de las proteínas deben ser de origen animal, ya que son ricas en aminoácidos esenciales.

Grasas: A partir de 2 años: 30-35%, procurando un equilibrio entre las grasas animales y las vegetales. La distribución de las distintas grasas debería ser la siguiente: 15-20% de grasas monoinsaturadas (procedentes principalmente del aceite de oliva); 7-8% de grasas saturadas (carne roja, tocino, embutidos, natas, mantequillas); y 7-8% de grasas poliinsaturadas (pescados azules, frutos secos).

Agua: Durante toda la infancia es fundamental asegurar al niño una adecuada hidratación. En el caso de los recién nacidos que se alimentan exclusivamente de leche materna, no necesitan ingerir agua adicional durante el primer trimestre de vida, ya que la leche de su madre les proporciona las calorías, los nutrientes y las sales que necesitan, y también les aseguran los niveles adecuados de hidratación (entre el 85 y el 90 % de la leche materna es agua).

En los bebés que se alimentan con biberón, la cantidad recomendada es de 30 cm³ de agua por cada cacito raso de leche. Es muy importante respetar esta proporción de agua, ya que si esta es inferior a la cantidad indicada puede producirle trastornos estomacales y renales, mientras que el exceso disminuye la calidad de la mezcla.

Antes de los seis meses de vida, hay que ir con cuidado con el agua, lo importante es que se alimenten de la leche materna, que contiene todos los nutrientes que ellos necesitan. No obstante, cuando el bebé cumple ya seis meses de vida, las cosas son algo distintas.

A partir del cuarto-sexto mes, la cantidad de agua que ingiere el niño es mayor. Aproximadamente a partir del sexto mes, se le puede dar agua en biberón entre las comidas o después de ellas. Hay que recordar que durante el primer año de vida, el niño aún no tiene desarrollada la sensación de sed, de ahí la importancia de que se le ofrezca a menudo un biberón con agua.

Se puede utilizar agua potable (del grifo) para preparar un biberón o la papilla siempre que se hierva previamente durante un minuto. Es muy importante que el agua no esté en ebullición mucho más tiempo, ya que hay estudios al respecto que demuestran que si el agua potable hierve durante 10 minutos su concentración de sodio aumenta unas 2,5 veces, de forma que, al añadirle la leche de fórmula, el biberón supera fácilmente los límites recomendados de este mineral. También hay evidencias de que el agua hervida sin tapar durante 10 minutos multiplica por 2,4 la concentración de nitratos.

Si se usa agua envasada no es necesario hervirla previamente. Es importante que esta se conserve adecuadamente en su envase y aplicar las medidas básicas de higiene (manos limpias, esterilización de biberones) en su utilización.

Las aguas más indicadas tanto para la preparación de biberones y papillas como para saciar la sed del niño son aquellas de mineralización débil o muy débil.

Veamos a continuación una relación de cantidades orientativas de agua y leche en la dieta del bebé:

- Recién nacido-3 meses: 60-120 ml de agua + 2/4 medidas de leche.

- De 3 a 6 meses: 150-180 ml de agua + 5/6 medidas de leche.

- De 6 a 12 meses: 180-240 ml de agua + 6/8 medidas de leche.

* Los datos son aproximados y pueden en función de las guías pediátricas y los países, según las características concretas de su población infantil.

Pautas nutricionales

- En general, con la leche es suficiente durante los primeros 6 meses de vida. Se considera que la alimentación complementaria debe iniciarse a partir de esa edad por dos razones: porque las necesidades nutricionales son ya más complejas; y porque el niño ya empieza a tener capacidad de interacción, de mostrar cuándo quiere más o no. Además, a esta edad, tanto el sistema muscular como el nervioso están ya lo suficientemente desarrollados. Y pese a que los niños nacen ya con los reflejos de succión y deglución, el desarrollo necesario para deglutir los alimentos semisólidos no se alcanza hasta esta edad.

  Además, los niños poseen el denominado reflejo de extrusión, que consiste en expulsar con la lengua aquellos objetos o alimentos que se acercan a los labios. Este reflejo desaparece alrededor del cuarto mes, momento en el que también se produce el control del cuello y del tronco, lo que permite que el bebé se mantenga erguido. Por otro lado, a la hora de iniciar la alimentación sólida es preciso que existan movimientos rítmicos de masticación, que empiezan a aparecer en torno a los 6-7 meses de edad.

  Según una investigación llevada a cabo por expertos de la Facultad de Medicina de la Universidad de Harvard y del Instituto de Atención de la Salud Pilgrim de Harvard, en Boston (EE.UU.), los bebés alimentados con leche de fórmula a los que se dan alimentos sólidos antes de los 4 meses son más propensos a desarrollar obesidad a los 3 años. De hecho, según los resultados de esta investigación, publicados en la revista *Pediatrics*, estos niños tienen un riesgo hasta seis veces mayor de obesidad. La razón parece estar, según los autores del estudio, en el hecho de que la introducción temprana de los alimentos sólidos sienta las bases para unos patrones de alimentación quizás configurados para comer más de lo necesario, lo que favorece la obesidad. Además, el hecho de que esta tendencia no se aprecie en los niños alimentados con leche materna da una idea de que en estos la madre tiene un mayor control sobre las señales que indican que los bebés están saciados o tienen más hambre.

  Del mismo modo, así como no debe adelantarse la alimentación complementaria, tampoco se debe retrasar, ya que es en este periodo cuando se desarrolla el aprendizaje de la masticación.

  Aunque no hay reglas fijas o estrictas al respecto y siempre es el pediatra quien tiene la última palabra, existen unas pautas generales a la hora de ir introduciendo nuevos alimentos en los menús del bebé. La primera y principal es que debe hacerse de forma escalonada y siguiendo un orden más o menos estricto. El nuevo plan de comidas deberá introducirse poco a poco y añadiendo los alimentos de uno en uno, puesto que de este modo no solo se facilita la adaptación del niño a su nueva alimentación, sino que también pueden detectarse más fácilmente las posibles intolerancias o alergias producidas por determinados alimentos.

Veamos a continuación cuál es el orden de introducción de los alimentos más adecuado:

- Cereales sin gluten. Alrededor de los 4-5 meses. Por lo general, se empieza añadiendo este tipo de cereales, en forma de papilla: primero más ligeras y progresivamente más espesas. Después, alrededor de los 7 meses, ya pueden incorporarse los cereales con gluten (cebada, avena, mijo). Habrá que esperar hasta los 8 meses para introducir los cereales a base de trigo o centeno.

- Verduras. A los 6 meses. Se introducen en forma de crema o puré. Las básicas, que forman parte de todo menú infantil, son la patata y la zanahoria, a las que pueden añadirse judías verdes, puerro, acelgas...

- Proteínas. A partir de los 6 meses. Es preciso incluir la carne, de pollo o pavo, que es más ligera; y luego de ternera (siempre y cuando el bebé no sea alérgico a las proteínas de la leche de vaca).

- Fruta. A partir de los 6 meses. Las más recomendables son el plátano, la manzana, la pera y la naranja, aunque también pueden añadirse algunas frutas de temporada, tales como la mandarina, las ciruelas y los albaricoques. Lo ideal es introducirlas como papilla y a la hora de la merienda, mezcladas con leche.

- Huevo. Después de los 10 meses. Primero se introduce la yema cocida (lo mejor es incluirla en el puré) y después, cuando el niño haya cumplido el año, ya se le puede dar el huevo entero, bien dentro del puré de verduras o como huevo duro troceado. No conviene darle más de dos huevos a la semana.

- Pasta, arroz y legumbres. De los 10 meses en adelante. A los 10 meses se le puede añadir un puñadito de pasta o de arroz (muy bien cocido, si no, le resulta difícil de digerir) al caldo vegetal. También se pueden mezclar con las verduras y prepararse con carne, pollo o pescado. En torno a los 12 meses ya puede consumir legumbres, que le aportarán, además de mucha energía, proteínas, vitaminas y minerales, que son imprescindibles en esta etapa de su desarrollo.

- Resto de los alimentos: Jamón cocido, un poco de queso, frutos secos... A partir de los 12 meses. Pueden mezclarse con el puré un poco de jamón cocido o queso. En cuanto a los frutos secos, hay que tener mucho cuidado con ellos, ya que a su potencial alergénico se añade el riesgo de atragantamiento cuando se administran a niños muy pequeños. Por eso, muchos expertos recomiendan no incluirlos en su dieta hasta que hayan cumplido 2 o 3 años.

* Algunas guías y/o pediatras aconsejan introducir antes las frutas que las verduras.

- En la etapa preescolar (1-3 años), la dieta debe ser variada, equilibrada e individualizada, incluyendo alimentos de todos los grupos. En este momento no es aconsejable aplicar normas nutricionales rígidas. Es frecuente a esta edad que muchos niños presenten dificultad para masticar determinados alimentos o muestren un rechazo a la incorporación de alimentos/sabores nuevos en su dieta, así que es importante ofrecerles distintas alternativas, con colores, texturas, olores y sabores diferentes, y dejar que los consuman a su elección, sin forzarlos.

- A partir de los 3 años la distribución dietética diaria recomendada es la siguiente: 25% en el desayuno, 30% en la comida, 15% en la merienda y 30% en la cena.

- El desayuno es una ingesta fundamental, por lo que es preciso dedicarle un mínimo de 15-20 minutos y hacerlo sentado a la mesa. Tres grupos de alimentos deben estar presentes en el desayuno: lácteos, cereales y frutas. Un desayuno adecuado debe prevenir el sobrepeso y la obesidad infantil ya que, entre otras cosas, evita o reduce el consumo de otras opciones menos saludables (bollería, azúcares); favorece que se aseguren los aportes nutricionales óptimos; y mejora el rendimiento intelectual y físico. En este sentido, la evidencia ha demostrado que omitir esta ingesta o hacer un desayuno insuficiente desde el punto de vista nutricional interfiere en los procesos cognitivos y de aprendizaje.

- Las técnicas culinarias aconsejadas son los hervidos, escalfados, la cocción al vapor, a la plancha, a la brasa, a la parrilla y al horno. Aunque son las que resultan más atractivas a los niños/as, deben evitarse en la medida de lo posible las frituras, los rebozados y los empanados. Es importante incorporar diversas formas de preparación y cocción de un mismo alimento, con la idea de favorecer la variación de texturas y presentaciones en los platos.

- Es preciso no consumir una cantidad excesiva de azúcares, tanto en forma de dulces como los presentes en los alimentos procesados (azúcares ocultos). Además, se aconseja restringir al máximo la ingesta de productos de peor calidad nutricional (dulces, bollería, comida «basura»), ya que suelen ser productos manufacturados que incorporan cantidades elevadas de grasa (total y saturada), azúcar, sal, etc., y aportan pocos o ningún micronutriente (vitaminas y minerales).

- En los niños de 6-9 años es importante vigilar los menús escolares. Estos deben suministrar el 30-35% de la aportación energética y, al menos, el 50% de las proteínas diarias.

- Los especialistas insisten en la importancia de no recompensar a los niños con chucherías, pues está demostrado que esta práctica aumenta la sobrealimentación y favorece que el niño tienda a decantarse por alimentos de menor valor nutricional (bollería, azúcares…).

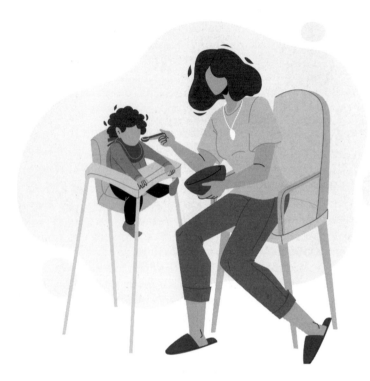

Alimentos y nutrientes beneficiosos

Vitaminas y minerales: Todos los micronutrientes son imprescindibles para asegurar el correcto desarrollo infantil, pero hay algunos a los que hay que prestar especial atención:

Calcio. Es fundamental para el desarrollo óseo, y su principal fuente es la leche, de ahí que sea un alimento absolutamente imprescindible en la dieta infantil. La ingesta diaria recomendada para niños de 1-3 años es de 700 mg/día; y de 1.000 mg/día para los de 4-9 años.

Hierro. Es especialmente importante en la franja de edad de 1-3 años, ya que es cuando se produce un rápido aumento de la masa sanguínea y de la concentración de hierro. Es necesario asegurar la ingesta de alimentos ricos en este mineral para alcanzar los aportes diarios recomendados: 7 mg/día de 1 a 3 años y 10 mg/día a partir de los 4 años.

Zinc. Su déficit afecta directamente al crecimiento y disminuye el apetito. Se halla sobre todo en carnes y pescados. En la franja de 1-3 años, la ingesta recomendada es de 3 mg/día, que pasa a ser de 5 mg/día a partir de los 4 años.

Vitamina D. Es necesaria para la correcta absorción del calcio y, por lo tanto, para la formación de una reserva ósea adecuada. La cantidad diaria recomendada es de 15 mcg/día. Además de favorecer la ingesta de los pocos alimentos que aporta este nutriente (huevo, pescado azul, lácteos), es importante que el niño se exponga a la luz solar, a ser posible a diario, ya que es la manera óptima de sintetizar esta vitamina y asegurar los niveles adecuados.

Pescado: Las recomendaciones respecto a los alimentos ricos en proteínas aconsejan alternar la carne y el pescado, priorizando este último. El rechazo que muchas personas manifiestan con respecto al pescado se debe muchas veces a que este alimento no tiene el suficiente protagonismo en los menús familiares. Además de su valor nutricional, la mayoría de los pescados tiene la ventaja de su versatilidad y, además, su sabor puede «camuflarse» muy bien con otros ingredientes que resulten más atractivos para los niños. Las mejores opciones son el atún, el pescado blanco en general, el salmón, la trucha, el arenque y las sardinas. Hay que evitar el consumo de variedades como el pez espada, atún rojo, cazón, tintorera o lucio, ya que son especies con un alto contenido en mercurio.

Huevos: En un periodo de rápido crecimiento y desarrollo como es la infancia, los huevos contribuyen en buena medida a cubrir las necesidades nutricionales, siendo la principal fuente de proteína de alta calidad. Una de las ventajas de este alimento es que, por lo general, suele gustar mucho a los niños en sus diferentes formas de preparación.

Legumbres: La cantidad de proteínas que la dieta debe aportar en esta etapa debe ser al menos la mitad de origen animal y la otra mitad de procedencia vegetal. Las legumbres son una de las principales fuentes de proteínas vegetales, a lo que hay que añadir su elevado contenido en fibra. La mayoría de las pautas y guías alimentarias aconsejan el consumo de al menos dos raciones por semana en estas edades.

Almendras: Los frutos secos son muy beneficiosos para la salud, pero hay que tener mucho cuidado cuando se introducen en la dieta infantil, ya que tienen un alto componente alergénico y, además, existe un alto riesgo de que los niños se atraganten con ellos. Entre todos los frutos secos destacan las almendras, que son una de las pocas fuentes de proteínas vegetales que contiene arginina, un aminoácido esencial para los niños, ya que favorece el crecimiento; su contenido en hierro es otra de sus ventajas: 50 g de almendras suponen una dosis de hierro muy similar a la de las espinacas. El magnesio, el fósforo y el manganeso también son otros de los minerales que contiene este fruto seco en cantidades nada despreciables. El 50 % de su composición es ácido oleico y, además, contiene gran cantidad de vitamina E.

Raciones diarias recomendadas en la edad infantil

*Cantidades para niños de 3-6 años de edad

Grupo de alimentos: Leche y derivados
Alimentos del grupo/Peso de cada ración (en crudo e incluidas las partes no comestibles):

Leche: 200-250 ml.

Yogur (2 unidades): 200-250 g.

Raciones/frecuencia: 2-4 veces al día.

Grupo de alimentos: Pan, cereales
(Peso de cada ración en crudo, incluidas las partes no comestibles):

Pan: 20-30 g.

Cereales de desayuno: 20-30 g.

Raciones/frecuencia: 2-3 veces al día.

Grupo de alimentos: Pasta, arroz, patatas

Arroz, pasta: 40-50 g en crudo.

Patatas: 80-100 g en crudo.

Raciones/frecuencia: 2-4 veces al día.

Grupo de alimentos: Verduras y hortalizas
(Peso de cada ración en crudo, incluidas las partes no comestibles):

Verduras y hortalizas de todo tipo: 80 g.

Raciones/frecuencia: 2-4 veces al día.

Grupo de alimentos: Frutas
(Peso de cada ración en crudo, incluidas las partes no comestibles):

Frutas de todo tipo: 100 g.

Raciones/frecuencia: 1-2 veces al día.

Grupo de alimentos: Aceite
(Peso de cada ración en crudo, incluidas las partes no comestibles):

Aceite de oliva: 10 ml/una cucharada sopera.

Raciones/frecuencia: 2-3 veces al día.

Grupo de alimentos: Frutos secos
(Peso de cada ración en crudo, incluidas las partes no comestibles):

Frutos secos de todo tipo: 15 g.

Raciones/frecuencia: 1 vez a la semana.

Grupo de alimentos: Pescados
(Peso de cada ración en crudo, incluidas las partes no comestibles):

Pescados de todo tipo (preferentemente azul, magros y grasos): 100 g.

Raciones/frecuencia: 4 veces a la semana.

Grupo de alimentos: Carnes magras, aves
(Peso de cada ración en crudo, incluidas las partes no comestibles):

Carnes magras, aves: 50 g.

Raciones/frecuencia: 3 veces a la semana.

Grupo de alimentos: Huevos
(Peso de cada ración en crudo, incluidas las partes no comestibles):

Huevos solos o cocinados de otro modo (tortilla, revueltos…):
Un huevo mediano (53-63 g).

Raciones/frecuencia: 2-3 huevos a la semana.

Grupo de alimentos: Embutidos, carnes grasas, bollería, helados, golosinas
(Peso de cada ración en crudo, incluidas las partes no comestibles):

Raciones/frecuencia: Ocasional y moderado.

*Fuente: Sociedad Española de Nutrición Comunitaria (SENC).

Dieta tipo
EJEMPLO DE MENÚ DIARIO PARA NIÑOS/AS DE 3-9 AÑOS

- Desayuno: Lácteo (leche o yogur). Cereales (pan o cereales). Fruta (entera o en zumo natural).

- Media mañana: Lácteo y/o fruta + cereales (bocadillo, por ejemplo).

- Comida: Pasta, patatas, arroz o legumbres. Carne, pescado o huevo + guarnición de ensalada o verdura. Pan. Fruta.

- Merienda: Yogur natural. Galletas tipo María (dos unidades).

- Cena: Verdura (en puré es una buena opción) o ensalada. Carne, pescado o huevo + guarnición de patata, pasta o arroz. Pan. Fruta o lácteo.

LA ADOLESCENCIA (10-19 AÑOS)

La OMS define la adolescencia como el periodo de crecimiento que se inicia después de la niñez y antes de la edad adulta, entre los 10 y los 19 años. Durante esta etapa se experimenta un rápido crecimiento físico, cognitivo y psicosocial. Dentro de ese periodo cabe distinguir dos fases: la adolescencia temprana, entre los 12 y los 14 años, y la adolescencia tardía, entre los 15 y los 19 años. No obstante, resulta difícil establecer un rango exacto de edades, pues eso dependerá de las características de cada individuo y también del sexo, porque el ritmo vital es distinto en los chicos que en las chicas.

A tener en cuenta

En la adolescencia se consigue el 25 % de la talla definitiva y el 25-50 % del peso ideal del adulto. Los chicos experimentan un mayor aumento de la masa magra tanto en forma absoluta como relativa, y en las mujeres se incrementa, sobre todo, la masa grasa. Se trata de cambios que comportan un aumento de las necesidades nutricionales.

Veamos a continuación los cambios que se producen en la estructura corporal durante la adolescencia y que determinan los aportes tanto de energía (kcal) como de nutrientes:

Aumento del peso, la talla y el esqueleto:		
Masa magra (masa muscular):	Masa grasa:	Calcio corporal:
De 25 a 63 kg en los chicos.	De 7 a 9 kg en los chicos.	De 300 a 1000-1200 g en los chicos.
De 22 a 42 kg en las chicas.	De 5 a 14 kg en las chicas.	De 300 a 750-900 g en las chicas.

*Fuente: Manual de Nutrición y Dietética. Ángeles Carbajal Azcona. Departamento de Nutrición de la Facultad de Farmacia de la Universidad Complutense de Madrid.

Durante esta etapa también se producen cambios en la actividad física, así como también cambios psicológicos, con patrones de conducta individualizados.

Si bien es habitual que durante la adolescencia se tienda a abandonar los hábitos alimenticios adquiridos en la infancia (los patrones de conducta de los jóvenes están muy influenciados por su entorno y amistades), los especialistas insisten en la importancia de que los padres estén pendientes de este aspecto, ya que se ha demostrado que los gustos y el estilo de vida que se aprende en la infancia permanecen en la edad adulta. Por lo tanto, se aconseja obviar las posibles reticencias y fomentar las comidas en familia.

Un problema creciente en este grupo de edad es el aumento de los casos de sobrepeso y obesidad. En España, los resultados de la «Encuesta sobre obesidad en jóvenes», llevada a cabo por la Sociedad Española de Obesidad (SEEDO), muestran que entre los 16 y los 19 años, el 13 % tiene sobrepeso y un 4 % es obeso; en el segmento de edad entre 20 y 24 años, el sobrepeso alcanza el 20 % y la obesidad ronda el 5 %. En opinión de los autores de la encuesta, estas cifras son muy significativas, teniendo en cuenta que la obesidad es una patología crónica que una vez que se manifiesta provoca que la persona sea una enferma el resto de su vida. Además, se sabe que la obesidad que se inicia en la etapa infantojuvenil es más grave y, a la larga, presenta mayores complicaciones.

Uno de los aspectos más destacables del estudio es que, al preguntar a los encuestados sobre los motivos a los que atribuyen su exceso de peso, la mayoría señala claramente tres circunstancias: la falta de ejercicio (33,8 %), el picoteo provocado por la ansiedad (29,6 %) y la mala alimentación (20,7 %). Los expertos de la SEEDO lo atribuyen al sedentarismo y a los problemas relacionados con la ansiedad, que parece desempeñar un papel muy importante en este grupo de población con exceso de peso. Por lo tanto, es preciso tener ambos factores muy en cuenta en las estrategias dirigidas a la prevención de este problema de salud.

Otro aspecto muy importante en la alimentación del adolescente es el desayuno, que en muchos países sigue siendo aún una asignatura pendiente. Los niños y adolescentes que no desayunan tienen un 43 % de riesgo de sufrir obesidad con respecto a aquellos que sí poseen este hábito. No se conoce a ciencia cierta en qué medida el hábito del desayuno puede influir sobre el peso. Sin embargo, algunos investigadores sugieren que el desayuno ayuda a hacer una menor ingesta de energía durante el resto del día. Los expertos también han planteado que el consumo de energía del desayuno podría evitar ganar peso, gracias a que las calorías se metabolizan con mayor eficacia a horas tempranas. Asimismo, algunos estudios muestran que quienes se saltan el desayuno también tienen hábitos alimentarios menos saludables y son más sedentarios, lo que podría explicar el nexo entre peso y desayuno.

Por otro lado, las numerosas investigaciones realizadas en el ámbito de la alimentación infantojuvenil ponen de relieve el escaso conocimiento que sigue existiendo entre este grupo de población respecto a las pautas que definen un estilo de alimentación saludable. El estudio «Hábitos, conocimientos y dieta de los adolescentes», realizado por profesionales de la Sociedad Española de Medicina Familiar y Comunitaria (semFYC), pone de relevancia los hábitos, conocimientos y patrones alimentarios de adolescentes españoles de entre 16 y 19 años. El trabajo concluye que el 55 % tiene conocimientos deficientes sobre la dieta. También se aprecia un bajo consumo de frutas y verduras (75 %) y un exceso de grasas y alcohol. Para los responsables de la investigación, este nivel de desconocimiento resulta desconcertante y preocupante, sobre todo si tenemos en cuenta que los adolescentes de esta franja de edad son fácilmente influenciables, por ejemplo, a través de la publicidad y no solo en el consumo, sino también en la adopción de modelos a seguir, como el de un cuerpo delgado y perfecto.

Cada vez más, las guías nutricionales dirigidas a esta franja de edad aconsejan a los padres y responsables de los adolescentes controlar las influencias externas, como la publicidad de los alimentos o determinadas tendencias de alimentación que se difunden a través de las redes sociales y que carecen de base científica, así como enseñar a sus hijos a escoger correctamente los alimentos y las directrices básicas de una nutrición saludable.

Requerimientos nutricionales

Energía: Las necesidades energéticas son muy elevadas, de hecho, son superiores a las de cualquier otra etapa vital, pero varían según sea el patrón de actividad física, del sexo y de la rapidez de crecimiento. Estos dos últimos factores condicionan los cambios en la composición corporal y, por lo tanto, la cantidad de masa magra, que es el principal determinante del gasto energético basal. En las ingestas diarias recomendadas se hace una distinción entre chicos y chicas, mientras que el perfil calórico diario recomendado (composición de la dieta) es el mismo para ambos.

Veamos a continuación las ingestas diarias recomendadas de energía (número de kcal diarias) entre los 10 y los 19 años de edad:*

Edad: 10-12 años. Requerimientos de energía (kcal)	Edad: 13-15 años. Requerimientos de energía (kcal)	Edad: 16-19 años. Requerimientos de energía (kcal)
Hombres: 2 450 kcal.	Hombres: 2 750 kcal.	Hombres: 3 000 kcal.
Mujeres: 2 300 kcal.	Mujeres: 2 500 kcal.	Mujeres: 2 300 kcal.

*Fuente: Ingestas diarias recomendadas de energía para la población española (Moreiras y col. 2013).

Proteínas: Aumentan los aportes proteicos para hacer frente al desarrollo muscular (sobre todo en los chicos) y a la síntesis de nuevos tejidos y estructuras corporales. Su consumo debe suponer aproximadamente un 12-15 % de las calorías totales y, además, deben ser preferentemente proteínas de alto valor biológico: huevos, carnes, pescados, lácteos.

Grasas: Son imprescindibles en la alimentación del adolescente para hacer frente a sus elevadas necesidades energéticas. Proporcionan, además, ácidos grasos esenciales y permiten la absorción de las vitaminas liposolubles. El aporte de energía procedente de las grasas debe ser del 30-35 % del total diario. La cantidad de grasa saturada no debe superar el 7-9 % de la energía total, y el 5 % en el caso de la grasa poliinsaturada. La cantidad recomendada de grasa monoinsaturada es del 15-20%, siendo la opción preferente el aceite de oliva.

Hidratos de carbono: De ellos debe proceder la mayor parte de la energía que se precisa en esta etapa de la vida. Deben representar entre el 55 y el 60% del aporte calórico total, preferentemente en forma de hidratos de carbono complejos (cereales, pan, arroz, pasta, legumbres y patatas). Los hidratos de carbono simples no deben de constituir más del 10-12% de la energía total.

Fibra: Se aconseja mantener una buena ingesta de fibra (entre 30 y 35 g al día) a partir de cereales (preferiblemente integrales), frutas, verduras, hortalizas y legumbres.

Pautas alimenticias

- La alimentación del adolescente tiene que alcanzar una serie de objetivos: conseguir un crecimiento óptimo, evitar los déficits de nutrientes específicos y consolidar hábitos alimentarios adecuados que permitan prevenir los problemas de salud en las etapas posteriores de la vida, como la hipercolesterolemia, la hipertensión arterial, la obesidad y la osteoporosis, entre otros.

- La distribución de las calorías en el organismo y a lo largo del día debe hacerse según las actividades desarrolladas, evitando saltarse comidas o realizando algunas excesivamente copiosas. Lo ideal es hacer 4-5 ingestas a lo largo del día (desayuno, media mañana, comida, merienda y cena), manteniendo, en la medida de lo posible, horarios regulares.

- No se aconseja el consumo de la grasa visible (es importante que los jóvenes sepan identificarla y eliminarla) en las carnes, y tampoco el exceso de embutidos. Se recomienda aumentar la ingesta de pescados ricos en grasa poliinsaturada, sustituyendo los productos cárnicos, 3 o 4 veces a la semana.

- Todas las guías destacan la importancia de restringir los productos de bollería industrial elaborados con grasas saturadas, y limitar la ingesta de zumos envasados y bebidas gaseosas; caramelos, chocolates, dulces y postres comerciales; así como reducir la frecuencia de las comidas precocinadas y *fast food*. En ese sentido, es preciso intentar, en la medida de lo posible, que el adolescente lleve el tentempié de media mañana o la merienda de casa (fruta, bocadillo, cereales) para evitar el acceso a las opciones menos saludables.

- Como hemos comentado, desayunar de forma óptima contribuye a una mejor distribución de las calorías a lo largo del día, mientras que saltarse esta ingesta o hacerla de una forma nutricionalmente incorrecta puede disminuir el rendimiento escolar y empeorar la calidad de la dieta.

El desayuno debe aportar la cuarta parte de las calorías diarias e incluir alimentos de al menos tres grupos básicos:

- ○ Lácteos: En forma de leche, yogur o quesos.

- ○ Cereales: Aportan, por un lado, fibra, vitaminas y minerales y, por otro, hidratos de carbono complejos. Los cereales enriquecidos ayudan a evitar posibles carencias de vitaminas y minerales.

- ○ Fruta: Se recomienda incluirla en esta ingesta, entera o en forma de zumo.

Alimentos y nutrientes beneficiosos

Vitaminas: En general, durante la adolescencia aumentan las necesidades de la mayoría de las vitaminas.

Veamos a continuación algunas de ellas:

- Vitaminas del grupo B: Los aportes de algunas vitaminas de este grupo, como la B_6, la B_3 (niacina), la B_{12} y el ácido fólico (B_9) son mayores en esta etapa. En el caso del ácido fólico es importante consumir las cantidades adecuadas, sobre todo las chicas. Se encuentra principalmente en las verduras de hoja verde, el hígado, las legumbres y los cereales fortificados.

- Vitamina C: Es muy beneficiosa para fortalecer el sistema inmune, favorece también la absorción del hierro, un mineral muy importante en la adolescencia. Se aconseja combinar en una misma comida alimentos ricos en ambos micronutrientes.

- Vitamina D: Es importante vigilar su aporte, ya que desempeña un papel fundamental en la salud ósea en general y en la formación de los huesos en particular.

Minerales: Es preciso destacar especialmente dos minerales:

- Calcio: El rápido aumento de la masa ósea en los adolescentes incrementa las necesidades de calcio, un mineral imprescindible para el proceso de crecimiento y el óptimo desarrollo de los huesos. Durante esta etapa se adquiere el 45 % de los depósitos de calcio de la edad adulta, lo que resulta fundamental para la prevención de la osteoporosis. Se recomienda consumir de 3 a 4 raciones de lácteos al día e incluir en la dieta habitual otros alimentos ricos en este mineral, como los pescados pequeños (sardinas en conserva, boquerones fritos), algunas hortalizas y legumbres.

- Hierro: Un aporte muy adecuado en la adolescencia, sobre todo en las chicas, tras el inicio de la menstruación. Este mineral es clave para ayudar al crecimiento y al desarrollo muscular, ya que unos niveles bajos pueden favorecer una anemia (la prevalencia de anemia por déficit de hierro aumenta en esta etapa), lo que a su vez puede dar lugar a un retraso en el crecimiento, cansancio, y un menor rendimiento escolar, incrementando también el riesgo de contraer infecciones. Por ello, la dieta del adolescente debe incluir alimentos ricos en hierro: paté, carnes rojas, cereales enriquecidos, etc.

Fruta: La fruta natural, de todo tipo, debe estar presente en la dieta adolescente al menos tres veces al día, y una buena ocasión para ingerirla es el desayuno. Puede tomarse en forma de zumo y sin añadir azúcar. Otra opción es tomarla a media mañana. Para que sea más atractiva la ingesta de este grupo de alimentos, la Fundación Española del Aparato Digestivo (FEAD) sugiere elegir frutas de colores distintos, recordando que cada color indica diferentes vitaminas y minerales. Las mismas pautas son aplicables en el caso de las verduras y hortalizas.

Alimentos ricos en fibra: Se aconseja consumirlos 2-3 veces al día: frutas, verduras, hortalizas, legumbres, frutos secos y productos integrales. Una buena opción para cubrir esta recomendación es incorporar pan integral a las comidas.

Lácteos: Además de calcio, son una excelente fuente de proteínas de alta calidad, vitamina B_2, vitamina A y vitamina D. La recomendación es consumir tres raciones diarias de leche o derivados lácteos, principalmente yogur, dando preferencia a los bajos en grasa.

Aceite de oliva: Se debe priorizar el consumo del aceite de oliva (para cocinar y aliñar) con respecto al de otros aceites vegetales, mantequilla y margarinas.

Cacao: El cacao natural fomenta la memoria y el aprendizaje en niños y adolescentes gracias a su elevado contenido en polifenoles y a sus propiedades antioxidantes. Así lo han demostrado varios estudios científicos, entre los que destaca una investigación, llevada a cabo en México D.F., en niños de entre 8 y 12 años con mayor riesgo de padecer patologías neuronales y problemas de memoria a corto plazo, atención y aprendizaje debido a los elevados índices de contaminación. Según los resultados obtenidos, un 83 % de los que había tomado cacao natural a diario entre 9 y 24 días mostraron una mejora de la memoria a corto plazo. Este efecto positivo se debe, según los autores, a que los polifenoles presentes en el cacao natural (no en los alcalinizados) ayudan a aumentar el flujo de la sangre al cerebro y a reducir la inflamación y el estrés oxidativo. Teniendo en cuenta estas evidencias, los especialistas recomiendan incluirlo en la dieta infantojuvenil, preferiblemente en el desayuno.

Carne de vacuno: Es una excelente fuente de proteínas, hierro y zinc, nutrientes de especial relevancia en esta etapa vital para satisfacer las necesidades y evitar las carencias. En este sentido, los resultados del estudio HELENA, llevado a cabo para valorar la deficiencia de hierro en adolescentes europeos, indican que las chicas adolescentes suponen un grupo de riesgo de padecer este déficit, de ahí la necesidad de asegurarse el consumo diario de alimentos ricos en este mineral, entre los que destaca la carne de vacuno.

Raciones diarias recomendadas en los adolescentes (10-19 años)

Grupo de alimentos: Leche y derivados
Alimentos del grupo/Peso de cada ración (en crudo e incluidas las partes no comestibles):

Leche: 250 ml.

Yogur (2 unidades): 250 g.

Queso fresco: 80-125 g.

Queso semicurado o curado: 40-60 g.

Raciones/frecuencia: 2-4 veces al día.

Grupo de alimentos: Pan, cereales, cereales integrales, pasta, arroz, patatas
Alimentos del grupo/Peso de cada ración (en crudo e incluidas las partes no comestibles):

Pan: 60-100 g.

Bollería casera o galletas: 40-50 g.

Cereales para el desayuno: 40 g.

Arroz, pasta: 70-80 g en crudo.

Patatas: 150-250 g en crudo.

Raciones/frecuencia: 4-6 veces al día.

Grupo de alimentos: Verduras y hortalizas
Alimentos del grupo/Peso de cada ración (en crudo e incluidas las partes no comestibles):

Acelgas, espinacas, judías verdes, etc.: 150-200 g en crudo.

Ensaladas: 150-200 g en crudo.

Raciones/frecuencia: al menos 2 veces al día.

Grupo de alimentos: Frutas
Alimentos del grupo/Peso de cada ración (en crudo e incluidas las partes no comestibles):

Pera, manzana, plátano, naranja, fresa…: 150-200 g.

Raciones/frecuencia: al menos 3 veces al día.

Grupo de alimentos: Aceites
Alimentos del grupo/Peso de cada ración (en crudo e incluidas las partes no comestibles):

Aceite de oliva: 10 ml/una cucharada sopera.

Raciones/frecuencia: 3-6 al día.

Grupo de alimentos: Legumbres
Alimentos del grupo/Peso de cada ración (en crudo e incluidas las partes no comestibles):

Lentejas, garbanzos, judías...: 70-80 g en crudo.

Raciones/frecuencia: 2-4 al día.

Grupo de alimentos: Frutos secos
Alimentos del grupo/Peso de cada ración (en crudo e incluidas las partes no comestibles):

Cacahuetes, nueces, almendras, avellanas...: 20-30 g.

Raciones/frecuencia: 3-7 veces a la semana.

Grupo de alimentos: Pescados y mariscos
Alimentos del grupo/Peso de cada ración (en crudo e incluidas las partes no comestibles):

Pescados magros y grasos: 175-200 g.

Raciones/Frecuencia: 3-4 veces a la semana.

Grupo de alimentos: Carnes magras, aves
Alimentos del grupo/Peso de cada ración (en crudo e incluidas las partes no comestibles):

Pollo, pavo, ternera...: 125-150 g.

Raciones/frecuencia: 3-4 veces a la semana (alternar su consumo).

Grupo de alimentos: Huevos
Alimentos del grupo/Peso de cada ración (en crudo e incluidas las partes no comestibles):

Huevos solos o cocinados de otro modo (tortilla, revueltos...):
Un huevo mediano (53-63 g).

Raciones/frecuencia: 3-4 veces a la semana.

Grupo de alimentos: Embutidos y carnes grasas

Raciones/frecuencia: Ocasional y moderado.

Grupo de alimentos: Mantequillas, margarinas y bollería industrial

Raciones/frecuencia: Ocasional y moderado.

Grupo de alimentos: Dulces, snacks y refrescos
Raciones/frecuencia: Ocasional y moderado.

Grupo de alimentos: Sal
Raciones/frecuencia: Con moderación (menos de 5 g diarios).

*Fuente: Sociedad Española de Nutrición Comunitaria (SENC).

Dieta tipo

EJEMPLO DE MENÚ DIARIO PARA ADOLESCENTES
(2 000 KCAL APROXIMADAMENTE)

- Desayuno: Vaso de leche semidesnatada (200 ml), cereales (60 g), fresas u otra fruta de temporada (120 g).

- Media mañana: Pan de barra (60 g), jamón cocido (20 g), aceite de oliva (5 g).

- Comida: Primero: Menestra de verduras: patata (100 g), judías verdes (60 g), zanahoria (70 g), guisantes (25 g). Segundo: Hamburguesa de ternera con queso fundido y tomate: 80 g de carne picada de ternera, 20 g de queso en lonchas para fundir; 20 g de salsa de tomate. Pan (una rebanada de pan de barra). Postre: Un plátano.

- Merienda: Vaso de leche semidesnatada (200 ml), cacao soluble en polvo (15 g). Galletas tipo María (4 unidades).

- Cena: Primero: Nido de sémola de trigo con verduras: 45 g de sémola de trigo, 75 g de calabacín, 75 g de berenjena. Segundo: Filete de lenguado a la plancha con lechuga y maíz: 100 g de lenguado; 25 g de lechuga; 75 g de maíz cocido, aceite de oliva (15 g). Pan (una rebanada de pan de barra). Postre: Yogur natural (125 g). Un kiwi (100 g).

LA EDAD ADULTA (20-60 AÑOS)

En esta etapa de la vida, el organismo está completamente desarrollado. Por tanto, es del todo capaz de regular la distribución y el uso de los nutrientes que ingiere como fuente de energía, siempre y cuando se cumplan los requerimientos diarios y la ingesta de la cantidad adecuada de alimentos.

Esta etapa vital coincide con un momento de pleno desarrollo profesional, lo que suele dar lugar a circunstancias que no siempre facilitan el hecho de poder seguir una dieta equilibrada y comer en unos horarios más o menos fijos. La adopción de rutinas de vida saludables, sobre todo en lo que se refiere a la alimentación y a la práctica de ejercicio, es determinante, ya que del mayor o menor apego a estos patrones de vida dependerá en gran medida el estado de salud en las décadas siguientes (lo que se conoce como tercera edad).

A tener en cuenta

- Es preciso aportar la energía y los nutrientes necesarios para cubrir las ingestas recomendadas y evitar posibles déficits nutricionales.

- La dieta debe ser palatable (agradable de comer), apetecible y permitir disfrutar de los placeres culinarios, así como adecuarse a las recomendaciones y evidencias más recientes respecto a la prevención de enfermedades como obesidad, diabetes, hipertensión, enfermedad cardiovascular, diabetes u osteoporosis; y, en definitiva, ser variada (la variación es la mejor garantía del equilibrio nutricional), moderada y apetecible.

Es muy importante en estos años controlar periódicamente parámetros como los niveles de colesterol, los triglicéridos o la presión arterial, puesto que son los principales factores de riesgo de la enfermedad cardiovascular y el síndrome metabólico, que pueden declararse en la madurez.

El control del peso es otro factor importante, sobre todo alrededor de los 40 años, y especialmente en el caso de las mujeres. Según un estudio de la Escuela de Medicina Chapel Hill's de la Universidad de Carolina del Norte (EE.UU.), el 71 % de las mujeres mayores de 50 años sigue algún tipo de dieta. Sin embargo, las estrategias de pérdida de peso que fueron efectivas en la década anterior pueden no funcionar en este momento, ya que el organismo presenta ahora una serie de peculiaridades que influyen directamente sobre el peso. Con la edad el metabolismo va ralentizándose, por ello es necesario la práctica de ejercicio físico e incorporar a los hábitos dietéticos alimentos que faciliten al metabolismo el proceso de quemar calorías.

En el caso de las mujeres, esta mayor dificultad para perder peso se debe en gran parte a las alteraciones hormonales relacionadas con la menopausia y posmenopausia y, más concretamente, al descenso de los niveles de un tipo de hormonas: los estrógenos. Numerosos estudios demuestran los efectos que los estrógenos producen en diferentes tejidos, en especial en el encéfalo, regulando la ingesta, el gasto calórico y la distribución de la grasa corporal. De hecho, los estudios más recientes apuntan a que la acción de estas hormonas también puede estar relacionada con la conducta de comer de manera compulsiva, como les sucede a muchas mujeres en esta etapa.

En cuanto a la distribución de la grasa corporal, las investigaciones realizadas al respecto han demostrado que a partir de los 40-45 años, la obesidad típicamente femenina, tipo «pera» (localización de la grasa en la zona inferior del cuerpo: muslos, caderas, nalgas, pantorrillas y tobillos), empieza adoptar las características de la «tipo manzana», más propia de los hombres (acumulación de la grasa en la zona del abdomen, la lumbar y la cintura, dando lugar a un contorno más ancho.

Además de los cambios que se producen en el organismo y en el funcionamiento del metabolismo, otras circunstancias pueden favorecer una mayor tendencia a ganar peso en esta etapa de la vida. El estado anímico juega un papel determinante en este sentido. Varios estudios apuntan a que el estrés y la ansiedad, si se mantienen durante mucho tiempo, provocan que el organismo se vuelva inmune a la continua secreción de adrenalina, lo que potencia que en vez de quemar más calorías, el cuerpo produzca más cortisol, conocida como la hormona del estrés, un proceso que a su vez propicia el almacenamiento de grasa. A ello debemos añadir que el estrés, el cansancio y la ansiedad predisponen a comer más de la cuenta y a hacerlo entre horas (alimentos tipo snack, bollería, etc.). En ese sentido, los resultados de una investigación realizada por expertos del Group Health Cooperative, en Seattle (EE.UU.), demostraron la estrecha relación que existe entre la obesidad y la depresión en mujeres de mediana edad. Para realizar este estudio, los autores recogieron información referente a la estatura, el peso, los hábitos dietéticos, el ejercicio y la autoimagen corporal en un grupo de más de 4500 mujeres con edades comprendidas entre los 40 y los 65 años. Tras analizar todos estos parámetros, llegaron a la conclusión de que las mujeres que padecen depresión tienen más del doble de posibilidades de ser obesas y, a su vez, que las obesas tienen más del doble de posibilidades de estar deprimidas. Asimismo, constataron que las que tienen un IMC de 30 o superior hacen menos ejercicio, tienen peor autoimagen corporal y consumen hasta un 20% más calorías que aquellas cuyo índice de masa corporal es más bajo.

Requerimientos nutricionales

Hidratos de carbono: Deben representar el 50-55% de la ingesta calórica diaria. La recomendación es que la mayor parte de ellos sean hidratos de carbono complejos, mientras que los hidratos de carbono simples no deben superar el 10% de la energía total.

Proteínas: Su aporte debe ser el equivalente al 12-15% de la energía diaria, procedentes de la combinación y/o alternancia de las proteínas de origen animal y vegetal (legumbres) en proporciones similares.

Grasas: Representan el 30-35% de la ingesta calórica total diaria, distribuidas en las siguientes proporciones: 10-20% de ácidos grasos monoinsaturados; 5-10% en forma de ácidos grasos poliinsaturados, y menos del 10% de ácidos grasos saturados.

Energía:		
Edad: 20-39 años. Requerimientos de energía (kcal)	**Edad: 40-49 años.** Requerimientos de energía (kcal)	**Edad: 50-59 años.** Requerimientos de energía (kcal)
Hombres: 3 000 kcal.	Hombres: 2 850 kcal.	Hombres: 2 700 kcal.
Mujeres: 2 300 kcal.	Mujeres: 2 185 kcal.	Mujeres: 2 075 kcal.

Pautas alimenticias

- La pauta básica consiste en seguir una alimentación lo más variada posible, esto es, que incluya alimentos de los diferentes grupos y en las cantidades adecuadas: frutas, verduras, cereales, hortalizas, lácteos, carnes, pescados, huevos, azúcares, etc. Es preciso evitar cualquier tipo de restricción de uno o varios grupos de alimentos, ya que los nutrientes que el organismo necesita se encuentran distribuidos de forma heterogénea en los distintos alimentos, y pueden obtenerse y asegurar las ingestas adecuadas a partir de múltiples combinaciones. A eso debemos añadir que los beneficios de una dieta equilibrada van más allá de la aportación de nutrientes, ya que proporciona otros factores de protección biológicamente activos que se hallan sobre todo en los alimentos de origen vegetal.

- Es conveniente introducir una serie de cambios en los hábitos diarios; por ejemplo, comer más a menudo, esto es, 5 comidas al día como mínimo, ya que de esta forma el metabolismo se mantiene más activo. Otras medidas son aligerar la cena, intentando que sea más temprana y frugal; moderar las raciones; y sustituir determinados nutrientes y alimentos, por ejemplo, el azúcar, cuya ingesta excesiva tiene muchos efectos negativos (entre ellos, aumentar los niveles de glucosa, potenciar los acúmulos de grasa y favorecer la inflamación de los tejidos), por lo que es muy recomendable reemplazar los productos ricos en azúcar por otros similares: refrescos por infusiones, postres azucarados por una pieza de fruta, emplear edulcorante para preparar recetas dulces...

- Entre los 20 y 30 años, es muy recomendable consumir cantidades ingentes de verduras de hoja verde, como el brécol, la acelga o la rúcula, ya que estos alimentos son muy ricos en ácido fólico, un nutriente que ayuda a prevenir enfermedades cardiacas y circulatorias. Los investigadores también recomiendan la ingesta de tomates (preferiblemente al vapor) como guarnición de carnes y pescados, ya que una de las sustancias que estos contienen, el licopeno, ha demostrado su eficacia en la disminución del riesgo de desarrollar determinados tipos de cáncer, como los de mama y próstata.

- Entre los 30 y 40 años, es recomendable ingerir tentempiés saludables para mantener a raya los niveles de glucosa a lo largo de todo el día y evitar sucumbir a los atracones. Los expertos recomiendan ingerir almendras crudas, ya que son ricas en grasas monoinsaturadas (del mismo tipo de las que contiene el aceite de oliva). De hecho, algunos estudios han demostrado que tomar un puñado diario es una costumbre más que recomendable para reducir los niveles de colesterol LDL (el malo) y proteger la salud cardiaca en general. También hay evidencias científicas de la función que este alimento desempeña en la prevención del cáncer y de su importancia en el mantenimiento del buen estado de la piel.

- A partir de los 40 años, la ingesta de calcio es muy importante a fin de prevenir la osteoporosis, especialmente en el caso de las mujeres. Es imprescindible incluir en la dieta habitual los lácteos desnatados y bajos en grasas. También es muy importante consumir como mínimo 2 o 3 veces por semana alimentos ricos en grasas con propiedades cardioprotectoras: nueces, semillas, pescado azul y aceite de oliva, principalmente.

Alimentos y nutrientes beneficiosos

Jalea real: Es muy recomendable, sobre todo en los periodos de mucho estrés o carga laboral, ya que aporta un buen número de vitaminas (A, C y B), minerales y sustancias hormonales. Además, es una de las mejores fuentes de ácido pantoténico y la única fuente natural del ácido graso menos común (el ácido 10-hidroxi-2-decenoico), al que se atribuye buena parte de su poder reconstituyente, de ahí que sea un alimento especialmente recomendado para curar los estados de debilidad y fatiga.

Yogur: En cualquiera de sus versiones, ayuda a fortalecer huesos y dientes; equilibra la flora intestinal; favorece la digestión de la lactosa; facilita la pérdida de peso, y contribuye al buen funcionamiento de los músculos y de los órganos vitales, entre otros beneficios, pero sobre todo contribuye a asegurar la reserva de calcio en la edad madura.

Garbanzos: Su elevado contenido en carbohidratos de absorción lenta los convierten en la mejor opción en aquellas situaciones en que es preciso mantener los niveles de energía en lo alto (producen una asimilación gradual de la glucosa, lo que evita desequilibrios de los niveles de azúcar en sangre, generando una energía constante). Además, son una importante fuente de proteínas de origen vegetal y contienen otros nutrientes directamente implicados con la energía física y mental como el magnesio, el fósforo y las vitaminas del grupo B.

Espárragos: Es otro de los alimentos con un elevado contenido en ácido fólico, un nutriente indispensable para estabilizar el ánimo, ya que está relacionado con unos mayores niveles de serotonina a nivel cerebral. Su aporte de fibra, junto con su escaso valor calórico, los convierte en buenos aliados para combatir los problemas de estreñimiento y asegurar el correcto funcionamiento del aparato digestivo.

Avena: Este cereal está especialmente indicado para las situaciones de estrés, fatiga y astenia, debido a varias razones: contiene almidón (que en el organismo libera la glucosa, principal combustible del sistema nervioso); ácidos grasos esenciales (como el linoleico), lecitina, fósforo, vitamina B_1 y avenina, una sustancia que ejerce un ligero efecto sedante en el sistema nervioso. También tiene muchos beneficios a nivel cardiovascular (reduce los niveles de colesterol) y digestivo (por su elevado contenido en fibra).

Orejones: Son una importante fuente de hierro, por lo que se recomienda su ingesta en estados carenciales, que se manifiestan con apatía, poca energía, etc., como la anemia. También es importante su aporte en potasio y vitamina B_3, dos nutrientes beneficiosos para el sistema nervioso.

Frambuesas: Los frutos rojos en general son muy recomendables en esta etapa de la vida. La frambuesa, en concreto, es muy rica en vitamina C, indispensable para la formación del colágeno, los huesos, los dientes y los glóbulos rojos, además de su importante función antioxidante. Un derivado de esta vitamina, el ácido cítrico, posee una acción desinfectante. Además, debido a su elevado contenido en fibra, es un excelente regulador intestinal. Pero lo más destacable de la frambuesa es su contenido en minerales como el potasio (necesario para el buen estado de los nervios y la actividad muscular) y el magnesio (indispensable para el correcto funcionamiento del intestino, los nervios y los músculos).

Arroz integral: Además de ser una excelente fuente de hidratos de carbono complejos, aporta elevadas cantidades de fibra y es rico en vitaminas del grupo B. Al igual que ocurre con otros cereales integrales, sus calorías son metabolizadas por el hígado y transformadas en glucosa, que se distribuye por todo el cuerpo en forma de energía sostenida (esto es, el organismo la aporta a medida que la va necesitando).

Salmón: Es una fuente importante de ácidos grasos omega 3, un nutriente con importantes propiedades cardioprotectoras. También es rico en selenio, un antioxidante que ha demostrado tener una función relevante en la ralentización del proceso de envejecimiento, tanto físico como cognitivo.

Piñones: Son ricos en calcio y magnesio, dos de los nutrientes más necesarios en esta etapa. También constituyen una buena alternativa o complemento a los lácteos, por lo que están especialmente indicados para personas con problemas de osteoporosis. Asimismo, se ha demostrado que su consumo habitual reduce el riesgo de padecer enfermedades cardiovasculares.

Cereales integrales: Los resultados de un estudio llevado a cabo por el Instituto de Ciencia Metabólica del Hospital Addenbrooke, en Cambridge (Gran Bretaña), han demostrado que ingerir una gran cantidad de las calorías totales del día en el desayuno (para ingerir menos a lo largo de la jornada) puede ser una excelente opción para reducir el aumento de peso típico en hombres y mujeres de mediana edad. Una pieza clave de este desayuno son los cereales integrales (preferiblemente, sin azúcar añadido), ya que además del amplio repertorio de nutrientes que aportan, suponen una excelente fuente de fibra.

Uvas: Son ricas en nutrientes que protegen los vasos sanguíneos y el músculo cardiaco del daño producido por los radicales libres. Pero además de sus propiedades antioxidantes y cardioprotectoras, las uvas ha sido siempre un alimento recomendado en los estados de debilidad corporal, anemia, problemas renales e intestinales, tratamiento de la obesidad o alteraciones del sistema circulatorio.

Raciones diarias recomendadas en adultos

Grupo de alimentos: Leche y derivados
Alimentos del grupo/Peso de cada ración (en crudo e incluidas las partes no comestibles):

Leche: 200-250 ml.

Yogur (2 unidades): 200-250 g.

Queso fresco: 80-125 g.

Queso semicurado o curado: 40-60 g.

Raciones/frecuencia: 2-4 al día.

Grupo de alimentos: Pan, cereales, cereales integrales, pasta, arroz, patatas
(Peso de cada ración en crudo, incluidas las partes no comestibles):

Pan: 40-60 g.

Arroz, pasta: 60-80 g en crudo.

Patatas: 150-200 g en crudo.

Raciones/frecuencia: 4-6 veces al día (priorizar los integrales).

Grupo de alimentos: Verduras y hortalizas
(Peso de cada ración en crudo, incluidas las partes no comestibles):

Verduras y hortalizas de todo tipo: 150-200 g.

Raciones/frecuencia: Al menos 2 veces al día.

Grupo de alimentos: Frutas
(Peso de cada ración en crudo, incluidas las partes no comestibles):

Frutas de todo tipo: 120-200 g.

Raciones/frecuencia: Al menos 3 veces al día.

Grupo de alimentos: Aceites
(Peso de cada ración en crudo, incluidas las partes no comestibles):

Aceite de oliva: 10 ml/una cucharada sopera.

Raciones/frecuencia: 3-6 veces al día.

Grupo de alimentos: Legumbres
(Peso de cada ración en crudo, incluidas las partes no comestibles):

Legumbres de todo tipo: 60-80 g en crudo.

Raciones/frecuencia: 2-4 veces a la semana.

Grupo de alimentos: Frutos secos
(Peso de cada ración en crudo, incluidas las partes no comestibles):

Frutos secos de todo tipo: 20-30 g.

Raciones/frecuencia: 3-7 veces a la semana.

Grupo de alimentos: Pescados y mariscos
(Peso de cada ración en crudo e incluidas las partes no comestibles):

Pescados magros y grasos: 125-150 g.

Raciones/frecuencia: 3-4 semana.

Grupo de alimentos: Carnes magras, aves
(Peso de cada ración en crudo e incluidas las partes no comestibles):

Carnes magras, aves: 100-125 g.

Raciones/frecuencia: 3-4 veces a la semana (alternar su consumo).

Grupo de alimentos: Huevos
(Peso de cada ración en crudo e incluidas las partes no comestibles):

Huevos solos o cocinados de otro modo (tortilla, revueltos...):
Un huevo mediano (53-63 g).

Raciones/frecuencia: 3-4 veces a la semana.

Grupo de alimentos: Embutidos y carnes grasas
(Peso de cada ración en crudo e incluidas las partes no comestibles):

Embutidos y carnes grasas: 50-60 g.

Raciones/frecuencia: Ocasional y moderado.

Grupo de alimentos: Mantequillas, margarinas y bollería industrial
(Peso de cada ración en crudo, incluidas las partes no comestibles):

Mantequilla/margarina: 12,5 g.

Bollería: 60-80 g.

Raciones/frecuencia: Ocasional y moderado.

Grupo de alimentos: Dulces, snacks y refrescos
(Peso de cada ración en crudo, incluidas las partes no comestibles):

Azúcar: 10 g.

Patatas chips: 50 g.

Raciones/frecuencia: Ocasional y moderado.

Grupo de alimentos: Bebidas alcohólicas

Vino: 100 ml (una copa).

Cerveza: 200 ml (un botellín).

Raciones/frecuencia: Consumo opcional y moderado en adultos.

*Fuente: Sociedad Española de Nutrición Comunitaria (SENC).

Dieta tipo

EJEMPLO DE MENÚ DIARIO PARA UNA PERSONA DE EDAD ADULTA

- Desayuno: Café con leche desnatada, dos cucharadas de cereales (avena), zumo de dos naranjas.

- Media mañana: Un lácteo desnatado, o un kiwi, o un puñado de almendras.

- Comida: Espárragos gratinados, pescado blanco al horno, un yogur.

- Merienda: 50 g de pan integral + 40 g de queso light.

- Cena: Judías verdes, espinacas o acelgas hervidas, pechuga de pollo a la plancha y una fruta.

LOS ADULTOS MAYORES/TERCERA EDAD (60 AÑOS EN ADELANTE)

De forma similar a como ocurre en la adolescencia, establecer unos límites fijos y emplear una denominación única para esta etapa de la vida no resulta fácil, sobre todo si tenemos en cuenta el aumento de la esperanza de vida y la mejora en el estado de salud de la población que se han producido en las últimas décadas. Uno de los términos, sugerido por Naciones Unidas, más utilizados para encuadrar a este grupo de la población es el de «personas o adultos mayores», si bien sigue estando muy extendida la denominación de «tercera edad».

Teniendo en cuenta que la edad cronológica no es un marcador muy fidedigno de los cambios que se derivan del paso del tiempo y que cada persona tiene unos parámetros propios, lo cierto es que este periodo vital está determinado por el proceso de envejecimiento, que es la suma de todas las alteraciones que se producen con el paso del tiempo y que conducen a pérdidas funcionales y de las capacidades físicas y mentales.

Una vez que los individuos alcanzan determinada edad biológica, las modificaciones producidas son irreversibles, pero está demostrado que con la adopción de determinadas medidas se puede, por un lado, ralentizar el proceso de envejecimiento y, por otro, mejorar de forma significativa la calidad de vida. Se sabe que los factores relacionados con el estilo de vida pueden ser muy determinantes en este sentido. De hecho, se ha demostrado que mediante una adecuada nutrición pueden reducirse las alteraciones relacionadas con el proceso de envejecimiento, sobre todo por lo que respecta a contraer determinadas enfermedades que son propias de esta etapa vital.

A tener en cuenta

A partir de los 60-65 años se producen numerosos cambios físicos en el organismo. La actividad metabólica desciende y la grasa se distribuye de otra forma. También hay pérdida de agua corporal y masa ósea, un aumento de la masa corporal grasa y una disminución de la masa muscular, así como otros factores inherentes a esta franja de edad: problemas de masticación, deglución y menor salivación; problemas gastrointestinales, que favorecen el estreñimiento; alteración de la capacidad funcional que afecta a la movilidad y aumenta el riesgo de caídas; disminución de la sensación de sed; aumento de la presión arterial y de los niveles de glucosa en sangre; problemas de sueño; cambios psicosociales (depresión, consumo de fármacos, aislamiento social o necesidad de dependencia); mayor predisposición a padecer enfermedades crónicas; y malos hábitos alimentarios, entre otros.

Requerimientos nutricionales

Energía: A partir de los 60 años, las recomendaciones de la OMS, la FAO y la ONU coinciden en que la administración diaria de calorías es de 2300 kcal para los hombres y 1900-2000 kcal para las mujeres. Como pauta general, se aconseja que en esta franja de edad debería reducirse la ingesta calórica diaria en un 10% cada década. Esta reducción no debe hacerse a costa de los alimentos que contengan proteínas, vitaminas y minerales, sino de aquellos alimentos más ricos en grasas y azúcares.

Hidratos de carbono: El 55-60% de las calorías totales deben proceder de los hidratos de carbono. Los más recomendables son los hidratos de carbono complejos, que se encuentran mayoritariamente en los cereales, algunas verduras y hortalizas, frutas y legumbres. Se aconseja que la ingesta de los hidratos de carbono simples no supere el 10%.

Proteínas: De ellas deben proceder el 10-15% de las calorías diarias totales. El aporte recomendado debe ser de 0,81 g de proteína/kg de peso/día. De ellas, un 60% deben ser de origen animal (carnes, pescados, huevos, leche) y un 40% de proteínas vegetales (legumbres, frutos secos). En determinadas situaciones, como cuando se padece una infección u otro tipo de enfermedad, los expertos aconsejan aumentar la ingesta a 1,2-1,5 g/kg/día, pero nunca sobrepasar esta cantidad, ya que puede producir sobrecarga renal.

Grasas: Suponen el 25-30% de las calorías totales. Las grasas saturadas animales (carne, embutidos, mantequilla, leche, lácteos…) y vegetales (aceites de coco y palma) no deben superar el 10%, priorizando las grasas mono y poliinsaturadas (pollo, pescado azul, aceite de oliva, aceite de colza, etc.). La proporción ideal sugerida es de un 8% de ácidos grasos saturados, un 16% de ácidos grasos monoinsaturados y un 8% de ácidos grasos poliinsaturados.

Fibra: Se aconseja aumentar el consumo diario hasta los 20-35 g, que principalmente procede de cereales integrales, frutas con piel, legumbres y hortalizas.

Agua: La pauta es ingerir un mínimo de 8 vasos (dos litros aproximadamente) de agua, bebidas azucaradas, zumos, infusiones, etc. Es muy importante asegurar una buena hidratación en esta etapa por varias razones: en primer lugar, la sensación de sed suele reducirse a medida que se envejece; en segundo lugar, la capacidad funcional del riñón disminuye con los años, por lo que necesita un aporte hídrico mayor para la correcta eliminación de los productos finales del metabolismo. Asimismo, es frecuente la pérdida de tono del aparato digestivo, lo que favorece el estreñimiento.

Pautas nutricionales y recomendaciones

- A la hora de planificar los menús diarios, es preciso tener en cuenta el número de calorías diarias recomendadas y adaptar las ingestas a las necesidades del organismo, que ahora precisa una menor ingesta de calorías que unos años atrás.

- La dieta debe contener una amplia variedad de frutas, verduras y legumbres, ya que son alimentos ricos en fibra y con un aporte elevado de vitaminas (sobre todo antioxidantes) y minerales. El consumo de pescado debe ser mayor al de carne y en cuanto a los huevos, pueden tomarse entre 3 y 4 a la semana. En el caso de los lácteos, es preciso tomar tres raciones diarias.

- En cuanto a los minerales, los más importantes en esta etapa son el calcio y el hierro. Las principales fuentes de calcio son los lácteos, las verduras de hoja verde, los frutos secos y las sardinas en aceite. La cantidad de calcio recomendada para prevenir su déficit (causa directa de la osteoporosis) es de 1 200-1 400 mg/día, complementándola con la exposición al sol (entre 10 y 15 minutos diarios) para favorecer la síntesis de vitamina D (es la única forma de obtenerla, ya que resulta muy difícil conseguirla a través de la alimentación), que es imprescindible para el metabolismo del calcio. La dosis diaria de hierro recomendada a los mayores de 60 años es de 10 mg/día. Los alimentos que aportan más cantidad de este mineral son las carnes rojas, las vísceras, los pescados y mariscos (berberechos fundamentalmente), la yema de huevo y las legumbres.

- Un mineral con el que hay que tener especial cuidado es el sodio, el principal componente de la sal. La dosis diaria debe ser siempre inferior a los 5 g/día, según recomendaciones de la OMS, la FAO y la mayoría de los organismos. Esta cifra es aún menor en otros países, como ocurre en EE.UU.: según las guías alimentarias para estadounidenses, editadas por el Departamento de Salud y Servicios Humanos de este país, se aconseja a la población consumir menos de 2,3 g (el equivalente a una cucharadita) de sal al día, mientras que para las personas mayores de 51 años y las que padecen diabetes, hipertensión o cualquier otra enfermedad crónica, la ingesta diaria recomendada es de 1,5 g o menos.

- Es aconsejable que la cena sea ligera, para evitar digestiones pesadas y favorecer el descanso nocturno.

- Las comidas deben ser sencillas y fáciles de preparar, procurando en la medida de lo posible una buena presentación en el plato (muchos adultos mayores pierden el apetito, así que es importante que los alimentos entren por la vista). Las técnicas culinarias más recomendables son la cocción al vapor, los hervidos, escalfados, al horno, a la plancha y en papillote.

- Son especialmente recomendables las carnes blandas (sobre todo si cuesta masticar), como el pollo y el conejo; y las partes magras del cerdo y la ternera, cocinadas en su jugo o con una salsa ligera. Preparaciones del tipo albóndigas y hamburguesas, en dados o en tiras también favorecen la masticación.

- Se recomienda evitar los alimentos picantes, ácidos y agrios; y utilizar condimentos suaves y aromáticos. Para cocinar y aderezar, la mejor opción es el aceite de oliva.

Alimentos y nutrientes beneficiosos

Antioxidantes: Se trata de sustancias químicas presentes en alimentos de origen vegetal (frutas y hortalizas, principalmente) y, también, en sus productos derivados (vino, zumos, confituras...), cuya eficacia está fuertemente demostrada en la prevención de enfermedades.

La principal misión de estas sustancias es plantar cara a los radicales libres, que, en gran medida, son los culpables de todos los procesos relacionados con el envejecimiento, ciertos tipos de cáncer y patologías cardiacas. Los principales antioxidantes son las vitaminas C y E, minerales como el zinc y el selenio, y sustancias como la luteína y los polifenoles (los flavonoides, el resveratrol y las catequinas). Estos últimos destacan sobre todos los demás debido a sus efectos específicos sobre el organismo: la reducción de la inflamación, su influencia sobre el correcto funcionamiento del sistema inmune (protegen frente a las infecciones) y la actividad hormonal; su eficacia preventiva contra enfermedades neurológicas (Alzheimer), la diabetes, el cáncer y la obesidad y, sobre todo, su importancia como elemento protector frente a las cardiopatías.

Legumbres: Los cambios fisiológicos inherentes al envejecimiento pueden afectar a la masticación y, por lo tanto, a una reducción del consumo de proteína animal. Las legumbres (de textura más blanda una vez cocidas y fáciles de masticar) son una excelente alternativa para asegurar los niveles adecuados de este macronutriente, pues la proteína vegetal puede sustituir a la de origen animal. Otra de las ventajas es su elevado contenido en fibra, un nutriente muy necesario para fortalecer el tránsito intestinal. La ingesta recomendable de fibra en este grupo de edad es de 20-35 g diarios, una cantidad que es fácil alcanzar mediante la ingesta de legumbres.

Chocolate: Aporta polifenoles, cuyo consumo habitual reduce el riesgo de trombos en las arterias y ayuda a controlar el colesterol LDL (el «malo»). Según algunos expertos de la Universidad de California (EE.UU.), el chocolate tiene además un efecto similar al de una pequeña dosis de aspirina: reduce los coágulos sanguíneos –responsables directos de los ataques cardiacos y el ictus– debido a la acción de los flavonoides. Todos estos efectos se encuentran sobre todo en el chocolate negro, ya que se ha demostrado que al añadir un producto lácteo (chocolate blanco o con leche) pierde parte de su poder antioxidante, puesto que las proteínas lácteas reducen la accesibilidad biológica de los polifenoles.

Vino tinto: El consumo de bebidas alcohólicas debe limitarse a 25 g/día (por ejemplo, un vasito de vino en la comida y en la cena). El vino tinto es la opción más recomendable, ya que está elaborado con uno de los alimentos más ricos en resveratrol, la uva (la semilla y la piel son los principales depósitos de esta sustancia), de la que debemos destacar su efecto cardioprotector ya que, además de mejorar el estado del corazón, también reduce la presión arterial. Estos efectos son extensibles al champán: según un estudio publicado en el *British Journal of Nutrition*, beber dos copas al día (las mujeres, una) proporciona un efecto protector en las paredes de los vasos sanguíneos.

Té verde: Rico en diversos tipos de polifenoles (esta sustancia supone un 30 % de su contenido), entre ellos, las catequinas (duplica la cantidad de otras modalidades como el té rojo o el negro), de ahí su potentísima acción antioxidante y antiedad y su importante función en la disminución del colesterol y los triglicéridos, la reducción del riesgo cardiovascular, la protección ante la arterioesclerosis, la disminución de la grasa corporal y la regulación del nivel de insulina en sangre, lo que lo convierte en un estupendo aliado en patologías como la diabetes y la obesidad.

Aceitunas: Comparten con el aceite de oliva su elevado contenido en polifenoles. Según un estudio de la Universidad de Massachusetts (EE.UU.), ingerir una porción diaria de aceitunas puede mejorar hasta en un 25 % la memoria, debido a la función que desempeña esta sustancia en la reducción del estrés oxidativo en el cerebro.

Aguacate: Debe sus propiedades antioxidantes a su elevado contenido en vitamina E. Investigadores de la Universidad de California (UCLA) han demostrado que el aguacate es la mejor fuente vegetal de esta vitamina. Por sus propiedades antioxidantes, la vitamina E retrasa el proceso de envejecimiento y ejerce una protección ante las enfermedades cardiacas y los tipos más frecuentes de cáncer. El aguacate es también una excelente fuente de grasas monoinsaturadas, que han demostrado su efectividad en la prevención de cardiopatías.

Frutos secos: Un estudio de la Universidad de Cambridge (Gran Bretaña) ha demostrado que la aplicación de los patrones propios de la dieta mediterránea en general, y el aumento de la ingesta de frutos secos en particular, reducen considerablemente el riesgo de fallecer a causa de un cáncer o una enfermedad cardiovascular. La razón se debe a su elevado contenido en sustancias antioxidantes, principalmente dos: la vitamina E y el zinc. Todos los frutos secos son recomendables, pero el anacardo, además, es rico en selenio y otros compuestos antioxidantes como los fitoesteroles, los tocoferoles y el escualeno.

Pescado azul: Es sabido que el salmón, la sardina, el atún, el arenque, las anchoas o la caballa son las mejores fuentes de ácidos grasos omega 3, nutrientes de reconocido efecto cardioprotector. Además, el pescado azul es muy rico en antioxidantes debido principalmente a su aporte de vitamina E y zinc. Destacan especialmente la sardina y la caballa, que son una excelente fuente de selenio, uno de los minerales con mayor poder antioxidante.

Cerezas y frutos rojos: Las cerezas son muy ricas en vitamina C y polifenoles. Un dato a tener en cuenta es que cuánto más maduras, mayor poder antioxidante tienen estos compuestos. Y cuando las bayas y los frutos rojos se consumen en forma de conserva o mermelada (mejor, casera), sus niveles de antioxidantes se duplican, según un estudio publicado en el *Journal of Agricultural and Food Chemistry*.

Los frutos rojos (bayas o frutas del bosque) son una excelente fuente de antioxidantes, ya que contienen ácido cítrico, ácido elágico y flavonoides. Los arándanos, frambuesas y moras son, además, ricos en proantocianidinas, antioxidantes que pueden prevenir el cáncer y las enfermedades del corazón.

Aceite de oliva: Su contenido en polifenoles y vitamina E lo convierte en una de las principales fuentes de antioxidantes. Los resultados del estudio PREDIMED (la mayor investigación realizada hasta el momento sobre los beneficios de la dieta mediterránea) han reafirmado una vez más su papel como aliado frente al envejecimiento, al demostrar que seguir una dieta mediterránea tradicional suplementada con aceite de oliva virgen extra y frutos secos reduce en un 30 % la incidencia de complicaciones cardiovasculares. Siempre es preferible el consumo de aceite de oliva virgen, porque es más rico en polifenoles que el aceite de oliva refinado.

Raciones diarias recomendadas en adultos mayores

Grupo de alimentos: Leche y derivados (lácteos bajos en grasa)
Alimentos del grupo/Peso de cada ración (en crudo e incluidas las partes no comestibles):

Leche semidesnatada o desnatada: 200 ml.

Yogur (2 unidades): 250 g.

Queso fresco: 70-90 g.

Queso semicurado o curado: 40-50 g.

Raciones/frecuencia: 3-4 veces al día.

Grupo de alimentos: Pan y cereales
(Peso de cada ración en crudo e incluidas las partes no comestibles):

Pan: 40-60 g.

Galletas (tipo María): 4-5 unidades.

Cereales de desayuno: 30 g.

Raciones/frecuencia: 3-4 veces al día (priorizar las versiones integrales).

Grupo de alimentos: Pasta, arroz, maíz y patatas
(Peso de cada ración en crudo e incluidas las partes no comestibles):

Arroz, pasta, maíz: 60-80 g en crudo.

Patatas: 150-200 g en crudo.

Raciones/frecuencia: 4-6 veces a la semana.

Grupo de alimentos: Verduras y hortalizas
(Peso de cada ración en crudo e incluidas las partes no comestibles):

Verduras y hortalizas de todo tipo: 150-200 g.

Raciones/frecuencia: Al menos 2 veces al día.

Grupo de alimentos: Frutas
(Peso de cada ración en crudo e incluidas las partes no comestibles):

Frutas de todo tipo: 120-200 g.

Raciones/frecuencia: Al menos 3 veces al día.

Grupo de alimentos: Aceites
(Peso de cada ración en crudo e incluidas las partes no comestibles):

Aceite de oliva: 10 ml/una cucharada sopera.

Raciones/frecuencia: 3-6 veces al día.

Grupo de alimentos: Legumbres
(Peso de cada ración en crudo e incluidas las partes no comestibles):

Legumbres de todo tipo: 60-80 g en crudo.

Raciones/frecuencia: 2-4 veces a la semana.

Grupo de alimentos: Frutos secos
(Peso de cada ración en crudo e incluidas las partes no comestibles):

Frutos secos de todo tipo: 20-30 g.

Raciones/frecuencia: 3-7 veces a la semana.

Grupo de alimentos: Pescados y mariscos
(Peso de cada ración en crudo e incluidas las partes no comestibles):

Pescados magros y grasos: 150-170 g.

Raciones/frecuencia: 5 veces a la semana, 1-2 de ellas pescado azul.

Grupo de alimentos: Carnes magras, aves
(Peso de cada ración en crudo e incluidas las partes no comestibles):

Carnes magras, aves: 130-150 g.

Raciones/frecuencia: 3-4 veces a la semana (alternar su consumo).

Grupo de alimentos: Huevos
(Peso de cada ración en crudo e incluidas las partes no comestibles):

Huevos solos o formando parte de recetas (tortilla, revueltos…):
Un huevo mediano (53-63 g).

Raciones/frecuencia: 4-5 veces a la semana.

Grupo de alimentos: Embutidos y carnes grasas, bollería, helados, golosinas (Peso de cada ración en crudo e incluidas las partes no comestibles):
Raciones/frecuencia: Solo ocasionalmente.

Grupo de alimentos: Bebidas alcohólicas
Vino: 100 ml (una copa).
Cerveza: 200 ml (un botellín).
Raciones/frecuencia: Consumo opcional y moderado en adultos.

*Fuente: Sociedad Española de Nutrición Comunitaria (SENC).

Dieta tipo

EJEMPLO DE MENÚ DIARIO PARA LAS PERSONAS MAYORES

- Desayuno: Vaso de leche semidesnatada (200 ml), pan tostado (40 g), aceite de oliva (10 g).

- Media mañana: Yogur desnatado (125 g), un kiwi.

- Comida: Primer plato: Pasta, patata, arroz o legumbre. Segundo plato: Carne, pescado o huevos + guarnición de ensalada o verdura, una pieza mediana de fruta de temporada.

- Merienda: Infusión, pan integral (50 g), queso fresco (50 g), miel (10 g).

- Cena: Primer plato: Puré de verduras o ensalada. Segundo plato: Carne, pescado o huevos + guarnición de patata o arroz, pan (30 g), fruta o postre lácteo.

- Después de cenar: Leche o yogur.

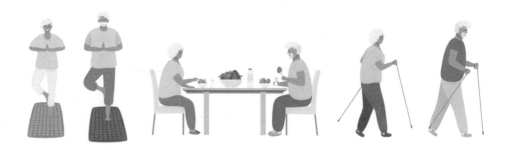

RECOMENDACIONES NUTRICIONALES EN SITUACIONES CONCRETAS

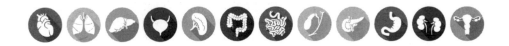

EL EMBARAZO Y LA LACTANCIA

Contrariamente a la creencia popular, el embarazo no implica aumentar las cantidades ingeridas (es decir, no «hay que comer por dos»), pero sí es necesario hacer reajustes en la dieta con la intención de asegurar la presencia de una serie de nutrientes que son necesarios para el correcto desarrollo fetal y también para el bienestar materno. Asimismo, algunos alimentos deben evitarse porque pueden suponer un riesgo potencial en esta etapa de la vida.

Para dar respuesta a las necesidades y requerimientos inherentes a la gestación, hay que tener en cuenta tanto la cantidad como la calidad de los alimentos que forman parte de la dieta diaria, una pauta que, sin duda, es extensible al periodo de lactancia. El objetivo es asegurar la suficiente cantidad de energía y nutrientes, especialmente de vitaminas y minerales, ya que existe un mayor riesgo de déficit de estos macronutrientes.

En lo que respecta a la lactancia materna, sus beneficios son múltiples e incuestionables, y cada poco tiempo surgen nuevas evidencias que refuerzan la recomendación de mantenerla, al menos, durante el primer año de vida. Entre las más recientes destaca una investigación realizada por un equipo de investigadores del CIBEROBN, en España, cuyos resultados se publicaron en la revista *Nature Metabolism* y que muestra por primera vez el mecanismo por el cual la lactancia protege frente al desarrollo de obesidad con efectos a largo plazo en la edad adulta. Todo apunta a que la respuesta está en la función esencial de una proteína hepática (FGF21) y su camino hacia el área del cerebro que activa la grasa parda, capaz de quemar calorías. Este hallazgo abre la vía a nuevos estudios clínicos que permitirán comprender mejor los beneficios metabólicos a largo plazo de la lactancia materna.

Pautas nutricionales

- Los grupos de alimentos que deben formar parte de la dieta diaria de una mujer embarazada y/o de la madre lactante son las frutas, los cereales integrales, los productos lácteos bajos en grasa o desnatados, las verduras, las proteínas animales y vegetales, y las grasas saludables (aceite de oliva, aguacate, nueces, pescado azul). Por ello, los expertos coinciden en recomendar la dieta mediterránea durante estos meses.

- Repartir las comidas en 5-6 tomas. Comer más a menudo permite controlar la sensación de hambre y también facilita el aprovechamiento óptimo de la glucosa y la protección de las reservas de energía y proteínas de la madre.

- Moderar el consumo de sal y azúcar. Para evitar subidas de tensión (la pree-clampsia es un tipo de hipertensión que puede presentarse en el embara-zo), no hay que excederse con la cantidad diaria recomendada de sal (5 g) y procurar que sea yodada. En el caso del azúcar, el objetivo es evitar el aumento de peso por encima del establecido durante el embarazo y preve-nir la diabetes gestacional.

- Las frutas, verduras y hortalizas son una opción preferente, y mejor si son frescas. A la hora de consumirlas, lo más importante es la preparación: han de cortarse primero las partes dañadas y, posteriormente, lavarlas bien bajo el agua del grifo, incluso aunque se pretendan pelar. Si se van a tomar crudas sin pelar (incluidas las plantas aromáticas frescas), es conveniente sumergirlas de 5 a 10 minutos en un recipiente con agua y unas gotas de lejía apta para la desinfección del agua de bebida, enjuagando después abundantemente.

- En esta etapa es muy importante extremar la seguridad y la higiene alimen-taria con el fin de evitar intoxicaciones y enfermedades transmitidas por la ingesta de alimentos, como la listeriosis, la toxoplasmosis y la salmonelosis, principalmente (véase bloque 5), que pueden tener consecuencias graves tanto para la madre como para el bebé. Hay que tener en cuenta que algu-nos microorganismos son capaces de atravesar la barrera placentaria y lle-gar al feto, cuya inmunidad aún no está desarrollada, por lo que es preciso evitar el consumo de los alimentos considerados de riesgo, ya que pueden ser una fuente de transmisión de ciertos agentes patógenos. Estas son al-gunas recomendaciones en este sentido:

  - Evitar las carnes poco hechas y los embutidos. Es preciso cocinar bien las carnes y que no queden crudas ni rosadas en su interior. También hay que eliminar de la dieta los carpaccios, adobos, carnes precocina-das y ensaladas preparadas que lleven pollo, jamón… Si la madre no está inmunizada contra la toxoplasmosis, los embutidos deben evitarse, congelarse durante al menos 10 días a -22 °C o cocinarlos previamente. Los expertos advierten que comer poca cantidad de estos alimentos no reduce el riesgo.

  - Evitar los pescados y mariscos crudos o casi crudos, así como los ahu-mados y marinados (sushi, sashimi, ostras, almejas y vieiras crudas, ceviche, carpaccio de pescado, boquerones en vinagre, el salmón o la trucha ahumados); tampoco se recomienda ingerir pez espada (em-perador), tiburón (cazón), caballa, atún rojo y lucio, por sus elevadas cantidades de mercurio. El resto de los pescados y mariscos pueden consumirse tras cocinarse adecuadamente y, a ser posible, después de haber sido congelados durante un mínimo de 4 días, para evitar el riesgo de infecciones por anisakis.

○ Al cocinar los alimentos es preciso recordar 5 pasos importantes: separar las carnes, huevos y pescados crudos del resto de los alimentos para evitar contaminaciones cruzadas; enfriar los alimentos, tanto en la nevera como en el congelador; lavar los alimentos, superficies, utensilios de cocina y las manos con agua caliente y jabón después de cada preparación; cocinar las comidas a alta temperatura; y desechar aquellos productos caducados o de los que no se tengan garantías.

• Durante el periodo de lactancia aumentan las necesidades energéticas de la madre (unas 500 kcal/día). También se necesita un mayor aporte diario de proteínas, calcio, fósforo y hierro. Por ello, durante esta etapa, se recomienda aumentar la cantidad de carne, huevos, pescados, lácteos y moluscos bivalvos (mejillones, berberechos y almejas), ya que aportan una cantidad importante de hierro. Es conveniente ingerir unos 3 litros de líquido al día para garantizar la producción de leche, bebiendo tanto agua como otros líquidos de alto valor nutritivo (caldos, yogures, zumos).

A tener en cuenta

• Ya antes del embarazo, todas las mujeres en edad reproductiva deben seguir una dieta equilibrada que incluya alimentos ricos en hierro y ácido fólico; asegurarse unos niveles adecuados de hidratación, bebiendo con frecuencia; y utilizar sal yodada para prevenir un posible déficit de yodo, con consecuencias negativas en el desarrollo fetal.

• Como regla general, durante el embarazo aumentan los aportes de energía (kcal diarias), macronutrientes (proteínas) y micronutrientes (vitaminas A y C, ácido fólico, hierro y zinc).

Alimentos y nutrientes beneficiosos

Hierro: Este mineral es fundamental para el correcto desarrollo del bebé y ayuda a prevenir la aparición de la anemia ferropénica, que es la deficiencia nutricional más común durante la gestación. Los alimentos más ricos en hierro son las carnes rojas, los cereales, las legumbres y los frutos secos.

Ácido fólico: Se trata de un nutriente fundamental para prevenir problemas graves en el cerebro y la columna vertebral del bebé, principalmente la espina bífida. Se aconseja tomar suplementos de ácido fólico (400-800 mcg/día) antes del embarazo y mantenerlos durante toda la gestación. Al margen de dichos suplementos, hay que asegurar la adecuada ingesta de este nutriente incluyendo en la dieta los alimentos que lo contienen: vegetales de hoja verde oscura (brécol, espinaca) y legumbres (judías, lentejas y guisantes). Destacan también los garbanzos, que además son ricos en fibra, calcio y vitaminas del grupo B. Hay estudios que señalan que su consumo habitual por parte de los hombres contribuye a mejorar la calidad del esperma, con los beneficios que eso puede aportar en los casos en los que existen situaciones asociadas al riesgo de alteraciones genéticas.

Yodo: Durante el embarazo y la lactancia, la deficiencia severa de yodo puede ocasionar problemas como abortos, muerte fetal antes del parto o partos prematuros, anomalías congénitas, alteraciones en el desarrollo físico e intelectual (psicomotor, audición…), enanismo e hipotiroidismo. Los suplementos están específicamente indicados para las embarazadas, puesto que en este periodo las necesidades aumentan y a veces es difícil alcanzar los aportes diarios a través de la dieta. Los alimentos más ricos en yodo, que deben estar presentes en la dieta, son los productos del mar (bacalao, atún, camarón), los huevos y los productos lácteos de bajo contenido en grasa (leche, queso, yogur).

Ácidos grasos omega 3: Las investigaciones han demostrado que el DHA, un tipo de omega 3, desempeña una importante función en el cerebro infantil (concretamente en el crecimiento neuronal y el desarrollo del cerebro y la retina). Uno de los estudios más relevantes en este sentido, publicado en el *American Journal of Clinical Nutrition*, ha demostrado que comer pescado (como fuente de ácidos omega 3 y omega 6) durante el embarazo mejora la capacidad intelectual de los niños y su conducta social. También hay datos que relacionan la ingesta de estos nutrientes con una mejora de la memoria y de la capacidad cognitiva en adultos jóvenes. Los pescados y las nueces son las principales fuentes de ambos tipos de ácidos grasos. También se encuentran en la mayoría de los aceites vegetales, los cereales y el pan integral.

Legumbres: Es un grupo de alimentos rico en folatos, de ahí que sean especialmente recomendables en el embarazo. A esto hay que añadir que durante la gestación, debido a la acción de la progesterona (una hormona fundamental en este periodo, cuyos niveles son muy elevados durante estos meses), se produce un descenso de la motilidad intestinal y, con ello, una mayor propensión al estreñimiento, por lo que se recomienda aumentar el consumo de fibra, un nutriente del que las legumbres son una fuente importante.

Huevos: Son la principal fuente de colina, un nutriente cuyas necesidades aumentan durante el embarazo y la lactancia. En las primeras etapas de la vida, los requerimientos de colina son muy elevados, ya que desempeña una función importante en la construcción de las estructuras del sistema nervioso. No deben ingerirse los huevos crudos o poco hechos con el fin de evitar el riesgo de salmonelosis, así como también salsas y postres caseros elaborados con huevo. Otros alimentos ricos en colina son las carnes con poca grasa, como las de ave; las judías blancas y rojas, y pescados como el bacalao.

Dátiles: Destaca por su elevado contenido en fibra (con los beneficios que esto comporta para el estreñimiento habitual durante la gestación) y por ser una de las frutas más ricas en fósforo. Su contenido en calcio y magnesio también es significativo, de ahí que los dátiles sean muy recomendables durante la gestación. Son muy energéticos, debido a su elevado aporte de azúcares y calorías.

Pipas de girasol: Son una excelente fuente de ácido fólico y también aportan niveles elevados de vitamina B y E. Su ingesta durante el embarazo reporta muchos beneficios, además de reducir el riesgo de malformaciones fetales: mejora la calidad del sueño materno, reduce la posibilidad de sufrir depresión posparto (contienen triptófano) y fortalecen el sistema óseo.

Dieta tipo

EJEMPLO DE MENÚ DIARIO DURANTE EL EMBARAZO

- Desayuno: Leche o yogur, pan, galletas integrales o cereales y fruta.

- Media mañana: Infusión, bocadillo pequeño de queso con tomate.

- Comida: Pasta, patata, arroz o legumbre. Carne, pescado o huevos + guarnición de ensalada o verdura.

- Merienda: Un vaso de leche desnatada (200 ml) y cereales ricos en fibra (20 g).

- Cena: Verduras y legumbres, pescado + guarnición de ensalada, fruta de temporada y dos rebanadas de pan integral.

EJEMPLO DE MENÚ DIARIO DURANTE EL PERIODO DE LACTANCIA MATERNA

- Desayuno: Leche o yogur, pan integral tostado con aceite de oliva y un kiwi.

- Media mañana: Yogur líquido, pan integral con dos lonchas de jamón y fruta.

- Comida: Verduras, pasta, patata, arroz o legumbre. Carne + guarnición de ensalada o verdura, pan y fruta.

- Merienda: Leche o yogur, cereales o pan con queso y fruta.

- Cena: Ensalada o verdura. Pescado o huevos + guarnición de patatas o arroz, pan, fruta o lácteo.

- Antes de acostarse: Leche y fruta (plátano).

Diabetes gestacional

La diabetes gestacional afecta aproximadamente al 5 % de las embarazadas. Se trata un tipo de diabetes que suele presentarse en la segunda mitad del embarazo en mujeres sin antecedentes previos de esta enfermedad y desaparece tras dar a luz.

Es más frecuente en las gestantes mayores de 30 años que tienen sobrepeso y antecedentes familiares de diabetes. Durante el embarazo aumentan los requerimientos de insulina para favorecer que los azúcares entren en el interior de las células. Si el páncreas no produce la cantidad necesaria de insulina, suben los niveles de glucosa en sangre, dando lugar a este tipo de diabetes.

Pautas nutricionales

- La principal recomendación dietética es controlar el peso, evitando picar entre horas; cocinar los alimentos de forma sencilla (al vapor, en su jugo, al horno, a la plancha...), evitando las frituras, los rebozados, los empanados, los guisos y los estofados; y utilizar condimentos suaves y aromáticos, prescindiendo de los fuertes y picantes (que estimulan el apetito).

- Realizar 5-6 comidas al día (desayuno, media mañana, comida, merienda, cena y poscena) y hacerlo en horarios regulares. Hay que evitar estar más de 3 horas sin comer y los periodos de ayuno nocturno superiores a 9 horas, para prevenir fluctuaciones de la glucemia.

- Moderar el consumo de azúcar, miel, caramelos y productos que contengan edulcorantes artificiales (se puede utilizar aspartamo en cantidades moderadas).

Nutrientes y alimentos aconsejados

- Los hidratos de carbono complejos (cereales integrales, pan, arroz, pasta, etc.) son los más recomendables debido a que producen un menor aumento de la glucosa que los refinados.

- La fibra, además de prevenir y mejorar el estreñimiento, ralentiza la absorción de los azúcares, produciendo un aumento menor de la glucosa en sangre después de las comidas. Por ello, hay que priorizar el consumo de cereales integrales, frutas, verduras y legumbres.

EJEMPLO DE MENÚ DIARIO PARA LA DIABETES GESTACIONAL

- Desayuno: Leche desnatada y pan integral.

- Media mañana: Yogur desnatado.

- Comida: Arroz con alcachofas, filete de ternera y fruta.

- Merienda: Fruta y dos galletas integrales.

- Cena: Judías verdes, huevo cocido, fruta y pan.

- Antes de dormir: Yogur desnatado.

LA MENOPAUSIA

La menopausia es la etapa de la vida de la mujer que se caracteriza por la retirada de la menstruación y la reducción de las principales hormonas femeninas: los estrógenos y la progesterona.

En España, según datos de la Asociación Española para el Estudio de la Menopausia (AEEM), la edad media de comienzo de la menopausia se sitúa en torno a los 51 años, con un espectro que abarca de los 48 a los 54 años, una edad que está en línea con la de otros países (en EE.UU., por ejemplo, la media es de 52 años).

Como consecuencia del descenso brusco de los niveles hormonales (sobre todo de los estrógenos), se producen una serie de alteraciones en el organismo de tipo hormonal, endrocrinológico, físico y psíquico.

A tener en cuenta

- Las alteraciones hormonales producen una reducción del metabolismo basal.

- El déficit de estrógenos produce cambios en ciertas áreas del cerebro que controlan no solo los estados de ánimo y la ansiedad, sino también las compulsiones alimentarias.

- Se sabe que la menopausia puede favorecer la aparición de síntomas depresivos, cambios de humor e irritabilidad, que a su vez se asocian a un consumo emocional de alimentos. A eso es preciso añadir los problemas de sueño, relacionados o no con los sofocos, tan frecuentes en este periodo, que también contribuyen al aumento de peso.

Durante esta etapa numerosas mujeres se enfrentan a un aumento de peso que, en la mayoría de los casos, no se puede atribuir a cambios dietéticos o de estilo de vida y que, sin embargo, tiene una causa claramente identificada: el descenso de los niveles de las hormonas femeninas. Aunque en esa predisposición al aumento de peso intervienen también otros factores, la causa principal es el déficit de estrógenos, sobre todo si este se produce de manera abrupta, ya que estas hormonas son termogénicas (generan calor, favoreciendo la combustión de la grasa) y su descenso produce una disminución del gasto calórico.

Además del aumento de peso (de promedio, 4 o 5 kilos, aunque hay mujeres que no experimentan aumento de peso alguno, mientras que otras acumulan más de 10 kg), se produce un incremento y redistribución de la grasa corporal, que se manifiesta sobre todo en un aumento de la adiposidad en la zona abdominal (grasa visceral). Por esta razón, en esta etapa la cantidad de kilos o el Índice de Masa Corporal (IMC) no son tan determinantes, sino que lo importante es centrar la atención en la medición de la grasa abdominal (especialmente la visceral) y vigilar la masa muscular, cuya pérdida es otro efecto colateral del descenso de los estrógenos.

Las cifras indican que una de cada 4 mujeres posmenopáusicas es obesa, una circunstancia que asociada a la pérdida de la protección cardiovascular que proporcionaban los estrógenos, la disminución del metabolismo basal y el aumento de la grasa visceral, da como resultado un aumento del riesgo de enfermedades cardiovasculares. Concretamente, está demostrado que el déficit de estrógenos contribuye a aumentar las cifras del colesterol LDL y disminuye los de colesterol HDL. Otra consecuencia de las alteraciones hormonales es un mayor riesgo de hipertensión (aproximadamente la mitad de las mujeres menopáusicas la padecen). Asimismo, la resistencia a la insulina y las dislipemias son comunes en las mujeres posmenopáusicas con sobrepeso u obesidad.

Cada vez son más las evidencias del impacto que puede tener la menopausia en el estado anímico y que, a su vez, puede favorecer el aumento de peso y, con ello, el aumento del riesgo cardiovascular. Una de las investigaciones más significativas en este sentido es la que realizaron expertos del Group Health Cooperative de Seattle (EE.UU.), quienes demostraron la estrecha relación que existe entre obesidad y depresión en mujeres de mediana edad. Para realizar este estudio, los autores recogieron información referente a la estatura, el peso, los hábitos dietéticos, el ejercicio y la autoimagen corporal en un grupo de más de 4500 mujeres con edades comprendidas entre los 40 y los 65 años. Tras analizar todos estos parámetros, llegaron a la conclusión de que las mujeres que padecen depresión presentan el doble de posibilidades de ser obesas (esto es, tener un índice de masa corporal de 30 o más) y, a su vez, que las mujeres obesas tienen más del doble de posibilidades de estar deprimidas. Asimismo, constataron que aquellas con un IMC de 30 o mayor hacen menos cantidad de ejercicio, tienen peor autoimagen corporal y consumen hasta un 20% más calorías que aquellas cuyo índice de masa corporal es más bajo. Esta interrelación ha llevado a los expertos a la siguiente conclusión: cuando se aumenta de peso, como ocurre durante la menopausia, es más probable deprimirse, lo que a su vez implica que sea más difícil adelgazar.

Pautas nutricionales

- Todas las guías y recomendaciones sobre cómo afrontar esta etapa de la vida coinciden en que la mejor estrategia para paliar las consecuencias negativas de la menopausia pasa por adoptar un estilo dietético equilibrado, variado, moderado y bajo en grasas saturadas; basado en la ingesta de alimentos de origen vegetal, que tiene que ser mayor a la del resto. Es preciso priorizar los cereales integrales; el aporte de hidratos de carbono debe proceder en su mayoría de las legumbres; asegurar las raciones correctas de alimentos proteicos; consumir más pescado y huevos que carne, e incrementar el consumo de proteínas de origen vegetal. Otras pautas que se deben seguir son prestar especial atención a las proteínas de alto valor biológico, la vitamina D, el calcio, el magnesio y las vitaminas del grupo B.

- Aunque no todas las mujeres experimentan un aumento de peso durante la menopausia, es aconsejable determinar las cantidades, ya que las raciones tienen que ser un poco inferiores a las de referencia para un adulto, debido a la reducción del metabolismo basal. También es necesario reajustar o reducir la cantidad de calorías que se consumen a diario, para así poder mantener el peso deseado. No es recomendable prescindir de ningún alimento, sino que, por el contrario, hay que procurar que la dieta sea lo más variada posible, intentando reducir la ingesta de los alimentos más calóricos. También se debe optar por técnicas de cocción bajas en grasa: hervidos, al vapor, al horno o a la plancha.

Alimentos y nutrientes beneficiosos

Magnesio: En la etapa premenopáusica y menopáusica es necesario aumentar las cantidades de magnesio debido a que el déficit de este mineral puede agravar algunos efectos que el climaterio (periodo de transición que se prolonga durante años antes y después de la menopausia) ejerce sobre el sistema nervioso (entre ellos, nerviosismo, irritabilidad, ansiedad…).

Calcio: En esta etapa se recomienda ingerir al menos un gramo de este mineral al día, ya que la tasa de osteoporosis es muy elevada después de la menopausia y se sabe que asegurar esta cantidad mínima diaria de calcio ayuda a disminuir este riesgo y también aumenta la masa corporal, previniendo así las fracturas y la pérdida de movilidad. Los alimentos que más calcio contienen son los lácteos, incluyendo los quesos más grasos. Las mujeres intolerantes a la lactosa y aquellas con sobrepeso u obesidad pueden optar por lácteos de cabra y oveja (aunque su contenido en calcio es menor). Otras fuentes de este mineral son las judías blancas, los garbanzos, los pistachos, las acelgas, las espinacas, los puerros, las lentejas y las sardinas en aceite.

Yogur: Posee, proporcionalmente, más proteína digerible que la leche. Además, es rico en calcio, potasio y fósforo. Supone una fuente extraordinaria de vitamina B_6, B_{12}, B_3 (niacina) y ácido fólico, y también aporta 8 aminoácidos esenciales, entre ellos el triptófano (con efecto modulador sobre el ánimo). Por todo ello, se recomienda su ingesta como postre o tentempié entre horas, en sustitución de otros snacks menos saludables y calóricos.

Aceite de oliva: Por sus propiedades cardioprotectoras y su aporte de antioxidantes, es recomendable priorizar este alimento frente a cualquier otra fuente de grasa.

Legumbres y cereales integrales: Una pauta de alimentación baja en hidratos de carbono (combinada con un aumento del consumo de vegetales, frutas y pocos productos industriales) aporta ventajas en este periodo de la vida, pues produce una reducción de la sensación de hambre y también una mejora del perfil metabólico de azúcar, colesterol y triglicéridos. La mejor opción para incluir hidratos en la dieta en esta etapa de la vida son los cereales integrales y las legumbres.

Pescado azul: Principalmente, sardinas, salmón y atún, ya que durante la meno-pausia se incrementa el riesgo cardiovascular, y este alimento es rico en nutrientes como el DHEA y los ácidos omega 3, con reconocidas propiedades protectoras en este sentido; y también aporta calcio y vitamina D. Se recomienda su ingesta 2-3 veces a la semana.

Grasas saludables: Las guías de la AEEM recomiendan limitar el consumo de gra-sas a un máximo del 35 % de las calorías diarias totales, con predominio de ácidos grasos monoinsaturados, presentes en el aceite de oliva; y mantener el consumo diario de ácidos grasos saturados (manteca, mantequillas, grasa de la carne) por debajo del 9 % del total de las calorías ingeridas diariamente.

Probióticos y prebióticos: Además de reforzar la diversidad de la microbiota in-testinal, ambos han demostrado que desempeñan una función primordial en la reducción del peso en pacientes con sobrepeso y obesidad y en la disminución sig-nificativa de la grasa visceral y subcutánea. Su ingesta se recomienda especialmen-te en las mujeres que presentan alteraciones del tracto gastrointestinal y también de la memoria. Una buena forma de incluirlos en la dieta es a través de productos fermentados como el yogur natural, el kéfir o la kombucha.

Té verde: Las infusiones son un recurso saciante, que ayudan a controlar el hambre y que, además, como en el caso del té verde, aportan beneficios específicos en la etapa menopáusica. De hecho, el té verde es una de las bebidas más recomenda-bles en este periodo porque contiene polifenoles y fitoestrógenos, sustancias que, además de ayudar a aliviar síntomas como los sofocos y el insomnio, favorecen el equilibrio hormonal y el control de la dislipemia. Otras opciones muy similares para lograr estos resultados son la infusión de clavo rojo, trébol rojo, té de alfalfa o raíz de regaliz tibia.

Dieta tipo
EJEMPLO DE MENÚ DIARIO PARA LA MUJER EN LA ETAPA MENOPÁUSICA

- Desayuno: Leche semidesnatada, café, cereales sin azúcar o tostadas con aceite de oliva o mermelada.

- Media mañana: Una pieza de fruta o dos yogures semidesnatados.

- Comida: Espinacas rehogadas con patatas. Ternera a la plancha con guar-nición de soja germinada aliñada con vinagreta, una pieza de fruta y pan blanco o integral.

- Merienda: Batido a base de bebida de soja, fruta (por ejemplo, plátano) y yogur.

- Cena: Crema de calabacín con quesito ligero, merluza al horno con aceite de oliva, pan blanco o integral y una pieza de fruta.

- Antes de acostarse: Un vaso de leche semidesnatada o un yogur desnatado.

LOS DEPORTISTAS

Todas las organizaciones y entidades implicadas en el ámbito de la salud, así como las guías nutricionales y dietéticas de distinto tipo, ponen en valor la importancia del ejercicio físico como factor indisociable de una alimentación saludable. Los deportistas y las personas físicamente activas necesitan un aporte de energía y nutrientes mayor debido a que su organismo está sometido también a un mayor gasto energético y al desgaste que produce el estrés físico inherente al ejercicio.

La premisa general en este sector de población es mantener un buen estado nutricional y unas condiciones óptimas de reserva de determinados nutrientes y de energía para afrontar tanto las competiciones como todas las etapas implicadas en la práctica deportiva. Además de los atletas de distinto nivel y los deportistas en general, las pautas recomendadas para este grupo podrían ser también aplicables a las personas que desarrollan una actividad física intensa, que según la clasificación de la OMS, la ONU y la FAO son las que se ajustan a las siguientes características: actividades típicas del día a día (tareas domésticas, caminar hasta la parada del autobús), más al menos 60 minutos de actividad moderadamente activa (por ejemplo, caminar 5-7 km/h o 20 minutos/día de ejercicio vigoroso como el ciclismo), y/o 120 minutos diarios de actividad moderada. También es el caso de las personas que caminan diariamente largas distancias, usan la bicicleta para desplazarse, desarrollan actividades vigorosas o practican deportes que requieren un alto nivel de esfuerzo durante varias horas; y también es aplicable a las personas que desempeñan tareas agrícolas no mecanizadas, mineros, forestales, que realizan actividades como cavar, cortar leña o segar a mano; quienes practican escalada, montañismo; las personas que juegan al fútbol, al tenis, bailan, o practican el esquí o el *jogging*.

A tener en cuenta

Las necesidades energéticas y el tipo de alimentos y nutrientes que debe incluir la dieta del deportista dependen de una serie de factores: características personales (edad, sexo, peso corporal, estado físico), el tipo, intensidad, frecuencia y duración del deporte realizado; horario en el que se realiza el entrenamiento; temperatura ambiental y, muy importante, el momento o fase de la práctica deportiva: entrenamiento y momento previo a la competición; esfuerzo/prueba/competición, y descanso o posesfuerzo.

Hay que tener en cuenta que no es lo mismo practicar deporte en modalidad amateur, profesional o de élite, pero, en cualquier caso, se trata de un grupo de población que no presenta los niveles de sedentarismo que suele caracterizar a los demás grupos y, por lo tanto, precisa unas recomendaciones nutricionales distintas.

Si bien puede haber recomendaciones concretas según sea la práctica deportiva, en general las coordenadas de la alimentación de los deportistas son bastante similares a las que se aconsejan al resto de la población, y pueden resumirse en tres premisas:

- Vigilar el incremento de la ingesta calórica según el deporte o disciplina deportiva realizada.

- Mantener las proporciones de macronutrientes (proteínas, grasas e hidratos de carbono).

- Asegurar la variedad de los alimentos consumidos para garantizar el aporte de vitaminas y minerales.

Asimismo, y al margen de los ajustes personalizados en cada caso, es muy importante que el estilo nutricional permita al deportista lograr una serie de objetivos: garantizar que pueda realizar un esfuerzo físico de cierta intensidad y duración; optimizar y preservar las reservas de glucógeno muscular; equilibrar las pérdidas energéticas y de líquidos y electrolitos antes, durante y después del ejercicio; optimizar el metabolismo aeróbico, y facilitar la recuperación.

Es necesario tener en cuenta que cuanto mayor intenso es el ejercicio, menos digestibilidad, y cuanto mayor es la temperatura ambiental, con mayor rigor hay que seguir las pautas nutricionales, especialmente las que se refieren a la hidratación.

Requerimientos nutricionales

Energía: Es difícil establecer unas necesidades energéticas concretas asociadas al deporte ya que, como hemos comentado, hay muchas variables implicadas en este requerimiento. A modo de ejemplo, un deportista que entrene durante una hora y media al día puede requerir entre 2800 y 3000 kcal/día, pero este aporte energético podría duplicarse, por ejemplo, en el caso de los ciclistas que participan en las competiciones oficiales.

Hidratos de carbono: Son nutrientes fundamentales cuyo aporte debe suponer el 55-60% de las calorías ingeridas, pudiendo llegar al 70% en los periodos de mayor entrenamiento. Se trata de la fuente de energía más accesible para el deportista, aunque su capacidad de almacenamiento es pequeña, por lo que es fácil que sus reservas se agoten (produciendo fatiga), de ahí la necesidad de ingerirlos de forma continua y adecuada (en forma de hidratos de carbono complejos, de absorción lenta: arroz, cereales integrales, pasta, pan). Además de energía, los hidratos de carbono complejos son una buena fuente de vitaminas, minerales, fibra y antioxidantes.

Proteínas: De las proteínas precisamente proceden el 15-20% de las calorías diarias de la dieta del deportista. La necesidad de proteínas de quienes desarrollan habitualmente una actividad física elevada es más alta que la de las personas sedentarias, ya que como consecuencia del esfuerzo físico se produce una mayor destrucción de este macronutriente en el organismo. A eso debemos añadir que en las personas que practican deporte de máxima potencia aumenta la masa muscular (las proteínas participan en la formación del músculo). En personas que practican ejercicios de resistencia aeróbicos (corredores de maratón, por ejemplo), puede ser necesario ingerir 1,2-1,4 g de proteína por kg de peso corporal/día, mientras que en deportistas de velocidad, fuerza (culturistas) o aquellos que trabajan en condiciones anaeróbicas, las necesidades de proteínas pueden ser incluso mayores: 1,7-1,8 g/kg/día. Concretamente, en entrenamientos de velocidad, es necesario garantizar un aporte proteico elevado, ya que durante este tipo de ejercicios se produce una mayor oxidación de proteínas.

Grasas: Los lípidos representan el 20-25 % de la ingesta calórica. A diferencia de los hidratos de carbono, se almacenan en gran cantidad. Es necesario controlar la proporción de este porcentaje que procede de los ácidos grasos, ya que por lo general los deportistas tienden a consumir cantidades elevadas de carne, lo que puede conllevar un aumento de la ingesta de grasa saturada. La grasa de elección es el aceite de oliva.

Vitaminas y minerales: Por regla general, si se sigue una alimentación variada y equilibrada, no es habitual que los deportistas presenten déficits de micronutrientes. Sin embargo, se recomienda asegurar la adecuada ingesta de algunos de ellos:

- Vitaminas del grupo B: Especialmente la B_1, la B_{12} y la niacina, que están directamente implicadas en el metabolismo energético, y ayudan a disminuir el cansancio y la fatiga que se producen durante el ejercicio.

- Magnesio: Se trata de un mineral que se excreta en mayor medida durante la práctica de ejercicio.

- Zinc: Se sabe que los niveles bajos de este mineral afectan negativamente tanto a la resistencia como a la fuerza muscular, y también se pueden ver ligeramente alterados en el caso de atletas de alto nivel, sobre todo los que hacen deportes de resistencia, por lo que en ellos los requerimientos pueden ser superiores a los del resto de la población.

- Hierro: Las necesidades de hierro pueden aumentar en las disciplinas de alta intensidad, ya que disminuye su absorción y aumenta su pérdida a través de la orina, el sudor y las heces. De hecho, existe la llamada «anemia del deportista», que afecta principalmente a los atletas de fondo, de ahí la importancia de vigilar sus niveles de hierro en sangre y el de los deportistas en general. Además, el déficit de hierro reduce la capacidad aeróbica, afectando por tanto al rendimiento físico.

Agua (aporte hídrico): Tanto una buena hidratación como la administración de electrolitos son factores esenciales antes, durante y después de la práctica de ejercicio físico. Además de calmar la sed, el agua es necesaria en cualquier modalidad deportiva debido a su función como vehículo de transporte de nutrientes, para eliminar sustancias de desecho y enfriar el cuerpo. Hay que tener en cuenta que la deshidratación progresiva durante el ejercicio es frecuente y, de hecho, muchos deportistas no ingieren los fluidos suficientes para reponer las pérdidas que se producen, lo que afecta no solo al rendimiento físico, sino que además eleva el riesgo de sufrir lesiones. Esta deshidratación está directamente relacionada con el aumento del calor corporal que se produce durante la práctica de cualquier deporte o actividad física. Cuando los músculos se contraen se genera calor, y esta fuente muscular de calor es proporcional a la intensidad del trabajo realizado, por lo que tanto en las actividades de corta duración y alta intensidad (deportes de equipo: fútbol, baloncesto...) como en las de mayor duración y menor intensidad (carreras de atletismo, competiciones deportivas) realizadas en condiciones de altas temperaturas aumenta el riesgo de padecer lesiones.

Para contrarrestar este efecto y eliminar el calor corporal, el organismo posee un regulador de su «termostato»: la sudoración. El sudor, además de estar compuesto de agua, contiene sales minerales (iones) que se pierden, de ahí la importancia de reponer esos líquidos, ya que esta pérdida tiene un efecto directo en la homeostasis, esto es, el mecanismo que equilibra los líquidos corporales.

La relación calor-sudor-ejercicio es la siguiente: los aumentos de la temperatura y de la humedad ambiental elevan de forma directa la cantidad de sudoración en una proporción aproximada de 1 litro/hora. En situaciones de calor durante el ejercicio pueden llegarse a perder 3 litros de líquido corporal en una hora, no solo mediante la sudoración, sino también mediante la eliminación de vapor a través de los pulmones.

Por todo ello, para los deportistas la ingesta diaria de agua recomendada es de aproximadamente unos 3,5 litros. Asimismo, dos horas antes de la prueba o la práctica de ejercicio es preciso beber entre 400 y 600 ml de líquido. Durante el ejercicio, la pauta es entre 150 y 350 ml cada 15-20 minutos (dependiendo de la tolerancia); y tras la práctica de ejercicio se debería asegurar la ingesta de líquido suficiente para reponer las pérdidas producidas a través del sudor. En este sentido, se calcula que un deportista necesita beber entre 450 y 675 ml por cada medio kilo de peso perdido durante la actividad física.

En cuanto a las bebidas isotónicas –cuya principal función es la reposición de líquidos y electrolitos perdidos a través del sudor–, son recomendables en los casos en los que se hagan esfuerzos de más de 90 minutos de duración. Estas bebidas contienen una mezcla de hidratos de carbono de alto índice glucémico y sodio que aseguran una buena hidratación.

Pautas nutricionales

- Es conveniente adaptar el aporte de macronutrientes (hidratos, grasas y proteínas) al peso corporal, teniendo en cuenta la modalidad deportiva que se practica.

- A lo largo del día se deben consumir 5 raciones de vegetales (frutas, verduras y hortalizas), intentando que sean siempre alimentos frescos y crudos, para asegurar así el aporte adecuado de vitaminas y minerales.

- Evitar el consumo de carnes grasas y embutidos, y optar por las versiones magras (pollo, pavo, conejo), el pescado y los huevos.

- Es importante asegurar un mínimo de dos raciones diarias de lácteos, priorizando los desnatados y semidesnatados.

- Se recomienda realizar varias ingestas a lo largo del día en función del número de sesiones de entrenamiento. De esta forma, se distribuye mejor el aporte energético y se controla la sensación de hambre y ansiedad por la comida.

- Es preciso evitar el consumo de productos de pastelería y bollería, así como las bebidas alcohólicas.

- Es fundamental mantener una hidratación adecuada e ingerir agua o bebidas isotónicas antes, durante y después del esfuerzo físico.

- Tanto el número de ingestas como el tipo de alimentos a incluir en cada una de ellas, así como el horario, debe hacerse de forma personalizada, según las peculiaridades individuales.

- Durante la etapa de presfuerzo, especialmente en los deportes de resistencia (baloncesto, boxeo, fútbol americano, hockey sobre hielo, tenis, artes marciales…), es importante asegurar un aporte adecuado de hidratos de carbono complejos para garantizar las reservas óptimas de glucógeno hepático y muscular y, con ello, aumentar la resistencia y retrasar la aparición de la fatiga. También hay que priorizar los alimentos de fácil digestión y evitar los alimentos flatulentos (verduras como la col y la alcachofa, y las legumbres) para prevenir posibles molestias gastrointestinales.

- En la última ingesta antes de un evento deportivo o competición, es necesario valorar y seleccionar adecuadamente los alimentos a ingerir según el tiempo del que se dispone antes de la prueba. En este sentido, se aconseja dejar pasar tres horas entre la última comida principal y la prueba con el fin de que se realice la digestión de forma adecuada.

  Veamos a continuación algunos ejemplos de cómo debería ser la última comida antes del evento, prueba o competición:

  ○ Hidratos de cocción sencilla: patatas, arroz, pasta, cuscús.

  ○ Proteína magra (pollo, pescado, huevo cocido) con guarnición de ensalada u hortalizas cocidas.

  ○ Pan (preferentemente tostado).

- Fruta (mejor, pelada o cocida) o lácteo (queso fresco, yogur desnatado edulcorado con miel o mermelada).

- Café, té o infusión.

- En cuanto a las pautas dietéticas durante el evento o en el momento de máximo esfuerzo deportivo, es recomendable, en los deportes de larga duración (más de 60 minutos), las ingestas de alimentos que aporten hidratos de carbono en una cantidad de 30-60 g/hora. En este sentido resultan útiles las barritas energéticas, que suelen contener 25-30 g de hidratos de carbono. También es necesaria la ingesta de bebidas isotónicas (500 ml, que aportan un 6-7 % de carbohidratos, lo que equivale a 30-35 g).

- En los ejercicios de larga duración, que precisan una ingesta adicional de hidratos de carbono, hay una serie de opciones de consumo fácil (a modo de snack) recomendadas:

  - Frutas: plátano, manzana, naranja.

  - Frutas desecadas: higos, ciruelas pasas, dátiles.

  - Galletas, biscotes, cereales de desayuno, palitos de pan, tortas de arroz.

  - Sándwiches (de jamón, queso fresco).

  - Pequeñas porciones de mermelada, jalea real, miel y chocolate.

- Después del esfuerzo deportivo, resulta importante, al igual que en las fases anteriores, asegurar una adecuada hidratación a través de la ingesta de agua, bebidas isotónicas, infusiones, zumos de frutas, etc.

- Tanto después de la práctica deportiva como en las dos horas posteriores (que es cuando se produce una mayor recuperación o «efecto ventana») hay que ingerir alimentos que aporten hidratos de carbono (pan, pasta, arroz, cereales) y proteínas (en una proporción de 3-4 g de hidratos por cada gramo de proteína) para favorecer una rápida recuperación del glucógeno muscular y aumentar la síntesis proteica. Asimismo, debe evitarse en lo posible la ingesta de alimentos grasos (estofados, rebozados, frituras), ya que pueden ralentizar la absorción de los hidratos de carbono, además de favorecer las molestias gastrointestinales.

Alimentos y nutrientes beneficiosos

Legumbres: Se trata de un grupo alimentario nutritivo y recomendable en la dieta del deportista, pero es preciso tener en cuenta que no es apropiado consumirlas en el momento anterior a la práctica de la actividad física, una competición o un evento deportivo. En cambio, su ingesta sí está recomendada en los periodos de reposo, teniendo en cuenta su elevado contenido en hidratos de carbono, que ayudan a completar las reservas de glucógeno muscular y hepático. Por las mismas razones, las legumbres también están indicadas durante los periodos de entrenamiento para asegurar los niveles adecuados en los depósitos de glucógeno y evitar bajadas de glucemia.

Además, son una fuente importante de proteínas de origen vegetal que ayudan a conservar la masa muscular.

Pasta, arroz y cereales integrales: Todos ellos son ricos en hidratos de carbono de absorción lenta, fibra, vitaminas y minerales, nutrientes indispensables en la dieta del deportista. La pasta en concreto es un alimento de elección en la alimentación de los atletas.

Plátano: Una de sus propiedades más apreciadas, sobre todo por las personas que hacen deporte habitualmente, es la de prevenir los calambres producidos por la fatiga muscular, debido a su elevado contenido en potasio.

Frutos secos: Suponen una fuente de energía inmediata debido a su aporte de proteínas, vitaminas, minerales y ácidos grasos. Son un alimento de alto valor nutritivo, además de una opción óptima como snack. Se pueden tomar tanto crudos como tostados.

Miel: Es muy rica en glúcidos (hidratos de carbono simples) de absorción rápida, por lo que se aconseja tomarla en pequeñas dosis (zumos endulzados con miel, rebanadas de pan con miel, etc.). Es conveniente consumirla unos 30 minutos antes de la prueba, ya que produce un rápido aumento de los niveles de energía.

Huevo: Es la principal fuente de proteínas de alto valor biológico, muy necesarias para los deportistas y las personas físicamente activas, ya que son necesarias para sintetizar nuevas proteínas corporales, como las musculares, que deben repararse cuando se dañan tras el esfuerzo físico. Además, algunos aminoácidos (componentes de las proteínas) son utilizados para la producción de energía en el músculo. El huevo también aporta las vitaminas y minerales más determinantes en la dieta del deportista: vitaminas del grupo B, vitamina D, hierro, zinc y selenio.

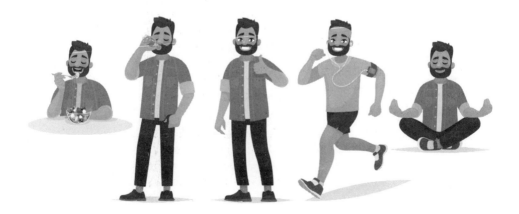

Dieta tipo

EJEMPLO DE MENÚ DIARIO PARA DEPORTISTAS

- Desayuno: Leche con café (200 ml) y azúcar (25 g), pan (50 g), mantequilla (15 g) y miel (20 g).
- Media mañana: Fruta (una pieza), queso o jamón (30 g), galletas (50 g), leche o producto lácteo (200 cm³).
- Comida: Legumbres frescas en ensalada (250 g), carne magra o pescado (150 g), arroz o patatas (150 g), queso o postre lácteo (30 g), pan (50 g) y fruta (dos piezas).
- Merienda: Fruta (una pieza), queso o jamón (30 g), galletas (50 g), y leche o producto lácteo (200 ml).
- Cena: Verduras y patatas (300 g), carne, pescado, huevos (150 g), legumbres o ensalada (150 g), pan (50 g) y leche (200 ml).

*Fuente: Clínica Universitaria de Navarra (España).

LA ALIMENTACIÓN VEGANA/OVOLACTOVEGETARIANA

Cada vez son más las personas que siguen un patrón dietético vegano, vegetariano o algunas de sus variantes como la denominada «flexitariana», entendida como una reducción drástica del consumo de alimentos de origen animal, sobre todo de carne y sus derivados. Se trata de una tendencia mundial, con un impacto variable según el país. En España, por ejemplo, se estima que en torno al 13 % de la población se autodefine como «veggie» (término que englobaría a veganos, vegetarianos de diferentes tipos y flexitarianos), de los cuales en torno al 0,2-0,3 % se considera vegano, y entre el 1,3-1,5 % vegetariano (Informe de la consultora Lantern, actualizado en 2021).

Las razones más frecuentes por las que se opta por seguir este tipo de alimentación son, evidentemente, las que están relacionadas con la salud, pero también con el medio ambiente, con consideraciones éticas o religiosas y con factores relativos al bienestar animal, entre otras.

Dentro de la categoría de «veganos» o «vegetarianos» hay grupos y subgrupos en función de los tipos de alimentos ingeridos, entre los que cabe destacar los siguientes:

- Vegetariano o vegano: Excluyen de su dieta todo producto de origen animal, pero no solo de su dieta, sino también de su vida (ropa, ocio, etc.).
- Vegetariano parcial, semivegano o flexitariano: Se trata de uno de los movimientos que cuenta con más adeptos. Su dieta vegetariana es más flexible por lo que respecta a la restricción de alimentos como la carne o el pescado. Es decir, se alimentan de forma vegana/vegetariana en sus hogares, pero suelen ser más flexibles en el consumo de carnes y pescado

(generalmente en pequeñas cantidades) si van a un restaurante o asisten a algún evento social, por ejemplo.

- Lactovegetarianos: Excluyen todos los productos de origen animal, excepto los lácteos.

- Ovovegetarianos: El único producto de origen animal que consumen son los huevos.

- Ovolactovegetariano: Excluyen todos los alimentos de origen animal excepto lácteos y huevos.

- Apiovolactovegetariano: Prescinden de todos los productos de origen animal, a excepción de los lácteos, los huevos y la miel.

- Apivegetariano: Excluyen todos los alimentos de origen animal excepto la miel.

Los especialistas en nutrición coinciden en que una dieta vegana bien planificada puede ser igual de saludable que la dieta mediterránea, pero advierten de que ser vegano no significa *per se* estar más saludable, y recuerdan que se trata de una dieta compleja que requiere profundos conocimientos y la supervisión de un nutricionista. De hecho, el desconocimiento y una planificación inadecuada pueden conllevar carencias de algunos nutrientes esenciales, derivando a su vez en problemas de salud.

Para que sea saludable, la dieta vegana debe planificarse adecuadamente e incluir una gran variedad de alimentos que ayuden a conseguir el aporte de nutrientes necesarios. Veamos a continuación cuáles son los alimentos que, según los expertos, debe incluir este tipo de dieta:

- Alimentos de origen vegetal ricos en calcio y hierro.

- Frutas y verduras ricas en vitamina C para favorecer la absorción de hierro.

- Exposición al sol como fuente de vitamina D.

- Suplementación de vitamina B_{12}.

- Alimentos que contengan grasas poliinsaturadas omega 3.

- Hidratos de carbono integrales para evitar un exceso de azúcares simples.

Uno de los aspectos más controvertidos de este estilo alimentario es si es adecuado o no en el caso de los niños y adolescentes. Los especialistas señalan que conlleva demasiadas limitaciones y, por tanto, no es la dieta más conveniente en esta etapa de la vida, e inciden en que la opción más saludable en la población infantojuvenil es aquella que incluya la mayor variedad de alimentos posible. No obstante, en los casos en los que los padres sean veganos y quieran que sus hijos sigan este tipo de alimentación, es aconsejable elegir opciones menos estrictas, como la dieta ovolactovegetariana, que incluye el consumo de huevos y lácteos, además de tener en cuenta la suplementación de los nutrientes que no se encuentren en los alimentos consumidos.

A tener en cuenta

Las numerosas investigaciones que han analizado este estilo alimentario señalan que las dietas vegetarianas preservan del sobrepeso y obesidad; el índice de masa corporal (IMC) es más bajo; el riesgo de enfermedad cardiovascular es menor; los valores de presión sanguínea son mejores, igual que los de los lípidos y glucosa en sangre; y hay un menor riesgo de desarrollar diabetes e, incluso, algunos tipos de cáncer.

Pautas nutricionales

- Los alimentos aceptados en todas las dietas vegetarianas y que constituyen la base de su alimentación son los cereales, las legumbres, las frutas, las verduras, las hortalizas, los frutos secos, las semillas y los aceites vegetales.

- Para conseguir un equilibrio nutricional óptimo, es preciso que este tipo de dietas sea lo más variada posible para cubrir las necesidades nutricionales. En este sentido, hay que tener en cuenta que los riesgos de la dieta vegana están asociados al déficit de algunos nutrientes esenciales. Veamos a continuación cuáles son los más comunes:

    ○ Vitamina B_{12}: No se encuentra en alimentos de origen vegetal, por lo que los veganos requieren suplementación. Su carencia puede conducir a una anemia perniciosa.

    ○ Calcio: Su déficit puede crear problemas en huesos y dientes e incluso alterar las funciones musculares y nerviosas.

    ○ Hierro: Su absorción se ve limitada con respecto a la de quienes consumen carne o pescado, favoreciendo la anemia ferropénica.

    ○ Vitamina D: Se trata de un nutriente fundamental para la absorción del calcio, por lo que su carencia durante las etapas de desarrollo puede dar lugar a raquitismo y, en la edad adulta, a osteoporosis. Si no hay una correcta exposición al sol, se recomienda suplementarla.

    ○ Ácidos grasos omega 3: La principal fuente de omega 3 son los pescados azules, aunque también puede encontrarse en vegetales. Su carencia puede afectar las funciones cerebrales, visuales y la salud del corazón.

    ○ Proteínas: Las proteínas vegetales tienen un valor biológico menor que las de origen animal, es decir, son menos completas, por eso, es necesario conocer cómo combinar los diferentes vegetales. Su carencia puede dar lugar a problemas asociados a la deficiencia de aminoácidos esenciales.

- Las legumbres y cereales no tienen todos los aminoácidos, pero pueden aportar proteínas completas de mayor calidad si se combinan con otros alimentos: cereales + legumbre; cereales + lácteo; cereales + huevo; cereales + soja; legumbres + lácteo, y legumbres + huevo.

- Se recomienda consumir, al menos, una ración de verdura cruda y dos piezas de fruta al día (lavada y con piel), incluyendo algún cítrico.

- Aunque los alimentos integrales (opción preferente en este tipo de dieta) aportan más fibra, vitaminas y minerales, no hay que excederse en su consumo, ya que la dieta vegana ya es en sí misma muy rica en fibra y también en otras sustancias, como fitatos y oxalatos, que pueden dificultar la absorción de algunos minerales.

- En la dieta vegetariana estricta (que no incluye huevos ni lácteos) se deben consumir alimentos fortificados con vitamina B_{12} o añadir suplementos de esta vitamina.

Alimentos y nutrientes beneficiosos

Proteínas y aminoácidos: Es preciso asegurar la ingesta de proteínas de alta calidad (esto es, que contengan todos los aminoácidos), como las de la leche y el huevo. Se aconseja añadir a los platos leche en polvo para reforzar el aporte de este nutriente y consumir productos de soja fortificados.

Calcio: Aunque algunos vegetales de hoja verde, semillas y frutos secos aportan calcio, hay que tener en cuenta que su aprovechamiento es menor, de ahí la importancia de consumir un mínimo de 2-3 raciones de lácteos enteros o fortificados, ya que son la principal fuente de calcio y también de fósforo y vitamina D.

Hierro: Así como el hierro de origen animal es de fácil absorción, el que procede de los vegetales presenta dificultades para ser absorbido adecuadamente, por eso, para mejorar su ingesta, hay que consumir sus principales fuentes junto a determinados alimentos y evitar hacerlo en combinación con otros. En la práctica, esto significa consumir cereales y granos enriquecidos, legumbres, frutos secos, algas, soja, tofu y melaza. En cuanto a los higos, ciruelas y dátiles deben combinarse con cítricos y otros alimentos ricos en vitamina C para mejorar la absorción de hierro; y, por el contrario, no ingerirlos junto a alimentos que contengan fibra como cereales integrales, lácteos, té y café, ya que dificultan su correcta absorción.

Vitamina B_{12}: Está presente exclusivamente en los alimentos de origen animal (huevos, leche, carne, marisco). Si bien algunos cereales, legumbres, algas, verduras y alimentos fermentados la contienen, no es activa. La única fuente vegetal adecuada de este nutriente es la levadura de cerveza cultivada (una cucharada sopera cubre las necesidades diarias de vitamina B$_{12}$). Es importante asegurar este aporte, ya que esta vitamina interviene en el metabolismo, ayuda a la formación de glóbulos rojos y al mantenimiento del sistema nervioso central.

Aguacate: Es un alimento que puede incluirse en todos los tipos de opciones veganas y que aporta muchos beneficios. Al ser una fuente importante de vitaminas, permite cubrir las posibles carencias en las dietas que excluyan la carne o el pescado. Debemos añadir, además, su aporte en grasas cardiosaludables.

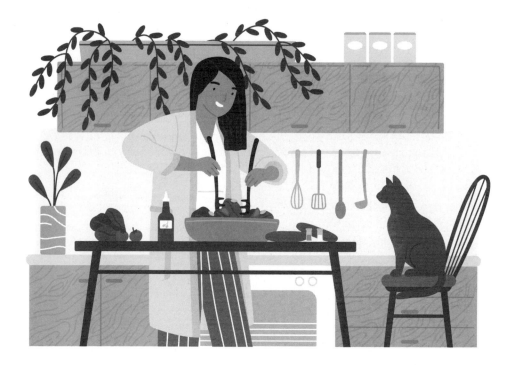

Dieta tipo

EJEMPLO DE MENÚ DIARIO PARA UNA DIETA OVOLACTOVEGETARIANA

- Desayuno: Café con leche de avena enriquecida con calcio.

- Media mañana: Manzana con canela.

- Comida: Arroz de verduras y setas con huevo escalfado. Fruta.

- Merienda: Tostadas con guacamole y queso fresco.

- Cena: Crema de lentejas, calabaza y boniato. Yogur natural con miel y nueces.

*Fuente: Academia Española de Nutrición y Dietética.

Raciones diarias recomendadas en la dieta ovolactovegetariana

Grupo de alimentos: Lácteos
(Peso de cada ración en crudo, incluidas las partes no comestibles):

Leche: 200-250 ml de leche de vaca.

Yogur (2 unidades): 200-250 g.

Queso fresco: 80-125 g.

Queso semicurado: 40-60 g.

Queso curado: 30 g.

Raciones/frecuencia: 3-4 veces al día.

Grupo de alimentos: Verduras y hortalizas
(Peso de cada ración en crudo, incluidas las partes no comestibles):

Verduras y hortalizas de todo tipo: 150-200 g. Mínimo una ración cruda al día y una ración de hoja verde.

Raciones/frecuencia: 3-4 veces al día.

Grupo de alimentos: Frutas
(Peso de cada ración en crudo, incluidas las partes no comestibles):

Frutas de todo tipo: 120-200 g. Mínimo dos frutas crudas al día.

Raciones/frecuencia: 3-4 veces al día.

Grupo de alimentos: Pan y cereales
(Peso de cada ración en crudo, incluidas las partes no comestibles):

Pan: 40-60 g.

Cereales de desayuno fortificados o muesli: 30 g.

Galletas tipo María (preferentemente integrales): 30 g/5 unidades.

Raciones/frecuencia: 4-5 veces al día.

Grupo de alimentos: Pasta, arroz, maíz y patata
(Peso de cada ración en crudo, incluidas las partes no comestibles):

Pasta, arroz y maíz: 60-80 g seco/150 g cocido (preferiblemente integrales).

Patatas: 150-200 g.

Raciones/frecuencia: 2-3 veces al día.

Grupo de alimentos: Aceites
(Peso de cada ración en crudo, incluidas las partes no comestibles):

Aceite de oliva: 10 ml/una cucharada sopera.

Raciones/frecuencia: 3-6 veces al día.

Grupo de alimentos: Legumbres
(Peso de cada ración en crudo, incluidas las partes no comestibles):

Legumbres de todo tipo: 60-80 g en crudo/150 g cocido.

Bebida de soja: 200-250 ml.

Tofu, tempeh y análogos de carne: 150 g.

Raciones/frecuencia: 1-2 veces al día.

Grupo de alimentos: Frutos secos
(Peso de cada ración en crudo, incluidas las partes no comestibles):

Frutos secos de todo tipo: 20-30 g.

Raciones/frecuencia: 1 vez al día.

Grupo de alimentos: Huevos
(Peso de cada ración en crudo, incluidas las partes no comestibles):

Huevos solos o cocinado de otro modo (tortilla, revueltos…):
Un huevo mediano (53-63 g).

Raciones/frecuencia: 1 vez al día.

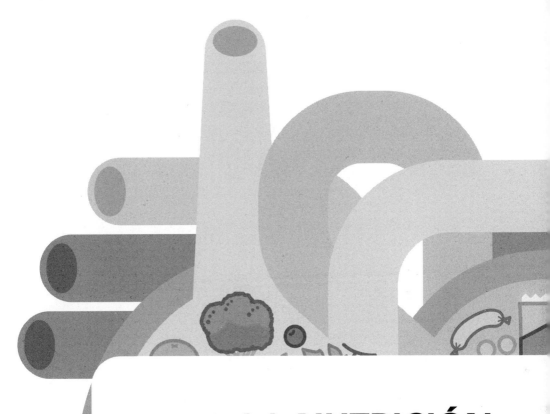

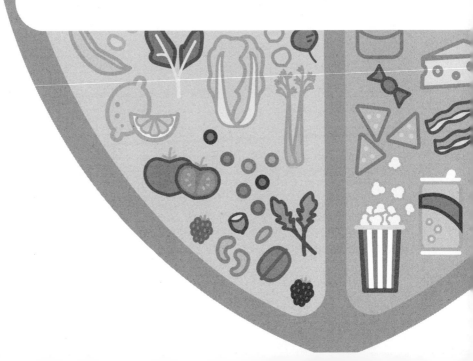

LA NUTRICIÓN
Y SU INCIDENCIA
EN EL ORGANISMO

EL SISTEMA CARDIOVASCULAR

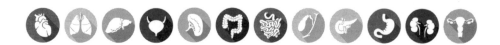

Las enfermedades cardiovasculares son la principal causa de muerte en todo el mundo. En España, por ejemplo, uno de cada tres fallecimientos (más del 30 % respecto al total de defunciones) se debe a enfermedades cardiovasculares, que se sitúan como primera causa de muerte, tanto en hombres como en mujeres, por delante del cáncer y de las patologías respiratorias. Y esta tendencia es similar en el resto del mundo. Según la Sociedad Española de Cardiología (SEC), las enfermedades cardiovasculares son 65 veces más letales que los accidentes de tráfico. Las más frecuentes son la insuficiencia cardiaca, la arterioesclerosis y la hipertensión, y el infarto y el accidente cerebrovascular (ictus) constituyen las manifestaciones más graves de estas dolencias. Todas ellas tienen en común unos factores de riesgo perfectamente identificables: unas cifras de presión arterial elevadas, el sedentarismo, tasas altas de colesterol (por encima de 200 ml/dl), sobrepeso y obesidad, tabaquismo, abuso del alcohol y diabetes tipo 2, entre otros.

Está demostrado que una buena prevención reduce significativamente el riesgo de padecer estas enfermedades, y esta pasa por introducir una serie de cambios en el estilo de vida. De hecho, la evidencia muestra que el 80 % de estas patologías podrían evitarse controlando los factores de riesgo cardiovascular. En el caso del accidente cerebrovascular, por ejemplo, los expertos de la Federación Española de Ictus (FEI) recomiendan 8 herramientas para prevenirlo que se pueden extrapolar al resto de las enfermedades cardiovasculares:

1. Mantener controlada la presión arterial (por debajo de 140 mmHg la máxima y 90 mmHg la mínima).

2. Controlar los niveles de colesterol.

3. Acudir al médico de inmediato si se tienen síntomas como taquicardia, dolores en el pecho y en el brazo, o sensación de ahogo y sudoración.

4. Dejar de fumar.

5. Controlar la diabetes de manera estricta.

6. Practicar ejercicio físico de forma regular.

7. Comer alimentos bajos en sal y grasas.

8. Evitar el consumo de drogas, y si se toma alcohol, hacerlo de forma moderada y puntual.

También es muy importante seguir correctamente el tratamiento que el médico paute para el control de los factores de riesgo y para abordar la enfermedad si esta ha presentado algunos de sus síntomas. Los expertos insisten en recordar que la enfermedad cardiovascular no se cura, es una patología crónica, de ahí que su tratamiento sea de por vida.

ALGUNAS ENFERMEDADES

Infarto de miocardio: El infarto se produce fundamentalmente como consecuencia de la obstrucción de las arterias coronarias, debido generalmente a un depósito de colesterol y a la formación subsiguiente de un trombo que impide que la sangre llegue al músculo cardiaco. Su síntoma más característico es un dolor en el tórax que, a diferencia de otros similares (muscular, por ejemplo), es opresivo e intenso. Aparece de forma súbita y se localiza en el centro del pecho, con irradiación al brazo izquierdo o al cuello. Suele ir acompañado de mareo, sensación de falta de aire, palidez y sudoración.

Ictus: El ictus (o accidente cerebrovascular, ACV) también se produce como consecuencia de una alteración de la circulación sanguínea, en este caso del cerebro, debido a un trombo, como en el infarto, o a la rotura de una arteria o vena cerebral. Los principales síntomas del ictus son la pérdida brusca de movilidad o sensibilidad de media parte del cuerpo (cara, pierna, brazo); pérdida repentina de la capacidad de hablar; dolor súbito de cabeza, sin que exista otra causa que lo justifique; sensación de vértigo, inestabilidad, desequilibrio y confusión repentina, y pérdida total o parcial de la visión. Supone la segunda causa de muerte en todo el mundo y la primera de hospitalización y de discapacidad. Se estima que cada 14 minutos, 50 de cada 100 000 habitantes del planeta sufren un ictus.

La edad es el factor de riesgo no modificable más importante asociado al ictus, y debido al progresivo envejecimiento de la población, se prevé que en los próximos 20 años aumente cerca de un 40 % el número de casos. Los datos reflejan que la incidencia de esta enfermedad es más elevada entre las mujeres.

Fibrilación auricular: La fibrilación auricular (FA) es una de las arritmias cardiacas más frecuentes, cuya incidencia ha aumentado de forma sustancial en los últimos años debido principalmente al envejecimiento de la población y también a un incremento del número de factores de riesgo cardiovascular (asociado directamente al estilo de vida actual). La prevención pasa por seguir las pautas de un estilo de vida cardiosaludable, evitando especialmente todos los factores que sobrecarguen el corazón (especialmente la hipertensión); controlar el peso; evitar la toxicidad del alcohol a grandes dosis, y hacer ejercicio. También es importante controlar los otros factores de riesgo, como el colesterol y la diabetes. En caso de que se diagnostique FA, cumplir el tratamiento establecido por el médico, que en los casos en que hay un riesgo elevado de trombos se basa en la ingesta de anticoagulantes (con lo que el riesgo de sufrir un ictus se reduce muchísimo).

Insuficiencia cardiaca: Se trata de una enfermedad grave en la que el corazón no bombea la sangre al organismo como debiera. Esto significa que la sangre no puede llevar suficiente oxígeno y nutrientes al organismo para que funcione con normalidad. Suele aparecer cuando se tiene (o se ha tenido) un trastorno médico, como una enfermedad coronaria, un infarto de miocardio o hipertensión, que haya dañado el corazón o que lo haya sometido a cargas adicionales. En Europa se diagnostican 3,6 millones de casos de insuficiencia cardiaca cada año, lo que significa que esta patología es más común entre la población que el cáncer.

Pautas nutricionales

- La Asociación Americana del Corazón (AHA) ha actualizado recientemente su guía de recomendaciones dietéticas para preservar la salud cardiovascular, que deja muy claro cuál es la pauta alimenticia a seguir para evitar el infarto y otras enfermedades cardiovasculares. La mala calidad de la dieta se asocia a un elevado riesgo de morbilidad y mortalidad por enfermedades cardiovasculares. Es de suma importancia iniciar hábitos dietéticos cardiosaludables ya en las primeras etapas de la vida. Como punto de partida, los autores señalan que los estilos de alimentación que incluyen más alimentos de origen vegetal y menos grasas saturadas favorecen la prevención y el tratamiento de las enfermedades crónicas relacionadas con la nutrición.

- El estudio PREDIMED (Prevención con Dieta Mediterránea) es el ensayo aleatorizado de mayor envergadura que se ha realizado sobre nutrición en España y en el que han participado personas con alto riesgo cardiovascular. Sus resultados han vinculado la dieta mediterránea a la prevención de un buen número de patologías, pero especialmente las cardiacas. Así, y según esta investigación, apostar por ese tipo de alimentación reduce en un 30% el riesgo de muerte cardiovascular y se asocia también a una menor frecuencia de infartos de miocardio, de ictus y de muerte por causa cardiovascular. La dieta mediterránea se caracteriza por la abundancia de alimentos vegetales, el empleo de aceite de oliva, un consumo moderado de pescado, marisco, aves de corral, productos lácteos y huevos; pequeñas cantidades de carnes rojas y aportes diarios de vino durante las comidas. Debido a ellos, se trata de un patrón de alimentación que favorece la ingesta de cantidades elevadas de ácidos grasos monoinsaturados, poliinsaturados, polifenoles, flavonoides, fitoesteroles y fibra. Todos ellos contribuyen a reducir el riesgo de ECV, ya que favorecen la expresión de ciertos genes responsables de mecanismos de inflamación, la transformación de las células espumosas y la remodelación vascular y, por lo tanto, disminuyen el riesgo de formación de placas de ateroma y sus consecuencias.

- En línea con las recomendaciones de la AHA, la Fundación Española del Corazón (FEC) ha elaborado una pirámide de alimentación cardiosaludable, en la que se clasifican los alimentos según la frecuencia de consumo recomendada:

- De forma esporádica: Carnes rojas, embutidos, fiambres, dulces.

- 3-5 días a la semana: Pescados, carnes blancas, huevos.

- 3 raciones a la semana: Legumbres.

- Una ración al día: Especias y hierbas aromáticas. Frutos secos sin sal añadida (25-30 g).

- Cuatro cucharadas al día: Aceite de oliva virgen y aceite de oliva virgen extra (AOVE) (15 g por ración).

- 1-2 raciones al día: Lácteos (120-150 g por ración).

- 3 raciones al día: Cereales integrales (50 g por ración), sin azúcar añadido.

- 2-3 raciones al día: Fruta de temporada fresca (150-200 g por ración).

- 3-4 raciones al día: Verduras y hortalizas (150-200 g por ración), en sofrito (al menos dos veces por semana) y en ensaladas (al menos una vez al día).

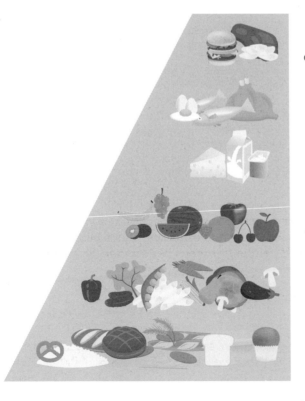

De forma esporádica
Carnes rojas, embutidos, fiambres, dulces.

3-5 días a la semana
Pescados, carnes blancas, huevos.

1-2 raciones al día
Lácteos.

2-3 raciones al día
Fruta.

3-4 raciones al día
Verduras y hortalizas.

3 raciones al día
Cereales integrales.

- Por otro lado, la evidencia científica más reciente confirma la relación del consumo de alcohol con el desarrollo de patologías cardiovasculares en general y de la fibrilación auricular en particular. Según han constatado los especialistas, además del conocido efecto sobre la miocardiopatía alcohólica y sobre la hipertensión arterial, el consumo de alcohol, aunque sea en dosis equivalentes a un vaso de vino o una cerveza al día, incrementa el riesgo de fibrilación auricular. Esta evidencia se refuerza con datos como los obtenidos por un ensayo clínico reciente que mostró cómo dejar de beber tras un primer episodio de fibrilación auricular fue eficaz para reducir las recidivas. Por lo tanto, es la medida más efectiva que podemos recomendar si aparece esta arritmia. Asimismo, el consumo de alcohol en pacientes que ya padecen fibrilación auricular incremente el riesgo de ictus.

- Una de las bases de la adecuada salud cardiovascular es la ingesta habitual de las grasas de efectos beneficiosos y evitar las que se asocian directamente a los problemas cardiacos. Entre las primeras se encuentran los ácidos grasos monoinsaturados, presentes en los aceites de oliva y colza; los frutos secos (avellanas, almendras, cacahuetes); las aceitunas y el aguacate. También son beneficiosos los ácidos grasos poliinsaturados, que son de dos tipos: los omega 3 (presentes en los aceites de pescado, especialmente los grasos/azules) y los omega 6, cuyas fuentes son el aceite de girasol, maíz y soja, y los frutos secos (nueces, pipas de girasol y sésamo).

- En cuanto a las grasas que es preciso evitar, se encuentran en aquellos alimentos ricos en ácidos grasos saturados y colesterol: grasas animales (mantequilla, nata, embutidos, tocino, bacon) y determinadas grasas y aceites vegetales (coco, palma, manteca de cerdo). Asimismo, hay que prescindir de las grasas trans, presentes en algunas margarinas y alimentos precocinados (papas fritas, pizzas, croquetas…).

- Otra recomendación es consumir alimentos mínimamente procesados, debido a los efectos adversos que tienen para la salud (obesidad, trastornos cardiometabólicos) los ultraprocesados. Desde la AHA también se recomienda minimizar la ingesta de bebidas y alimentos con azúcares añadidos y procurar ingerir alimentos con poco o nada de sal, debido a la relación directa que existe entre el consumo de este alimento y la hipertensión.

ALIMENTOS Y NUTRIENTES BENEFICIOSOS

- **Frutas y verduras:** Según la AHA, los estudios avalan las ventajas de los patrones dietéticos ricos en frutas y verduras (salvo las patatas blancas) en la reducción del riesgo de ECV. Para sacar todo el partido a estos beneficios, los cardiólogos estadounidenses incorporan algunas sugerencias de consumo:

- Los vegetales de color intenso (por ejemplo, las verduras de hoja verde, los melocotones…) suelen ser más densos en nutrientes que los blancos y de color más claro.

- Las frutas y verduras enteras proporcionan más fibra dietética y saciedad que sus respectivos zumos.

- Todas las formas de frutas y verduras (frescas, congeladas, enlatadas, secas) pueden incorporarse a los patrones dietéticos cardiosaludables.

- Las opciones congeladas ofrecen varias ventajas: una vida útil más larga que las frescas; están listas para su consumo; tienen un contenido de nutrientes similar o superior y, a veces, su precio es más bajo.

- **Cereales integrales:** La guía de la AHA destaca que la ingesta diaria (no ocasional) de alimentos elaborados con cereales integrales (al menos en un 51 % de su composición) no solo se asocia a un menor riesgo de cardiopatía isquémica, sino que, debido a su contenido en fibra, también tiene efectos beneficiosos para la microbiota intestinal.

- **Legumbres:** Los especialistas sugieren priorizar las proteínas de origen vegetal (legumbres y frutos secos, principalmente) y ponen como ejemplo la soja (incluidos el edamame y el tofu), las alubias, las lentejas, los garbanzos y los guisantes. Según los cardiólogos, estos alimentos no solo son ricos en proteínas, sino que también constituyen una buena fuente de fibra. A esto debemos añadir que su consumo de asocia a una reducción del riesgo de obesidad, pérdida de peso, aumento de la saciedad, prevención del cáncer de colon y reducción de los niveles de colesterol plasmático.

- **Carnes magras y blancas:** Desde la AHA recuerdan que los patrones dietéticos ricos en carne roja se asocian a un riesgo mayor de ECV, debido principalmente a su alto contenido en grasas saturadas, y destacan que los importantes estudios realizados demuestran que sustituir la carne roja y procesada por alternativas como la carne de ave, el pescado, los frutos secos y las legumbres se asocia a un menor riesgo de mortalidad por enfermedad cardiovascular.

- **Pescado:** Los patrones dietéticos que incluyen pescado y marisco (2-3 raciones a la semana) se asocian sistemáticamente a un menor riesgo de ECV, un beneficio atribuido a su contenido en ácidos grasos omega 3 y al efecto de sustituir otras fuentes de proteínas (sobre todo carne roja y procesada y lácteos enteros) por estos alimentos. La forma de prepararlos es clave (a la plancha, guisados, hervidos, al vapor), ya que la fritura, advierten los expertos, puede anular dichos beneficios.

- **Lácteos bajos en grasa:** Todas las investigaciones realizadas en esta línea señalan que los patrones dietéticos que incluyen lácteos bajos en grasa se asocian a un menor riesgo de mortalidad por enfermedad cardiovascular y obesidad. Es aconsejable consumir 2-3 raciones de lácteos al día, según la edad y estado fisiológico. En adultos, es recomendable que estos lácteos sean de bajo contenido graso, ya que aportan menos energía, ácidos grasos saturados y colesterol.

- **Ácidos grasos omega 3:** Los beneficios a nivel cardiovascular de los ácidos grasos omega 3 son conocidos. Ahora se sabe que este efecto protector se debe a su vez a la acción sinérgica de dos tipos de ácidos grasos omega 3: el ácido alfalinolénico (AAL) y el ácido eicosapentaenoico (EPA). Las investigaciones han demostrado que el AAL disminuye el riesgo de infarto de miocardio y de enfermedad isquémica cardiaca, sobre todo en mujeres, mejorando el metabolismo de las células cardiacas. Además, tiene capacidad antiarrítmica, que es una de las consecuencias derivadas de haber tenido un infarto de miocardio. En cuanto al EPA, tiene cierta capacidad antiagregante, es decir, disminuye el riesgo de trombos y junto al ácido DHA, que se halla en las membranas de las células cardiacas, disminuye el riesgo de inflamación.

  El ácido alfalinolénico (AAL) se encuentra fundamentalmente en algunos frutos secos como las nueces, las semillas de chía o el aceite de colza, mientras que el EPA está presente en las grasas de pescado, sobre todo de los pescados grasos como el salmón, la caballa, los arenques, los boquerones y las sardinas.

- **Granada:** Uno de los últimos alimentos que se han incorporado a la dieta tipo para prevenir cardiopatías es la granada. Según un estudio publicado en la *Revista Española de Cardiología*, la ingesta de extracto de esta fruta, uno de los alimentos más ricos en polifenoles, está asociada a la prevención de la disfunción endotelial coronaria, un problema que, a su vez, es una de las primeras manifestaciones de enfermedades vasculares como la arteriosclerosis o la hipertensión. Además del efecto antioxidante que comparte con otros alimentos ricos en polifenoles (uvas, frambuesas, arándanos, frutos secos, lentejas), la granada contiene punicalaginas, unas sustancias que al metabolizarse en el intestino producen unos metabolitos que potencian su efecto cardioprotector.

- **Kétchup:** Diversos estudios han demostrado que el consumo de tomate, gracias al efecto beneficioso que tiene el licopeno (carotenoide naturalmente presente en los tomates y derivados), ejerce un efecto protector frente a las enfermedades cardiovasculares, como resultado de su actividad antioxidante. El licopeno está presente en el tomate fresco en cantidades que oscilan según la variedad y grado de madurez (entre 3 y 43 mg/100 g).

Pero también en todos sus derivados, como el gazpacho, la salsa de tomate, el zumo de tomate, el tomate triturado, el tomate pelado o el kétchup. De todos ellos, es en el kétchup donde se hallan los mayores niveles de concentración de licopeno (hasta 25 mg/100 g).

- **Nueces:** En el contexto de los beneficios cardioprotectores de la dieta mediterránea, las investigaciones más recientes apuntan a que la suplementación de este patrón dietético con frutos secos incrementa aún más la protección cardiovascular. En el caso de las nueces, a su óptimo perfil nutricional hay que añadir los ácidos omega 3, en los que se apoya la mayor parte de su beneficio cardiovascular. De hecho, la nuez es el fruto seco con mayor contenido en este tipo de grasa. Concretamente, según datos del Servicio de Investigaciones Agrícolas del Departamento de Agricultura de EE.UU. (USDA), una porción de 30 g de nueces proporciona 14,2 g de grasas poliinsaturadas y 2,7 g de ácido alfa-linolénico (AAL), que es el principal representante de la familia de los omega 3.

- **Uvas:** Sus componentes, especialmente el resveratrol, tiene importantes beneficios para el corazón, tal y como reflejan varios estudios recogidos en el *Journal of Cardiovascular Pharmacology*, en los que se demuestra la función de este antioxidante en la protección de las arterias y de la salud cardiovascular. Destaca también su contenido en otras sustancias antioxidantes, entre los que se incluyen los flavonoides, los taninos, la quercetina y los antocianos. La mayor o menor presencia de estos antioxidantes es lo que marca la diferencia entre los diferentes tipos de uvas, que se clasifican según su color: blancas/verdes, moradas/rojas y negras, siendo las más oscuras las que aportan mayores cantidades de resveratrol.

HÁBITOS RECOMENDABLES

- El hábito del tabaco está detrás del 20 % de los fallecimientos debidos a enfermedades cardiovasculares, lo que lo convierte en el factor de riesgo cardiaco más importante. Se sabe que la incidencia de la patología coronaria en los fumadores es 3 veces mayor que en el resto de la población. Los efectos del tabaco en el corazón se deben a dos factores: por un lado, la nicotina, que desencadena la liberación de dos sustancias (adrenalina y noradrenalina) que dañan el endotelio, favorecen la formación de trombos, aumentan los niveles de colesterol LDL y reducen los de HDL. Por otro lado, el monóxido de carbono, que disminuye el aporte de oxígeno al miocardio, aumenta el colesterol y también favorece los coágulos.

- En cuanto al ejercicio, cualquier actividad que permita abandonar el sedentarismo es recomendable. En los casos en los que se padezca una cardiopatía, siempre es necesario consultar al médico para que sea él quien determine el tipo de actividad física que practicar según el estado del paciente.

No obstante, hay unas recomendaciones generales al respecto: elegir una actividad aeróbica como caminar, nadar, trotar suavemente o montar en bicicleta, practicándola por lo menos 3-4 veces por semana; practicar 5 minutos de estiramientos o caminar un poco para calentar los músculos y el corazón antes de hacer ejercicio.

- Determinados factores ambientales pueden aumentar el riesgo cardiovascular. Así, por ejemplo, es importante protegerse adecuadamente de los rigores del invierno, ya que según una investigación publicada en la revista *North American Journal of Medical Sciences*, la incidencia de las enfermedades cardiovasculares varía según la estación del año, siendo más elevada durante los meses de invierno. La razón es que el frío activa la secreción de las catecolaminas, unas hormonas responsables del incremento de la frecuencia cardiaca, lo que, a su vez, provoca un cambio en la composición sanguínea, aumentando la presión arterial, el colesterol y el fibrógeno en sangre (una proteína responsable de la formación de coágulos). Para protegerse de este efecto, se aconseja evitar los cambios bruscos de temperatura y abrigarse bien siempre que se salga al exterior durante esos meses más fríos.

- Cada vez hay más evidencias de los efectos negativos de la contaminación acústica sobre la salud, incluida la cardiovascular. Se sabe que estar expuesto a un ruido superior a 65 decibelios produce estrés biológico en el organismo y un aumento de la presión arterial. Uno de los ruidos más nocivos en este sentido es el de los aviones: varios estudios epidemiológicos han relacionado la exposición a largo plazo al ruido de este medio de transporte (el más molesto respecto a otros como el tren o el barco) con un aumento de los casos de hipertensión y de los trastornos cardiovasculares. Uno de ellos, publicado en el *British Medical Journal*, ha dado un paso más al respecto, alertando del mayor riesgo que presentan las personas que viven cerca de una zona que coincide con una ruta aérea. Tras analizar el número de ingresos hospitalarios y la mortalidad por enfermedades cardiovasculares en una población cercana al aeropuerto londinense de Heathrow, se constató que los residentes en las zonas en las que el ruido de los aviones era más perceptible tenían un 24% más de riesgo de padecer un ictus; un 21% más de riesgo de enfermedad coronaria y un 14% más de riesgo de enfermedad cardiovascular.

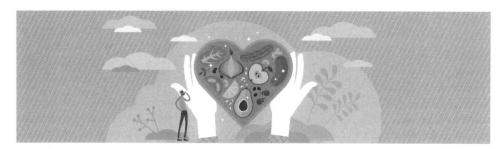

Dieta tipo

EJEMPLO DE MENÚ DIARIO PARA PERSONAS CON ENFERMEDAD CORONARIA (INFARTO)

- Desayuno: Café con leche desnatada o infusión, tostada de pan integral con tomate y aceite de oliva y fruta.
- Media mañana: Yogur desnatado y fruta.
- Comida: Ensalada de pimientos y tomates asados, garbanzos con setas, pan integral y fruta.
- Merienda: Un puñado de nueces.
- Cena: Salteado de verduras, bonito a la parrilla, pan integral y yogur desnatado.

EJEMPLO DE MENÚ DIARIO PARA PERSONAS CON INSUFICIENCIA CARDIACA

- Desayuno: Café con leche desnatada o infusión, tostada de pan integral con tomate y aceite de oliva y fruta.
- Media mañana: Queso fresco desnatado con dos biscotes integrales.
- Comida: Ensalada de remolacha, brocheta de verduras, pollo a la plancha y fruta.
- Merienda: Frutos secos tostados sin sal.
- Cena: Calabacines salteados, lenguado a la plancha y yogur desnatado.

EJEMPLO DE MENÚ DIARIO PARA PACIENTES ANTICOAGULADOS (FIBRILACIÓN AURICULAR)

- Desayuno: Café con leche desnatada o infusión, tostada de pan integral con tomate y aceite de oliva y fruta.
- Media mañana: Yogur desnatado y fruta.
- Comida: Calabaza especiada, huevos escalfados, pan integral y fruta.
- Merienda: Queso fresco desnatado con dos biscotes.
- Cena: Ensalada de pepino, trucha asada, pan integral y yogur desnatado.

EL APARATO LOCOMOTOR/ PATOLOGÍAS OSTEOARTICULARES

La artritis, la artrosis, la osteoporosis, la fibromialgia, la gota y las patologías reumáticas son las principales enfermedades que afectan al aparato locomotor. Si bien estas dolencias no solo afectan a personas de edad avanzada (muchas pueden aparecer en la infancia y la juventud), es a partir de cierta edad cuando los síntomas, como el dolor o los problemas de movilidad, se hacen más presentes.

Una de las que está más relacionada con la edad es la artrosis, que se produce por desgaste de las articulaciones. Otras, como la gota o la artritis, se trata de una inflamación, mientras que en el caso de la osteoporosis afecta al metabolismo de los huesos. Estadísticamente, la osteoporosis, la artritis reumatoide y la fibromialgia afectan más a las mujeres, mientras que otras como la gota son más propias del género masculino. Todas estas enfermedades tienen en común que afectan significativamente a la calidad de vida de quienes las padecen y con mucha frecuencia se convierten en crónicas.

Independientemente de la enfermedad reumática de que se trate, los expertos insisten en que lo importante es acudir cuanto antes al médico (en este caso, el especialista indicado es el reumatólogo), ya que la rapidez con la que se inicie el tratamiento será clave para la posterior evolución. En el caso de la artritis reumatoide, por ejemplo, está demostrado que iniciar el tratamiento durante los 3-4 primeros meses incrementa las posibilidades de que la enfermedad remita.

ALGUNAS ENFERMEDADES

Artrosis: Se trata de una patología reumática que lesiona el cartílago articular, produciendo dolor, rigidez e incapacidad funcional. Normalmente se localiza en la columna cervical y lumbar, algunas articulaciones del hombro y de los dedos de las manos, la cadera, la rodilla y la articulación del comienzo del dedo gordo del pie. Aunque suele confundirse con la artritis, la diferencia entre una y otra es que la causa de la artritis es una inflamación, mientras que la artrosis se produce por un «desgaste». Asimismo, en la artrosis el dolor en las articulaciones es de tipo mecánico, esto es, se desencadena con los movimientos y mejora con el reposo, y por lo general empeora a lo largo del día.

Artritis: La artritis reumatoide es una enfermedad reumática crónica que afecta normalmente a pacientes de mediana edad, con dolores inflamatorios en pequeñas o medianas articulaciones, sobre todo en manos, pies y rodillas. En la artritis los dolores son peores por la mañana y mejoran a medida que avanza la jornada. Los primeros estadios de la enfermedad van acompañados de dolor e inflamación en las articulaciones.

Osteoporosis: La osteoporosis es una enfermedad crónica y progresiva que provoca que los huesos se vuelvan más porosos, frágiles y presenten una mayor propensión a fracturarse. De acuerdo con la International Osteoporosis Foundation (IOF), se calcula que afecta a más de 200 millones de personas en todo el mundo, en una proporción aproximada de un 79,2% en mujeres y un 20,8% en hombres. La disminución del tejido y de la densidad ósea propias de la osteoporosis comporta una mayor fragilidad del hueso y eleva el riesgo de sufrir una fractura.

El riesgo de padecer osteoporosis aumenta a partir de la menopausia. De hecho, entre el 25 y el 30% de las mujeres mayores de 50 años la padecen. La razón es que el descenso de estrógenos asociado a la menopausia produce una pérdida progresiva de masa ósea, que se acelera en los años posteriores.

La osteoporosis no duele y su principal síntoma es la fractura, entre las que destacan la vertebral (la más frecuente) y la de cadera (la más grave, con una mortalidad en fase aguda tras hospitalización/cirugía del 8% en España). Sin embargo, y teniendo en cuenta que una de cada tres fracturas vertebrales pasa desapercibida, el diagnóstico no es nada fácil.

Las opciones de tratamiento son los suplementos de calcio y vitamina D, fármacos osteoformadores (forman hueso nuevo, administrados durante 12 años) y antirresortivos (retrasan la destrucción de la masa ósea), administrados de forma oral o subcutánea. Junto a la medicación, el tratamiento también incluye la práctica de ejercicio físico, sobre todo de carga, como caminar cada día 30-60 minutos, ya que se ha demostrado que este tipo de actividad aumenta la masa muscular. Se aconseja realizar el ejercicio al aire libre para favorecer la síntesis de vitamina D, algo muy importante en estos pacientes.

Gota: El ácido úrico es el producto final del metabolismo de las purinas, unas sustancias que contienen ciertas proteínas. Se encuentra en la sangre y en la orina y se elimina por los riñones. Si se eleva su concentración se acumula principalmente en las articulaciones en forma de «cristales» (gota) y en los riñones (piedras). La hiperuricemia es la elevación de los niveles de ácido úrico en sangre por encima de los niveles considerados normales (entre 3,5 y 7,2 mg/dl). De acuerdo con los datos de la Sociedad Española de Reumatología (SER), esta patología está incrementándose de forma paralela al envejecimiento de la población por un aumento en la expectativa de vida. En España, por ejemplo, se estima que el 2,4% de la población adulta padece gota.

En cuanto a los factores de riesgo que pueden desencadenar gota, aparte de la alimentación, son las estaciones (está relacionada con los cambios meteorológicos: altas temperaturas y baja humedad favorecen los ataques de artritis en pacientes con gota), la contaminación ambiental (algunos estudios han reportado más ingresos hospitalarios y visitas a Urgencias por gota en relación con una mayor cantidad de monóxido de carbono, ozono y otras partículas nocivas en el aire respirado) y la exposición al plomo.

En cuanto a los síntomas, lo más frecuente es sufrir ataques de inflamación en la primera articulación metatarsofalángica (la que une el dedo gordo al resto del pie, sobre todo en su cara externa). Suele ser un proceso agudo y muy doloroso que empieza por la noche o primera hora de la mañana, y con una hinchazón y un dolor muy intensos. Es habitual que se acompañe de un enrojecimiento de la piel que rodea a la articulación. Los ataques inicialmente pueden durar poco y ser más leves, pero si no se pone remedio para curar la gota, los dolores serán cada vez más intensos y duraderos.

Fibromialgia: Un caso «especial» dentro de este grupo de enfermedades es la fibromialgia, que según el estudio EPISER de la Sociedad Española de Reumatología (SER) afecta a entre un 2 y un 4% de la sociedad (el 90% mujeres). Es la causa más frecuente de dolor crónico difuso entre la población. Supone un gran reto para los especialistas, tanto por la imprecisión de sus causas como por lo inespecífico de sus síntomas: dolor muscular en determinadas zonas del cuerpo (cuello, hombros, espalda…); fatiga que no mejora con el reposo; dolores de cabeza crónicos; alteraciones del sueño; sensación de adormecimiento y hormigueo en las extremidades; síntomas de ansiedad y depresión; ganas muy frecuentes de orinar y problemas cognitivos, entre otros.

Pautas nutricionales y recomendaciones

- En las enfermedades articulares inflamatorias, como la artritis reumatoide, es importante la ingesta diaria de lácteos (al menos 4 raciones al día). Si se opta por lácteos desnatados, hay que elegir aquellos enriquecidos con vitaminas (A y D). También se recomienda aumentar el consumo de alimentos con alto contenido en ácidos grasos omega 3 (ayudan a reducir la inflamación), especialmente el pescado azul, así como comer más a menudo pescado que carne. Asimismo, se aconseja incrementar el consumo de frutas y verduras para acceder a los beneficios a nivel osteoarticular de los antioxidantes que contienen.

- Las personas con hiperuricemia y/o gota deben eliminar de su dieta los alimentos ricos en purinas: vísceras (sesos, riñones, corazón, hígado, mollejas); pescados en conserva (caballa, sardina, anchoa, arenques, huevas); extractos de carne y consomés; carne y aves (caza, perdiz, cordero, pavo, ganso y pato); embutidos y quesos muy curados; mariscos (almejas, langosta, ostras, cangrejo, camarón), y alimentos preparados con levaduras y germen de trigo. También hay que evitar el consumo de alcohol en todas sus modalidades y beber abundantes líquidos (entre 1,5 y 2,5 litros al día), preferiblemente agua y sobre todo bicarbonatada.

- Los lácteos (por su aporte en calcio) y los alimentos ricos en vitamina D son el eje de la dieta protectora de la salud osteoarticular. De hecho, se recomienda en mujeres posmenopáusicas con osteoporosis la ingesta de 1200 mg de calcio, preferiblemente obtenido de la dieta. También es aconsejable reducir el consumo de proteína animal, quesos de elevado contenido proteico y aves de corral, debido a que se asocian a la producción de una acidosis metabólica, cuya consecuencia es una pérdida de masa ósea. Por el contrario, se recomienda aumentar la ingesta de pescado (sobre todo azul), rico en ácidos grasos omega 3, y en proteínas vegetales, soja, frutas y verduras.

ALIMENTOS Y NUTRIENTES BENEFICIOSOS

Pescado: Para los enfermos de artrosis, los alimentos más recomendables son los pescados de agua fría (salmón, atún, arenque, caballa); las nueces y semillas, y los cereales integrales. Especialmente recomendables son también los alimentos ricos en vitaminas C y D y nutrientes como la niacina y los betacarotenos: varias investigaciones han demostrado que su consumo habitual puede frenar la progresión de la enfermedad.

Fibra y linaza: En la dieta de las personas con artritis reumatoide deben abundar los alimentos con propiedades antiinflamatorias, como la linaza, que «lubrica» las articulaciones y disminuye el dolor, y los alimentos ricos en ácidos grasos omega 3. La fibra derivada de frutas, cereales y verduras también es muy beneficiosa para estos pacientes. Otro alimento con eficacia demostrada para reducir la inflamación es el aceite de oliva extra virgen.

Lácteos y cerezas: En el caso de la gota, los alimentos más recomendados son todos aquellos que contienen vitamina C, los lácteos y las cerezas, una fruta rica en compuestos fenólicos que, además de reducir el ácido úrico, previene los ataques de gota y reduce los dolores articulares. Las frutas, verduras y hortalizas deben estar presentes en el menú diario, excepto los espárragos, las espinacas, el champiñón, los guisantes, las acelgas, la coliflor, los puerros, las trufas o las setas, cuyo consumo debe ser moderado (ya que tienen un contenido moderado en purinas). Por la misma razón, también debe moderarse la ingesta de las judías, los garbanzos y las lentejas.

Calcio y vitamina D: Estos dos nutrientes no deben faltar en los menús de las personas con osteoporosis. La principal fuente de calcio son los lácteos, siendo la mejor opción los desnatados, ya que el calcio no se encuentra en la porción grasa de la leche, así que el aporte que proporcionan estas versiones «ligeras» es perfectamente válido. Otras fuentes de calcio son las hortalizas, especialmente algunas de hoja verde como el brécol, la berza o la col (otras, como la espinaca, se absorben peor debido a su contenido en fibra y otras sustancias). Los frutos secos y las sardinas en aceite (con espina) son alimentos que también aportan cantidades elevadas de este mineral. En cuanto a la vitamina D, sus principales fuentes son la yema de huevo, los quesos grasos, la mantequilla, la crema de leche, las leches enriquecidas, el hígado, algunos pescados grasos, los aceites de pescado (como el aceite de hígado de bacalao) y las ostras. A diferencia de lo que ocurre con el calcio, la vitamina D se encuentra en la parte más grasa de los lácteos, así que si se quiere evitar la ingesta de alimentos excesivamente grasos, una buena opción es buscar los productos enriquecidos con esta vitamina.

Magnesio: El aporte de magnesio es muy importante en las personas diagnosticadas de fibromialgia, ya que hay evidencias de que quienes padecen esta enfermedad presentan déficits de este mineral, fundamental para la producción de energía por parte del organismo. Los alimentos más ricos en magnesio son el salvado (de trigo, de avena o de arroz); las hierbas secas; las semillas de lino y sésamo; el cacao en polvo; los frutos secos (nueces, almendras y anacardos), el aguacate y las verduras de hoja verde.

Fresas: Su composición reporta muchos beneficios a los pacientes osteoarticulares en general. Contienen fenoles, que ayudan a combatir los procesos inflamatorios del organismo inhibiendo la producción de una enzima implicada en ellos, la ciclooxigenasa. Su aporte de grandes cantidades de salicilatos, derivados del ácido salicílico, también ayuda a controlar la inflamación. Además, contienen manganeso, un mineral que actúa como un potente antioxidante y antiinflamatorio natural. Por otro lado, los resultados de varias investigaciones demuestran que un elevado consumo de fresas ayuda a reducir los niveles en sangre de proteína C reactiva (CRP), una sustancia asociada a la inflamación. A esto hay que unir su elevado contenido en magnesio, potasio y vitamina K, nutrientes que ayudan a optimizar la salud de los huesos.

HÁBITOS RECOMENDABLES

- Es importante mantener el peso adecuado, ya que está comprobado que los kilos de más favorecen la inactividad física y sobrecargan los huesos y las articulaciones, propiciando la aparición de los dolores propios y restando agilidad a los movimientos.

- Dejar de fumar es otra medida recomendable para estos pacientes. Se sabe que la nicotina y otras sustancias contenidas en los cigarrillos son excitantes del sistema nervioso, lo que dificulta el control del dolor. Una investigación llevada a cabo por un equipo de la Clínica Mayo (EE.UU.) ha podido constatar que en las personas que padecen enfermedades dolorosas, como las reumatológicas, el tabaco tiende a agravar el dolor.

- Mantenerse activo es una de las recomendaciones básicas para todas las personas que padecen este tipo de enfermedades, ya que el objetivo principal es mantener y mejorar la flexibilidad, por lo que el ejercicio ayuda a fortalecer la musculatura y a llevar una vida más activa. En todos los casos, la actividad física debe adecuarse a dos premisas: ser suave (no debe implicar contacto físico o de choque ni, tampoco, forzar las articulaciones) y realizarse de forma continuada.

- Hay evidencias de que los tratamientos que se aplican en los balnearios, sobre todo aquellos con aguas sulfuradas, pueden beneficiar a los pacientes con fibromialgia, debido a sus propiedades antiinflamatorias, relajantes y activadoras de la circulación sanguínea. Así, por ejemplo, según los estudios del Centro de Investigación Reumatológica y Termal de Aix-les-Bains, en Francia, la balneoterapia mejora notablemente la calidad de vida de los enfermos de fibromialgia con dolores intensos y síntomas de ansiedad.

- Se pueden obtener estos beneficios en el ámbito doméstico, en la bañera. El agua caliente aumenta la elasticidad y el movimiento y es el mejor bálsamo para las contracturas y la hipertonía muscular, ya que reduce el peso sobre las vértebras y ejerce un efecto analgésico y relajante. Se pueden potenciar todos estos efectos añadiendo al baño sales de magnesio, un mineral esencial para el correcto estado de los huesos y que aplicado de esta forma se absorbe rápidamente a través de los poros de la piel.

- Es aconsejable vigilar la postura en las distintas actividades que se realizan en el día a día. A los pacientes de artrosis, por ejemplo, se les aconseja dormir en un colchón duro, evitar sentarse en sofás o sillones hundidos y usar sillas con respaldo recto, donde las caderas y rodillas mantengan una posición natural y los pies estén en contacto con el suelo.

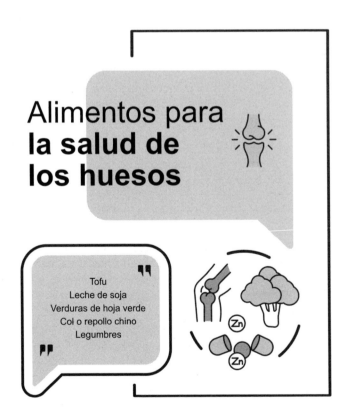

Alimentos para **la salud de los huesos**

Tofu
Leche de soja
Verduras de hoja verde
Col o repollo chino
Legumbres

Dieta tipo

EJEMPLO DE MENÚ DIARIO PARA ENFERMEDADES ARTICULARES INFLAMATORIAS

- Desayuno: Lácteo, pan con cereales y aceite. Fruta.

- Media mañana: Fruta y lácteo.

- Comida: Legumbres o pasta o arroz. Carne, pescado o huevo + guarnición con verdura.

- Merienda: Lácteo y galletas.

- Cena: Verdura o ensalada. Carne, pescado o huevo + guarnición con arroz o patata. Fruta.

- Después de la cena: Lácteo.

EJEMPLO DE MENÚ DIARIO PARA LA GOTA Y LA HIPERURICEMIA

- Desayuno: Leche con azúcar y café. Cereales o pan blanco con aceite de oliva o mermelada.

- Media mañana: Una pieza de fruta o dos yogures.

- Comida: Judías verdes con patatas. Pollo a la plancha con ensalada, aderezada con aceite de oliva. Macedonia de frutas. Pan.

- Merienda: Leche y galletas.

- Cena: Crema de verduras. Merluza al horno con aceite de oliva, fruta y pan.

- Después de la cena: Leche o yogur.

EJEMPLO DE MENÚ DIARIO PARA LA OSTEOPOROSIS

- Desayuno: Lácteo. Pan con cereales y aceite. Fruta.

- Media mañana: Fruta. Lácteo.

- Comida: Legumbre, pasta o arroz. Carne, pescado o huevos + guarnición con verdura. Fruta y pan.

- Merienda: Lácteo y galletas.

- Cena: Verdura o ensalada, carne, pescado o huevos + guarnición con arroz o patata. Fruta y pan.

- Después de la cena: Lácteo.

EL APARATO DIGESTIVO

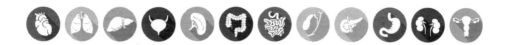

El aparato digestivo es un órgano depurativo imprescindible para el correcto funcionamiento del organismo. El intestino grueso es muy sensible tanto a la acción de determinados agentes externos como a las consecuencias derivadas de unos hábitos de vida inadecuados. El resultado suele ser la aparición de una serie de patologías que, si bien en su mayoría no revisten gravedad, sí que pueden resultar muy molestas. Prevenirlas pasa por adoptar una serie de medidas higiénico-dietéticas que se hallan al alcance de todo el mundo.

Concretamente, el intestino grueso o colon es el encargado, junto con la piel, los riñones y los pulmones, de evacuar los desechos y las toxinas del organismo. Si esta función no se cumple correctamente, las sustancias de desecho se estancan en esta zona, irritando las paredes y perturbando el equilibrio de la flora intestinal, lo que provoca una serie de dolencias tanto locales como generales.

De hecho, la inflamación de las mucosas intestinales se debe con frecuencia a la irritación provocada por unos desechos demasiado duros que se adhieren en la zona, así como por las fermentaciones originadas por el estancamiento de las deposiciones.

Por ello, es muy importante mantener el intestino en las mejores condiciones, ya que de eso depende sobre todo la correcta digestión y la asimilación de los nutrientes. Sin una digestión adecuada, incluso la dieta más nutritiva ofrece poca ayuda.

ALGUNAS ENFERMEDADES

Dispepsia: Sus síntomas característicos son sensación de pesadez después de las comidas, saciedad, ardor e hinchazón. Hay dos tipos de dispepsia: la funcional (60 % de los casos), de la que no se conocen las causas, y la orgánica (40 %), que suele ser causa de otras dolencias gástricas como la esofagitis por reflujo o la úlcera péptica.

Se sabe que el estrés y la ansiedad pueden influir en su aparición. La dispepsia es a su vez el síntoma más común de la mayoría de las patologías digestivas (sus síntomas comienzan a ser frecuentes a partir de los 45-50 años), aunque hay señales que pueden indicar que se trata de una dispepsia orgánica y, por lo tanto, de algo más serio: pérdida de peso, vómitos (sobre todo con sangre), anemia, leucocitosis o alguna alteración de los electrolitos, dificultad o dolor al tragar, y, sobre todo, si los síntomas comienzan a ser frecuentes a partir de los 45-50 años.

Síndrome del intestino irritable (SII): También denominado colon irritable, se manifiesta con dolor abdominal, hinchazón y alteraciones del hábito intestinal (estreñimiento, diarrea o ambos). Alrededor del 10 % de las personas que lo sufren tienen antecedentes de gastroenteritis aguda. También puede desencadenarse tras un acontecimiento vital negativo. En los últimos años se ha barajado la hipótesis de que las alteraciones en la microbiota (flora intestinal) y niveles muy leves de inflamación del intestino (evidentes solo a nivel microscópico) podrían desempeñar un papel relevante en el desarrollo del SII. El tratamiento varía según la frecuencia e intensidad de los síntomas, la repercusión sobre la calidad de vida y la asociación con otros trastornos digestivos o extradigestivos.

Úlcera y gastritis (*H. pylori*): La causa fundamental de la gastritis crónica y prácticamente de todas las úlceras gastroduodenales (salvo las producidas por la aspirina y otros antiinflamatorios) es una bacteria, *Helicobacter pylori*, que produce la infección más frecuente en el mundo. Se estima que afecta aproximadamente al 50 % de la población, y la mayoría no lo sabe ni tiene síntomas, si bien en algunos casos sí se puede producir dispepsia. A diferencia de otros trastornos digestivos, ni la genética, ni el tipo de alimentación ni tampoco el estrés son muy relevantes en la aparición de la úlcera gastroduodenal, sino que el elemento determinante es la presencia de la bacteria, que tiene forma de espiral y se encuentra en el estómago. Pese a que no se sabe exactamente cuál es el origen de la infección, se cree que el contagio es de persona a persona: en los países más subdesarrollados, por la vía fecal-oral (la bacteria se elimina por las heces y se contagia por las aguas contaminadas) y por la vía oral-oral en las regiones más desarrolladas (no por los besos o la saliva sino a partir de vómitos o regurgitaciones, algo habitual en la infancia).

Enfermedad por reflujo gastroesofágico (ERGE): La regurgitación y la pirosis (ardor) son los dos principales síntomas del ERGE, la patología digestiva más frecuente, ya que afecta a un 40 % de la población. Se produce cuando la unión del esófago y el estómago (cardias) no «cierra» bien (debido a que tiene poco tono o por una hernia de hiato) y, como consecuencia, el contenido del estómago vuelve al esófago, produciendo acidez y sensación de ardor. Esto es más frecuente después de comidas muy copiosas, grasas o especiadas; también si se llevan prendas de ropa muy apretadas o si se hace ejercicio después de comer. En ocasiones, el ácido sube hasta la zona alta de las cuerdas vocales, produciendo irritación, carraspera, faringitis e incluso asma, de ahí que sea frecuente que muchos pacientes, antes de ir al digestólogo, acudan al otorrino.

Estreñimiento: Este trastorno afecta a cerca del 20 % de la población; el 75 % de los casos corresponden a mujeres y aproximadamente el 40 % son personas mayores de 65 años. Se caracteriza no solo por una disminución en la frecuencia de las deposiciones, sino también por síntomas como dificultad para defecar, heces con una consistencia más dura o sensación de evacuación incompleta. Aunque el ritmo intestinal es distinto en cada persona, según los expertos, los límites normales oscilan entre tres evacuaciones diarias y tres semanales. El estreñimiento puede ser pasajero (debido a alteraciones en los hábitos de la persona) o crónico.

Por lo general, está causado por una dieta baja en fibra, falta de ejercicio físico, ingesta inadecuada de líquidos al día o por la demora para ir al baño cuando se presenta urgencia de defecar. El estrés y los viajes también pueden contribuir al estreñimiento u otros cambios en las evacuaciones intestinales. A veces, la razón de este problema puede ser debido a enfermedades intestinales (como el síndrome del intestino irritable), el embarazo y ciertas condiciones médicas. Para combatir el estreñimiento es preciso añadir una serie de medidas al estilo de vida de quien lo padece: consumir mucha fibra; ingerir abundante líquido diariamente e ir al baño cuando se presente la urgencia.

En la mayoría de los casos, el estreñimiento suele solucionarse sin necesidad de recurrir a laxantes, adoptando las mismas pautas higiénico-dietéticas recomendadas para su prevención: una dieta equilibrada rica en fruta y verdura (25-30 gr de fibra soluble diaria), la ingesta de 1,5-2 litros de agua al día y actividad física regular. Además, es fundamental fijar un horario y un ritmo deposicional. El uso de laxantes solo se recomienda, previa consulta al médico, cuando, una vez adoptados estos hábitos higiénico-dietéticos, el problema persiste.

Pautas nutricionales y recomendaciones

- De acuerdo con la pirámide de bienestar digestivo, elaborada por la Fundación Española del Aparato Digestivo (FEAD), hortalizas frescas y frutas con piel deben consumirse diariamente, ya que son altamente recomendables por su alto contenido en fibra. Los cereales integrales y las legumbres es preciso tomarlos cada dos días. Otras pautas son evitar el exceso de grasas e incorporar a la dieta lácteos fermentados, como yogures y leches fermentadas con bifidobacterias, puesto que son alimentos que, consumidos a diario, contribuyen a mejorar las molestias digestivas.

  Desde la FEAD recuerdan que es tan importante seleccionar bien los alimentos como el modo de cocinarlos (las mejores opciones son al vapor, al horno, a la plancha o en wok).

- Hay una serie de alimentos cuyo consumo se asocia a la aparición de acidez estomacal y que, por lo tanto, es necesario evitar si se padece este trastorno: cítricos, chocolate, menta, tomates, cebollas crudas, ajo, pimienta negra, alimentos grasos o muy condimentados; café, té, zumos de cítricos, alcohol y refrescos con cafeína o carbonatados.

- Respecto a la idea, muy extendida, de que los lácteos tienen un efecto antiácido, es preciso tener en cuenta que si bien hay personas a las que su ingesta le alivia los síntomas estomacales, no siempre es así, ya que algunas sustancias presentes en la leche pueden estimular la producción del ácido clorhídrico en el estómago, de ahí que haya que limitar su consumo. El yogur, sin embargo, está indicado, porque protege y refuerza la flora intestinal y la mucosa del intestino.

- Se recomienda realizar un mínimo de 5 comidas al día, intentando que no sean excesivamente abundantes, ya que los excesos gastronómicos favorecen la acidez.

- Se aconseja limitar el consumo de carnes rojas y de azúcares simples. La carne es uno de los alimentos más pobres en cuanto a fibras vegetales y, además, no siempre es bien digerida por los jugos digestivos del organismo, y puede dar lugar a fermentaciones. En cuanto al azúcar blanco o refinado, está comprobado que favorece la proliferación de bacterias nocivas, las cuales alteran el equilibrio de la flora intestinal en el tubo digestivo. También se debe controlar la ingesta de grasas saturadas: se sabe que una alimentación demasiado rica en grasas puede modificar la flora intestinal, aumentando su contenido en bacterias nocivas. En este sentido, estudios recientes apuntan a los beneficios de seguir una dieta baja en grasa para evitar los trastornos digestivos y, también, hay evidencias de que los pacientes con patologías digestivas suelen experimentar mejoría si ingieren alimentos hipocalóricos y en porciones más pequeñas.

- Beber por lo menos 8 vasos de agua al día. Además de asegurar la hidratación del organismo y el correcto funcionamiento de muchas funciones vitales, la ingesta adecuada de agua es fundamental para asegurar el tránsito intestinal: las materias fecales deben estar compuestas por una parte de agua para poder ser eliminadas correctamente (si están demasiado secas se adhieren a las paredes del intestino).

ALIMENTOS Y NUTRIENTES BENEFICIOSOS

Alimentos ricos en fibra: La fibra presente en los alimentos tiene la capacidad de eliminar los restos adheridos en la mucosa intestinal, favoreciendo por tanto el buen funcionamiento del intestino. Siempre es mejor obtener la fibra a través de la alimentación que recurrir por sistema a los suplementos y preparados de fibra dietética.

Frutas, verduras y cereales integrales: Estos tres grupos de alimentos están recomendados para el buen mantenimiento de la salud digestiva, ya que son ricos en fibra. Destacan especialmente la patata (cocida, suele ser uno de los alimentos que están presentes en las dietas blandas o específica de una dolencia estomacal), la calabaza (muy eficaz para los problemas digestivos) y la avena (rica en mucílago, una sustancia que forma una película sobre el estómago y lo protege de los agentes irritantes que producen la acidez).

Salvado de trigo: Se trata de la cubierta exterior del grano de trigo y supone una de las fuentes más ricas de fibra insoluble (44 g de fibra por 100 g de alimento). Se aconseja no sobrepasar los 20-30 g diarios, ya que ingerida en exceso puede producir flatulencias o hinchazón abdominal. Al igual que otras fibras insolubles, el salvado tiene la capacidad de retener una cantidad de agua que depende del tamaño de los copos, de ahí que cuanto más grandes sean estos, más cantidad de agua retienen y mayor es su efecto en el aumento del volumen y peso de las heces, por lo que es una estupenda opción en los casos de estreñimiento.

Dátiles: Son una fuente excelente de fibra (8,7 g de fibra por 100 g de parte comestible) tanto soluble como insoluble. Los desecados, al estar deshidratados, tienen una concentración mayor de nutrientes.

Pan integral: La principal diferencia con el pan blanco es que en su elaboración se conserva la cubierta del grano del cereal (el salvado), es decir, se elabora con harina no refinada. Y es precisamente en esta cáscara o cubierta donde reside todo el potencial de fibra que aporta. Su consumo habitual aporta muchos beneficios a nivel digestivo: favorece la eliminación de los ácidos de la vesícula, fortalece la mucosa intestinal y mejora el proceso de la digestión.

Ciruelas pasas: Además de las ventajas derivadas de su elevado aporte en fibra, que las convierten en un alimento de elección en la prevención y tratamiento del estreñimiento y otros trastornos intestinales, se ha demostrado que su consumo tiene un efecto positivo en las concentraciones de los ácidos biliares en los excrementos, una circunstancia que previene el cáncer de colon.

Membrillo: El membrillo posee una cantidad relevante de pectina y mucílagos. Estas sustancias constituyen un tipo de fibra que capta agua del tracto digestivo, regulando así la deposición. Los mucílagos del membrillo ejercen una actividad protectora de la mucosa digestiva en los estados de hipersecreción ácida. Hay que añadir, además, la de otra sustancia presente en esta fruta, los taninos, unas moléculas de acción astringente (contra la diarrea) y antiemética (contra el vómito). Por ello, el membrillo es un alimento idóneo para asegurar la salud del sistema digestivo en general y para prevenir y aliviar determinadas patologías en particular. Así, por ejemplo, por su capacidad para regular la deposición y estimular el adecuado equilibrio de la flora intestinal, es beneficioso para los pacientes con enfermedad diverticular del colon y enfermedad inflamatoria intestinal. El fruto del membrillo posee también moléculas que influyen positivamente en el control de la inflamación de la mucosa intestinal y neutralizan toxinas que podrían intervenir en la aparición de los procesos inflamatorios.

HÁBITOS RECOMENDABLES

- En caso de reflujo y/o acidez, hay una serie de medidas higiénicas y posturales que son efectivas para prevenir su aparición y aliviar la sintomatología: dormir con la cama un poco inclinada (la cabeza más alta que los pies); dormir sobre el lado izquierdo; evitar prendas ajustadas; no hacer flexiones; tratar la tos crónica, y evitar el sobrepeso. Otra buena idea es llevar un diario o control, donde se pueda anotar las veces que se tiene acidez y las actividades que la propician.

- Realizar ejercicio físico moderado regularmente. El sedentarismo y la falta de una actividad física habitual provocan que las paredes y los órganos abdominales lleguen a perder tono, de ahí la importancia de mantenerse activo. No hace falta que se trate de una práctica deportiva intensa: nadar o simplemente caminar todos los días son hábitos sencillos que reportan beneficios a la salud en general y al funcionamiento intestinal en particular. La práctica de ejercicio físico actúa sobre el intestino a modo de masaje interno, favoreciendo el drenaje natural y facilitando la depuración de residuos. En este sentido están especialmente recomendados los ejercicios abdominales. La actividad física también produce una relajación de los músculos de la zona, lo que favorece el alivio de patologías como el estreñimiento. Además, varias investigaciones han demostrado que el ejercicio moderado realizado regularmente puede reducir el riesgo de problemas intestinales como la diverticulosis y el síndrome del intestino irritable.

- Aunque ninguna de las patologías intestinales es consecuencia de un factor psíquico, sí es cierto que el estado de ánimo del paciente puede llegar a ser determinante. El estrés y la ansiedad no solo pueden agravar los síntomas propios de estas patologías, sino que, a consecuencia de las mismas, muchas de las personas que las padecen tienen una mayor tendencia a la ansiedad y la depresión. Según algunos expertos, la relación entre el buen funcionamiento del intestino y la actitud psíquica es primordial. Tal es el caso, por ejemplo, del estreñimiento, un trastorno que suele ocasionar desde irritabilidad hasta dolores de cabeza, y que cuando se resuelve produce una sensación de relax, bienestar e incluso de mayor entusiasmo vital. El buen estado de ánimo depende en gran medida de la serotonina, una neurohormona que está presente a la vez en el cerebro y en el aparato digestivo. Desempeña un papel fundamental en el cerebro, dado que es una de las encargadas del funcionamiento del reloj biológico, un hecho que incide en el intestino, ya que permite su movilidad y, por lo tanto, participa del buen funcionamiento del aparato digestivo.

Dieta tipo

EJEMPLO DE MENÚ DIARIO PARA EL BIENESTAR DIGESTIVO

- Desayuno: Zumo de naranja. Un bol con la siguiente mezcla: un yogur con bífidus, cereales y nueces.

- Media mañana: Una manzana.

- Comida: Lentejas aliñadas con aceite de oliva virgen. Pechuga de pollo a la plancha con guarnición de ensalada de tomate. Una pera.

- Merienda: Dos tostadas de pan integral con jamón cocido.

- Cena: Crema de verduras. Merluza al horno con patata asada. Pan integral.

- Después de la cena: Un yogur con bífidus.

* Fuente: Programa NUSA (Nutrición y Salud). Fundación Española del Aparato Digestivo (FEAD).

EJEMPLO DE MENÚ DIARIO PARA EL ESTREÑIMIENTO

- Desayuno: Leche o yogur. Cereales integrales. Fruta.

- Media mañana: Infusión, zumo o fruta. Pan integral. Jamón cocido.

- Comida: Lentejas con verduras. Pollo asado. Pan integral. Fruta.

- Merienda: Yogur con cereales. Frutos secos.

- Cena: Ensalada de pasta integral con un huevo cocido. Pan integral. Fruta.

EJEMPLO DE MENÚ DIARIO DE PROTECCIÓN GÁSTRICA
(EN CASO DE ÚLCERA GÁSTRICA)

- Desayuno: Leche o yogur desnatado. Galletas, pan o cereales. Fruta o mermelada.

- Media mañana: Pan con jamón cocido o queso fresco. Fruta.

- Comida: Pasta o arroz. Carne, pescado o huevo. Pan. Fruta o yogur desnatado.

- Merienda: Yogur desnatado.

- Cena: Patata o zanahoria hervida (en puré o sopa). Carne, pescado o huevo. Pan. Fruta.

- Después de la cena: Yogur desnatado.

EJEMPLO DE MENÚ DIARIO ASTRINGENTE
(PARA LA DIARREA)

- Desayuno: Yogur. Galletas o pan con jamón de pavo, lomo o membrillo. Fruta madura o en compota.

- Media mañana: Pan con queso fresco, jamón cocido o serrano (sin tocino).

- Comida: Pasta o arroz. Carne, pescado o huevo. Pan. Fruta madura o en compota.

- Merienda: Pan con queso fresco, jamón cocido o serrano (sin tocino).

- Cena: Patata o zanahoria hervidas, en puré o asadas. Carne, pescado o huevo. Fruta madura o en compota.

- Después de la cena: Yogur. Galletas.

EL APARATO RESPIRATORIO

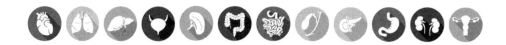

Aproximadamente uno de cada siete adultos de mediana edad y mayores sufren trastornos pulmonares como asma y la enfermedad pulmonar obstructiva crónica (EPOC), que se caracterizan por una reducción del flujo de aire que se respira y la falta de aliento.

En opinión de los especialistas, la gran asignatura pendiente de la salud pulmonar es concienciar a la población de que los pulmones existen, y que hay que cuidarlos mediante dos estrategias: no ensuciarlos (con el tabaco y la polución) y protegerlos mediante una dieta adecuada, ejercicio físico y otros hábitos saludables. Los neumólogos insisten en la importancia de que el mensaje: «Sin hábitos saludables no hay salud respiratoria» haga mella en la población.

La principal pauta consiste en vacunarse para evitar las infecciones respiratorias, que son las más frecuentes; seguir unas rutinas lo más saludables posible y acudir al médico cuanto antes si aparece algún síntoma sospechoso. Las evidencias más recientes no dejan lugar a dudas de que la polución se está posicionando como el segundo factor negativo, por detrás del tabaco, para la salud de los pulmones. Según datos de la Sociedad Española de Neumología y Cirugía Torácica (SEPAR), todos los años se producen 9 millones de muertes en todo el mundo producidas por la contaminación, tanto la ambiental como la doméstica.

ALGUNAS ENFERMEDADES

EPOC (Enfermedad Pulmonar Obstructiva Crónica): Es la tercera causa de muerte en el mundo. Según datos de la OMS, en 2019 ocasionó 3,23 millones de defunciones, y afecta actualmente a 210 millones de personas en todo el mundo. Casi el 90 % de las muertes por EPOC en menores de 70 años se producen en países de ingresos medios y bajos.

Su incidencia es más alta entre los hombres, pero cada vez afecta a más mujeres. Está directamente relacionada con el tabaquismo; de hecho, los especialistas insisten en recordar que se trata de una enfermedad evitable, puesto que sin el tabaco prácticamente no existiría. Su principal problema es el infradiagnóstico (un porcentaje elevado de las personas que la padecen no lo sabe), ya que progresa lentamente, y cuando los afectados comienzan a toser, expectorar y tener dificultad para respirar (sus síntomas más característicos) lo achacan al tabaco y no consultan al médico. Los fármacos que se utilizan en el tratamiento de la EPOC son los broncodilatadores de acción prolongada y los anticolinérgicos inhalados, que mejoran la fatiga y la calidad de vida de los pacientes y previenen las exacerbaciones.

Asma: Se trata de una patología crónica que puede aparecer en cualquier etapa de la vida. Su causa principal es una reacción alérgica, y se caracteriza por la dificultad respiratoria, pitidos en el pecho, tos seca y persistente y sensación de opresión en el tórax. En algunas personas estos síntomas empeoran por la noche o cuando hacen deporte, y entre el 10 y el 25 % de los casos se agravan por factores relacionados con el trabajo (por la inhalación de determinados agentes), sobre todo si se es fumador o hay antecedentes de alergia. Los síntomas de asma mejoran parcial o totalmente con el tratamiento, que se basa en dos tipos de fármacos: broncodilatadores y corticoides inhalados, que se administran con aerosol.

Curiosamente, el asma es una afección frecuente en el ámbito deportivo. De hecho, hay datos que apuntan a que entre el 10 y el 12 % de los deportistas de élite es asmático, cifra que se eleva a un 19 % en el caso concreto de los ciclistas y a un 20 % en el de los esquiadores.

Apnea obstructiva del sueño: Se trata de un trastorno cuya frecuencia aumenta con la edad. Consiste en la interrupción de la respiración mientras se duerme. Al igual que ocurre con la EPOC, y si bien es un problema frecuente entre la población adulta, el 80 % de los casos no están diagnosticados. Los síntomas consisten en ronquidos habituales, pausas respiratorias observadas por las personas que duermen con los pacientes y somnolencia diurna excesiva. En las mujeres, puede producir depresión o cansancio crónico. El principal riesgo de padecer apnea del sueño es que, al interrumpirse la respiración, el nivel de oxígeno en sangre puede bajar, lo que favorece el desarrollo de hipertensión arterial y otras enfermedades cardiovasculares como la cardiopatía isquémica, las arritmias o el ictus. El tratamiento habitual de la apnea consiste en un aparato que insufla aire a presión hasta una mascarilla colocada en la nariz durante el sueño (CPAP).

Pautas nutricionales y recomendaciones

- En el caso de los pacientes de EPOC, la dieta juega un papel muy importante tanto en el desarrollo como en las características clínicas de la enfermedad. Según datos de la SEPAR, el 40 % de los pacientes con EPOC presentan malnutrición, y eso genera una mayor sintomatología y un peor pronóstico a largo plazo. Las pautas generales recomendables consisten en la ingesta diaria de fruta, verdura y pescado, puesto que estos alimentos favorecen una mejor función pulmonar; repartir las comidas en 5-6 ingestas al día, evitando que sean muy copiosas; comer despacio y masticar bien; evitar el consumo de alimentos altamente procesados (pizzas congeladas, nuggets de pollo o bollería industrial), ya que pueden repercutir negativamente en la función pulmonar, y evitar los alimentos muy ricos en sal, como los enlatados o en conserva.

- Otras recomendaciones para los pacientes de EPOC son tomar los alimentos a una temperatura moderada (ni muy fríos ni muy calientes) para evitar que provoquen tos o una sensación de ahogo; optar por las técnicas de cocción sencillas (alimentos cocidos, asados en su jugo, a la plancha), de manera que resulten más fáciles de masticar y digerir, y después de las comidas principales reposar, sentado, media hora.

- En los problemas respiratorios en general y en el asma y la EPOC en particular, se aconseja evitar aquellos alimentos que produzcan gases o distensión abdominal, ya que un estómago lleno puede dificultar la respiración. Algunos de los alimentos que pueden producir flatulencias o mayor sensación de malestar son las bebidas carbonatadas (gaseosa o soda, sidra, cerveza, refrescos con gas, etc.) y verduras como el brécol, las coles de Bruselas, el repollo o la coliflor. También deben evitarse los alimentos muy grasos, pues retrasan el vaciamiento del estómago y favorecen la sensación de saciedad, el reflujo y/o el malestar abdominal.

- Evitar la obesidad es la principal pauta a seguir, puesto que el exceso de peso afecta a toda la función pulmonar, a los aspectos mecánicos de la respiración, a la fuerza y a la resistencia de los músculos respiratorios y a la capacidad de oxigenación y de ejercicio. Además, las personas con sobrepeso tienen 6 veces más riesgo de sufrir apnea del sueño que las que tienen un peso razonable; y se sabe que las mujeres obesas tienen un 85 % más de riesgo de padecer asma que las demás, un porcentaje que es del 21 % en el caso de los hombres.

- Las hortalizas, las frutas y verduras, la fibra y el aceite de oliva son los alimentos más recomendables para la EPOC, mientras que las dietas ricas en azúcares y carnes curadas podrían empeorar la enfermedad.

- Varios estudios han relacionado el consumo habitual de carne roja en general y frita en particular con un riesgo elevado de contraer cáncer de pulmón, y lo mismo ocurre con otros alimentos como la grasa derivada del tocino y la manteca.

- Los pacientes asmáticos deben evitar los sulfitos, sustancias que pueden desencadenar los síntomas en algunas personas. Los sulfitos, que se emplean como conservantes, se hallan en los vinos, la fruta seca, los encurtidos, los camarones frescos y congelados, y otros alimentos.

ALIMENTOS Y NUTRIENTES BENEFICIOSOS

Vitamina C: Es la principal aliada nutricional de los problemas pulmonares. A su acción protectora antioxidante debemos añadir los efectos positivos que tiene sobre el organismo de las personas con EPOC cuando estas hacen ejercicio. Se ha demostrado que niveles elevados de vitamina C en la sangre de estos pacientes permiten que puedan realizar ejercicio durante más tiempo y se fatiguen menos.

Los alimentos más recomendables en este sentido son, según una investigación del Centro Médico Langone de la Universidad de Nueva York (EE.UU.), las fresas, la papaya, el kiwi, la naranja, el mango, el pimiento (rojo o verde), el brécol y la col.

Vitamina A: Una investigación publicada en la revista *Nutrients* relacionó la deficiencia crónica de vitamina A con cambios histopatológicos en el revestimiento epitelial pulmonar, lo que aumenta la predisposición a padecer enfermedades respiratorias.

Vitamina D: La vitamina D puede activar la función pulmonar y reducir las infecciones respiratorias superiores, como el resfriado común. Asimismo, la evidencia científica sugiere que unos niveles bajos de vitamina D se relacionan con un mayor riesgo de ataques de asma en niños y adultos. Hay datos que apuntan a que tomar un suplemento de vitamina D todos los días puede reducir significativamente el riesgo de hospitalización debido a un ataque grave de asma. Las principales fuentes alimentarias de vitamina D son el pescado graso, como el salmón, el atún y la caballa; los hongos; la yema de huevo; el queso y el hígado.

Brécol y pescado azul: Son dos alimentos especialmente recomendables para la salud respiratoria. El pescado azul, y más concretamente los ácidos grasos omega 3 que aporta, previenen el daño pulmonar que produce el tabaco y mejoran los síntomas de la EPOC, debido a su efecto antiinflamatorio. El brécol es un vegetal que no debe faltar en la dieta de los que padecen enfermedades respiratorias, ya que, además de ser rico en vitamina C, contiene sulforafano, otra sustancia que tiene propiedades antiinflamatorias y activa el Nrf2, una proteína que protege el pulmón con respecto a los contaminantes y otras sustancias que inflaman sus tejidos, incluido el tabaco.

Soja: Este alimento se relaciona con un menor riesgo de desarrollar EPOC. Según los resultados de un estudio de la Curtin University of Technology (Australia), las personas que consumen soja habitualmente tienen una mejor función pulmonar y un riesgo menor de desarrollar enfermedades respiratorias, debido a la acción protectora de los flavonoides.

Frutas y verduras: Está demostrado que el aumento del consumo diario de frutas y verduras está asociado a un menor riesgo de desarrollar cáncer de pulmón. Un tipo concreto de flavonoide, la quercetina, presente en alimentos como las cebollas y las manzanas, ha demostrado un importante efecto protector frente a este tipo de cáncer en concreto. En la misma línea, investigaciones recientes apuntan a que el consumo abundante de frutas y vegetales reduce el riesgo de desarrollar asma tanto en niños como en adultos. Una ingesta elevada de frutas y vegetales también disminuye los síntomas del asma.

Consumir frutas y verduras es muy importante para cubrir los requerimientos nutricionales de nuestro organismo, dado que aportan vitaminas, minerales y fibra, además de agua y antioxidantes. La ingesta de frutas y verduras, cocinadas o frescas, enteras o en zumos, es vital si queremos mantener unos hábitos de vida saludables.

HÁBITOS RECOMENDABLES

- Es imprescindible dejar de fumar. Aunque la EPOC es una enfermedad que no tiene cura, está demostrado que su evolución se ralentiza y los síntomas mejoran cuando se deja de fumar, y lo mismo ocurre con otras enfermedades respiratorias. Abandonar el hábito no es fácil, pero sí posible, y está demostrado que una de las mejores formas de conseguirlo es con ayuda médica y un tratamiento adecuado. De acuerdo con diferentes estudios de la Sociedad Española de Neumología y Cirugía Torácica (SEPAR), contar con la ayuda de profesionales para dejar de fumar hace que resulte 5 o 6 veces más fácil que si se intenta sin ayuda.

- Otra pauta fundamental es caminar o pasear a diario y adaptar el ritmo, el tiempo y la intensidad a la condición física. Si esta es baja, hay que comenzar por caminar varios minutos y varias veces al día, incrementando progresivamente el tiempo y la distancia recorrida. Lo ideal es acompañar la caminata con una serie de ejercicios de brazos. Si ya se tiene un cierto nivel de forma física pueden hacerse ejercicios para fortalecer las piernas, como subir escaleras o bicicleta estática.

- Tanto la natación como otros ejercicios realizados en el agua son muy beneficiosos para las personas con afecciones pulmonares como el asma, ya que el hecho de llevarse a cabo en el ambiente húmedo de la piscina les permite respirar con mayor facilidad.

- De acuerdo con las recomendaciones de la Fundación Europea del Pulmón (ELF), es normal jadear mientras se hace ejercicio, pero hay que ser constantes en la práctica, pues la regularidad aumenta, poco a poco, la fuerza y el funcionamiento de los músculos, lo que a su vez reduce la cantidad de aire que se necesita para espirar e inspirar.

- Por las noches pueden agudizarse los síntomas de todas las enfermedades respiratorias. Para aliviarlos se recomienda dormir un poco incorporado (apoyado en varias almohadas) y, si es posible, de lado; es aconsejable tener un ventilador cerca de la cama para encenderlo en el caso de que falte el aliento y, siempre, tener la medicación a mano. Un remedio sencillo y muy eficaz para los problemas respiratorios es beber abundante líquido, preferiblemente agua (como mínimo 1,5 litros al día), porque facilita la expulsión de secreciones.

- La contaminación ambiental acelera el envejecimiento de los pulmones; por ello, las recomendaciones de los expertos y organismos de salud instan a la población a dejar de «resignarse» ante esta circunstancia y comenzar a tomar medidas para protegerse. Según un artículo publicado en el *European Respiratory Journal*, hay una serie de medidas que, independientemente de las adoptadas a nivel institucional, deben ponerse en marcha de forma individual para protegerse de los efectos de la contaminación: adoptar la costumbre de consultar los niveles de contaminación locales; usar mascarillas cuando los niveles de contaminación ambiental sean altos o se viaje a zonas con tasas elevadas de polución; limitar la práctica de ejercicio físico al aire libre en los días en los que haya niveles altos de contaminación atmosférica y en las zonas cercanas a las fuentes de dicha contaminación; priorizar las alternativas al transporte motorizado como caminar o desplazarse en bicicleta; optar por rutas de poco tráfico y por los recorridos en espacios abiertos, y, en la medida de lo posible, evitar las horas punta.

Dieta tipo

EJEMPLO DE MENÚ DIARIO PARA PACIENTES CON EPOC Y EXCESO DE PESO

- Desayuno: Un vaso de leche desnatada (200 ml). Pan, cereales o galletas integrales (30 g). Una fruta pequeña.

- Media mañana: 20 g de pan integral con tomate natural. Infusión con edulcorante.

- Comida: Lentejas estofadas (120 g). Filete a la plancha. 20 g de pan integral. Una fruta pequeña.

- Merienda: 20 g de pan integral. 150 g de queso fresco. Una fruta pequeña.

- Cena: Acelgas rehogadas (150 g) o sopa. Pescado al horno o tortilla con lechuga. 20 g de pan. Un kiwi.

- Antes de acostarse: Un yogur desnatado.

EJEMPLO DE MENÚ DIARIO PARA PACIENTES CON ASMA

- Desayuno: Dos rebanadas de pan integral con queso bajo en grasas. Un vaso de zumo de naranja natural sin azúcar.

- Media mañana: Un yogur natural con una cucharada de avena.

- Comida: Espárragos salteados con ajo y cebolla, aderezados con aceite de oliva. Rodaja de salmón a la plancha + guarnición de arroz integral. Una rodaja de piña.

- Merienda: Una mandarina mediana. Seis nueces.

- Cena: Una berenjena rellena de atún, tomate, cebolla, ajo y queso gratinado (al horno). Una tajada de melón.

- Antes de acostarse: Un kiwi.

EL APARATO URINARIO

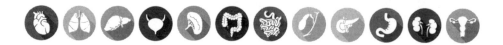

Los riñones son los órganos encargados de filtrar, limpiar la sangre y eliminar las sustancias que el organismo no necesita. Mantienen el equilibrio de diferentes elementos como los minerales (sodio, potasio, calcio y fósforo, principalmente) y contribuyen de manera decisiva a controlar el balance de líquidos y de la presión arterial mediante la eliminación de sodio (sal) y agua. Se estima que cerca de 850 millones de personas en el mundo padecen una enfermedad renal, un tipo de patologías que provocan al menos 2,4 millones de muertes al año, constituyendo una de las causas de mortalidad de mayor crecimiento en la actualidad, de ahí que los nefrólogos la hayan denominado «la epidemia silenciosa del siglo XXI».

ALGUNAS ENFERMEDADES

Insuficiencia renal crónica: Es una enfermedad a la que se llega como consecuencia de otras –la diabetes o la hipertensión arterial mal controladas, por ejemplo–, y que induce a una disminución de la función renal en distintos grados, con la siguiente acumulación de sustancias tóxicas que no pueden ser eliminadas, como urea, creatinina y fósforo. Los pacientes con enfermedad renal crónica o aguda pueden acabar con hemodiálisis, un procedimiento que ayuda a la eliminación de sustancias de desecho y de líquidos de la sangre que los riñones no son capaces de eliminar.

Síndrome nefrótico: Se caracteriza por la pérdida masiva de proteínas por la orina (superior a 3,5 g). Produce una acumulación de líquidos (edema) en diferentes partes del cuerpo, como piernas, brazos y cara. Tiene como consecuencia alteraciones del control de la tensión arterial y de las cifras de lípidos (colesterol y triglicéridos), que deben ser controlados estrictamente por ser importantes factores de riesgo cardiovascular.

Litiasis renal (oxalato cálcico principalmente): Se trata de la formación de piedras en los riñones o en las vías urinarias (uréteres y vejiga). Estas piedras están compuestas por sustancias que se encuentran habitualmente en la orina y que, por diferentes razones, se han concentrado y solidificado en fragmentos de distintos tamaños. Si son pequeñas se eliminan por la orina sin mayor problema, pero las piedras de mayor tamaño quedan atrapadas en las vías urinarias y pueden ocasionar un cuadro clínico muy doloroso, denominado cólico renal. Los factores que predisponen a la aparición de estos cólicos son las infecciones urinarias, una inmovilización prolongada, la deshidratación y el exceso de peso.

Pautas nutricionales y recomendaciones

- En general, a las personas que padecen una enfermedad renal se les recomienda controlar la ingesta de alimentos ricos en proteínas, ya que el consumo excesivo de estos macronutrientes favorece la acumulación de sustancias tóxicas y la rápida progresión de la enfermedad. Las proteínas se encuentran principalmente en carnes, pescados, huevos y lácteos. Tanto el aporte de calorías como el de proteínas se calcula según el peso corporal (siempre que no haya desnutrición, obesidad o edemas). Las necesidades energéticas se estiman entre 30-35 kcal/kg de peso/día, mientras que el aporte de proteínas debe proporcionar alrededor de 0,75-0,80 g/kg de peso/día.

- Otra recomendación es controlar la ingesta de alimentos ricos en sodio (sal) para evitar el acúmulo de líquidos corporales y mantener la tensión arterial dentro de unos valores adecuados. Para ello, se aconseja no añadir sal común a los alimentos en el momento de la cocción y recurrir a hierbas aromáticas (romero, hinojo, laurel…) o a unas gotas de limón. En caso de que el especialista haya pautado una dieta estricta en sal, deben eliminarse de la dieta los siguientes alimentos: jamón (serrano, cocido), ahumados, embutidos, conservas, enlatados, frutos secos con sal, aceitunas, margarina, mantequilla salada, concentrados para el caldo (cubitos), platos precocinados, snacks salados (aperitivos, patatas fritas) y aguas minerales bicarbonatadas.

- En el caso de la litiasis renal, es muy importante una adecuada ingesta de líquidos (agua, infusiones, caldos, etc.) en cantidad suficiente para que el volumen de orina sea al menos de 2 litros al día. Asimismo, debe evitarse el consumo de bebidas alcohólicas y refrescos carbonatados (cola, tónica). También es fundamental moderar el consumo de alimentos proteicos, ya que favorecen el aumento de ciertos componentes que influyen en la aparición de los cálculos renales (oxalato, calcio y ácido úrico en la orina). La cantidad diaria recomendada de estos alimentos es aproximadamente de 150-170 g o la ingesta de un huevo.

- Determinadas vitaminas pueden favorecer la formación de cálculos. Es el caso de la vitamina D (se recomienda no tomar suplementos o alimentos enriquecidos con esta vitamina sin indicación médica) y la vitamina C, cuyo consumo excesivo puede aumentar la eliminación de oxalato en orina, de ahí que se aconseje limitar los alimentos muy ricos en esta vitamina: berro, coliflor, espinacas, castañas, aguacate, caquis, chirimoya, fresas, limón, mandarina, moras, naranja y piña.

- En personas con tendencia a la litiasis renal, teniendo en cuenta que el oxalato se encuentra fundamentalmente en alimentos de origen vegetal, es aconsejable limitar su consumo a una vez cada dos semanas y, también, hervir las verduras con agua abundante y unas gotas de vinagre, para reducir el contenido de oxalato, evitando utilizar el caldo de la cocción para la elaboración de sopas, purés, etc.

- Las personas sometidas a diálisis deben controlar el contenido en sodio de su dieta, presente sobre todo en los productos integrales, frutos secos, lácteos y, sobre todo, en los quesos.

- Las técnicas culinarias más recomendables para la enfermedad renal son la doble cocción al agua (hervido, escalfado); la cocción al vapor previo remojo, y la plancha. Por el contrario, hay que evitar los ahumados, la salmuera, los desecados y las conservas y enlatados.

ALIMENTOS Y NUTRIENTES BENEFICIOSOS

Vegetales: De acuerdo con los resultados de una investigación reciente llevada a cabo por expertos del Instituto Karolinska de Estocolmo (Suecia), las dietas ricas en vegetales (frutas y verduras) pueden prevenir y retrasar la aparición de la enfermedad renal crónica. La razón de esta evidencia, según los autores, es que este tipo de dieta garantiza el consumo adecuado de fibra, lo que mejora la composición de la microbiota, consiguiendo de esta manera un importante efecto antiinflamatorio y una reducción de las toxinas urémicas. Este estudio concluye que son notables los beneficios para la salud renal de las dietas ricas en vegetales, y pone de manifiesto una ingesta moderada de alimentos de origen animal para prevenir o ralentizar el avance de la enfermedad renal crónica.

Legumbres: Son una alternativa excelente a las proteínas de origen animal. Garbanzos, judías blancas o pintas, lentejas, etc., son muy recomendables y pueden consumirse como plato único o acompañadas de verdura o ensalada.

Cereales y derivados: Son alimentos de «consumo libre» en personas con problemas renales. El pan (sin sal), el arroz y la pasta están especialmente recomendados (salvo que existan contraindicaciones que los limiten, como pérdida de funcionalidad del riñón).

Lácteos: Además de ser una fuente de proteínas importante, el contenido en calcio que aportan los lácteos es fundamental para el correcto estado de salud de estos pacientes. Los lácteos más aconsejables son la leche desnatada y semidesnatada, la cuajada, el yogur natural y los quesos sin sal. No se recomienda la leche entera, en polvo o condensada, los quesos con sal y curados, y los postres lácteos (natillas, flan).

Aguas bicarbonatadas: En algunos pacientes con litiasis es recomendable la ingesta de aguas bicarbonatadas y aguas con bajo contenido en sodio y calcio para prevenir los cálculos de fosfato cálcico y ácido úrico.

Estas aguas suelen ser de baja mineralización y de temperatura de emergencia fría. Su uso es, sobre todo, en bebida. Estimulan la secreción enzimática pancreática, aumentan el poder saponificante de la bilis, alcalinizan la orina y también el pH gástrico. Se trata de aguas incoloras, transparentes, inodoras y con sabor alcalino.

HÁBITOS RECOMENDABLES

- La práctica de ejercicio tiene beneficios a la hora de prevenir la aparición de patologías renales. Se recomienda hacer actividades sencillas (caminar en los desplazamientos diarios, subir escaleras…) y, si es posible, realizar una actividad física durante 30-45 minutos al menos 3 días por semana de forma regular (bicicleta, natación, montaña).

- Es importante controlar el peso, pues la obesidad es uno de los factores asociados a la formación de cálculos.

- Es preciso evitar la automedicación, sobre todo con productos de herboristería y considerados «naturales», ya que pueden favorecer el avance de la enfermedad; así como eliminar hábitos poco saludables como el consumo de alcohol y el tabaco.

Dieta tipo

EJEMPLO DE MENÚ DIARIO PARA LA ENFERMEDAD RENAL CRÓNICA

- Desayuno: 200 ml de leche semidesnatada; dos rebanadas de pan con aceite de oliva; una loncha de pavo.

- Media mañana: Una pieza de fruta.

- Comida: Un plato de verdura. Una ración de carne baja en grasa (pollo, pavo, solomillo), pescado o huevo + guarnición de pasta, arroz o patata. Un trozo de pan sin sal. Una pieza de fruta.

- Merienda: Un yogur.

- Cena: Ensalada variada. Un plato de legumbre. Una pieza de fruta.

EJEMPLO DE MENÚ DIARIO PARA PERSONAS CON SÍNDROME NEFRÓTICO

- Desayuno: 200 ml de leche semidesnatada; dos rebanadas de pan sin sal con aceite de oliva. Una pieza de fruta o un zumo.

- Media mañana: Infusión. Dos biscotes y queso sin sal.

- Comida: Un plato de pasta o arroz. Una ración de carne baja en grasa o pescado + guarnición de verdura o ensalada. Un trozo de pan sin sal. Una pieza de fruta.

- Merienda: Un yogur con cereales.

- Cena: Un plato de verdura variada con patata. Un huevo entero y una clara. Un trozo de pan. Una pieza de fruta.

LAS NEURONAS

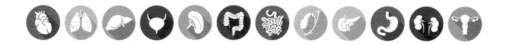

Entre las enfermedades neurológicas destacan especialmente aquellas vinculadas a la mayor esperanza de vida de la población ya que, además de ser cada vez más frecuentes, en ellas el patrón alimenticio juega un rol importante. Los datos demuestran el aumento creciente de patologías relacionadas con el envejecimiento a nivel neuronal, como son el Alzheimer y el Parkinson. En ambas, las neuronas cerebrales dejan de hacer algunas de sus funciones sin que, actualmente, se sepa muy bien por qué. Se ha comprobado que existen factores genéticos, medioambientales y otros relacionados con los hábitos de vida que inciden en su aparición, pero aún no hay consenso en cuanto a la relación causa-efecto, lo que impide la curación de estas patologías. Los esfuerzos de los científicos, además de ahondar en el origen y el tratamiento, están encaminados a encontrar un diagnóstico que permita detectar estas enfermedades en sus estadios más incipientes.

ALGUNAS ENFERMEDADES

Alzheimer: La enfermedad de Alzheimer es la causa más frecuente de demencia (representa un 60-70% de los casos, según la OMS) y se trata, además, de la patología neurodegenerativa más frecuente entre la población mundial. Se trata de una enfermedad que afecta al sistema nervioso central y que se caracteriza por una pérdida progresiva de la memoria. Representa una de las causas de invalidez, dependencia y mortalidad más frecuente en las personas mayores de 60 años. Todo apunta a que, debido al envejecimiento progresivo de la población, en 30-40 años el número de afectados por Alzheimer se multiplique por dos. Pese a que los esfuerzos en el campo de la investigación son notables, hoy en día no se puede hablar de tratamientos capaces de curar la enfermedad, aunque sí se ha avanzado mucho por lo que respecta a ralentizar su evolución, así como también en la prevención y la detección precoz.

Aunque cada vez hay técnicas más avanzadas para poder detectar el Alzheimer en sus estadios más tempranos (a través de métodos de imagen, distintos biomarcadores y, sobre todo, la presencia en el cerebro de la proteína beta-amiloide, cuyo papel activo en el desarrollo de la enfermedad es cada vez más evidente), el principal obstáculo a la hora de detectarla es la dificultad para distinguir qué síntomas son específicos del Alzheimer y cuáles se atribuyen a «cosas de la edad» (despistes, lagunas puntuales de memoria…). La similitud y sinergia entre ambas actitudes pueden llevar a la confusión y retrasar el diagnóstico temprano.

La Guía de la Clínica Mayo sobre Alzheimer, editada por la prestigiosa entidad estadounidense, establece diez grandes signos de advertencia que pueden permitir detectar la enfermedad en sus estadios más tempranos: pérdida de memoria; dificultad para realizar tareas familiares; problemas con el lenguaje; desorientación respecto al tiempo y lugar; escasa o ninguna capacidad de juicio; problemas con el pensamiento abstracto; extravío de las cosas; cambios en el ánimo o en la conducta; alteraciones en la personalidad; pérdida de la iniciativa. Todos ellos son síntomas que irán apareciendo y evolucionando de forma progresiva.

Parkinson: Esta patología está producida por la pérdida progresiva de unas neuronas situadas en el tronco del encéfalo, aunque también puede afectar a otras áreas y vías cerebrales. Estas neuronas, en condiciones normales, producen dopamina, un neurotransmisor o «mensajero» químico que transmite señales nerviosas relacionadas con el movimiento voluntario. Si entre el 60 y el 80 % de las células de este grupo están afectadas, aparecen los síntomas de esta enfermedad.

Los síntomas más característicos del Parkinson son la rigidez, la lentitud de movimientos, la alteración de la deambulación y un característico temblor de una extremidad en reposo, que pueden ir acompañados de alteraciones emocionales, cambios en la regulación de funciones básicas del organismo como el sueño y la tensión arterial y, en algunos casos, déficit cognitivo.

Según los datos de la OMS, la enfermedad de Parkinson se ha duplicado en los últimos 25 años y, actualmente, supera los 8,5 millones de afectados a nivel mundial. Se trata de una enfermedad crónica, neurológica y degenerativa, y suele afectar a personas mayores (generalmente a partir de los 70 años), aunque según los expertos, en los últimos tiempos este límite de edad se ha reducido considerablemente, de modo que al menos uno de cada 10 afectados es menor de 50 años.

En cuanto a sus causas, se sabe que la afectación celular que la produce viene determinada por la predisposición de diversos genes, la exposición ambiental a determinadas toxinas e incluso, según las últimas investigaciones, la acción de ciertos virus.

Migraña: Aunque no está directamente asociada al envejecimiento, sino que puede manifestarse a cualquier edad, la migraña es una de las causas más comunes de dolor crónico, pérdida de horas laborales y disminución de la calidad de vida. Se estima que afecta al 15 % de la población mundial y consiste en ataques de dolor de cabeza (cefalea), episódicos y recurrentes, de intensidad moderada/grave que pueden ir acompañados de síntomas neurológicos y/o gastrointestinales, siendo, además, el tipo de dolor de cabeza que con más frecuencia conlleva un uso excesivo de analgésicos como antiinflamatorios, paracetamol, opiáceos, cafeína y triptanes.

Los ataques de migraña pueden estar causados por ciertos eventos, alimentos o cambios corporales, que se conocen como precipitantes o desencadenantes. Y aunque los precipitantes no son la causa de la migraña, pueden «debilitar» el cerebro de las personas que la padecen, favoreciendo las crisis de dolor. Sin embargo, estos desencadenantes no se manifiestan de la misma manera en todos los pacientes.

Pautas nutricionales

- La relación dieta-cerebro está fuera de toda duda, y los expertos coinciden en que, entre todos los tipos de alimentación, la dieta mediterránea es la que ha demostrado mayores ventajas en la prevención del deterioro cognitivo. Las principales características de este tipo de alimentación (baja en azúcares refinados y grasas saturadas y rica en frutas, verduras y pescados) son las claves de este efecto protector. Así, por ejemplo, una de las evidencias más recientes procede de un estudio del Centro de Investigación Biomédica en Red-Fisiopatología de la Obesidad y Nutrición (CIBEROBN), que ha aportado nuevos datos, dentro del marco del estudio PREDIMED (Prevención con dieta mediterránea), que confirman que suplementar la dieta con nueces ayuda a contrarrestar las alteraciones cognitivas asociadas a la edad e incluso retrasar la aparición del Alzheimer.

- La neuronutrición o, lo que es lo mismo, la utilización de los efectos beneficiosos que determinados alimentos y nutrientes tienen a nivel cerebral, regulando funciones como la memoria, la atención o incluso el apetito, es una tendencia al alza sobre la que se están realizando numerosas investigaciones. Este enfoque se basa en una serie de alimentos que benefician la capacidad intelectual, y entre ellos destacan los que son ricos en ácidos grasos esenciales, las vitaminas, los minerales y los aminoácidos esenciales.

- El tamaño de las raciones puede jugar un papel importante en el desarrollo de este tipo de enfermedades. Según una investigación de la Universidad de Duke, en Durham, Carolina del Norte (EE.UU.), las personas que controlan sus hábitos de comida (sobre todo, reduciendo el tamaño de las porciones) y realizan media hora de ejercicio físico de 3 a 4 veces a la semana mejoran sus funciones mentales hasta en un 30 %, sobre todo aquellas que más se ralentizan con el paso del tiempo, como son la función ejecutiva, el aprendizaje y la velocidad psicomotriz.

- Una investigación realizada por expertos del Centro Médico Universitario Rush, en Chicago (EE.UU.), ha demostrado que el exceso de cobre en la dieta (está presente sobre todo en las vísceras y el marisco) favorece la acumulación de un tipo de placas (las amiloides) y produce alteraciones cerebrales propias del Alzheimer. Los expertos recomiendan no superar las dosis diarias recomendadas de este mineral (0,9 mg) y, en la misma línea, también han alertado sobre el consumo excesivo de las grasas saturadas y trans (frecuentes en los productos comerciales horneados, los alimentos procesados, los fritos y las margarinas), ya que su exceso está directamente relacionado con un mayor riesgo de desarrollar Alzheimer y otras demencias.

- En el caso de la migraña, las certezas a nivel nutricional están principalmente centradas en los nutrientes que actúan como desencadenantes y que están claramente identificados: el alcohol (su consumo se asocia al 10 % de los casos, debido principalmente a su efecto vasodilatador y su contenido en acetaldehídos, siendo el vino tinto y la cerveza los que los pacientes identifican con mayor frecuencia; el chocolate (por su composición en teobromina y feniletilamina); los quesos (debido a su contenido en tiramina (muchas personas señalan los quesos curados como la variante desencadenante más habitual); comidas ricas en nitritos (carnes y pescados procesados y en conserva); el glutamato monosódico (un ingrediente típico en la comida china); el aspartamo (un edulcorante no calórico); y la cafeína (tanto su exceso como su abstinencia se relacionan con la aparición de crisis de migraña).

ALIMENTOS Y NUTRIENTES BENEFICIOSOS

Ácidos grasos omega 3: Varias investigaciones han constatado que una dieta rica en este nutriente, presente en el pescado y también en otros alimentos como los frutos secos y los aceites vegetales, está relacionada con una menor presencia de la proteína beta-amiloide en el cerebro. A ello hay que unir la acción antiinflamatoria que tienen los ácidos omega 3 y que resulta muy beneficiosa para la salud cerebral.

Una de las investigaciones realizadas en la Universidad de California (EE.UU.) ha demostrado que el docosahexaenoico, uno de los ácidos grasos presentes en los pescados ricos en omega 3 (atún, salmón, sardinas y anchoas), puede llegar a reducir la progresión de aquellos casos de Alzheimer relacionados con el daño cerebral.

Asimismo, en el caso de la migraña, un reciente estudio realizado en los Institutos Nacionales de Salud (NIH) y en la Universidad de Carolina del Norte (EE.UU.), cuyos resultados se han publicado en *The British Medical Journal*, confirmó el papel que desempeñan los ácidos grasos omega 3 en la prevención de las crisis de migraña y en su intensidad, basándose para ello en estudios previos que demostraron un efecto positivo de estos nutrientes en la disminución de otro tipo de dolores, atribuido principalmente a sus propiedades antiinflamatorias. Los autores del estudio querían comparar, además, este efecto con el que se obtenía con otro tipo de grasa, el ácido linoleico (omega 6). Este ácido, cuya presencia es muy elevada en la dieta tipo de los norteamericanos, se halla principalmente en los aceites vegetales, incluidos los de maíz, cártamo y soja. Estudios previos han sugerido que no solo puede desencadenar la migraña, sino también empeorar el dolor. Según los autores del estudio, hace años que el ácido palmítico y las grasas de productos procesados se relacionan con la migraña. Algunas investigaciones indican que la dieta baja en estas grasas puede reducir la frecuencia, intensidad y duración de los dolores de cabeza, así como la necesidad de ingerir medicamentos para aliviarlos. Para los investigadores, el efecto de la grasa en la migraña reside en el tipo y calidad de la grasa, además de la cantidad, y en este sentido los ácidos grasos omega 3 y omega 6 son los que ofrecen más beneficios.

Ácido fólico: Investigadores de la Universidad de California (EE.UU.) descubrieron que existe una relación entre los niveles bajos de vitamina B_{12} o ácido fólico y la disminución cognitiva, que suele ser el preámbulo de la aparición de los primeros síntomas de la enfermedad de Alzheimer. También demostraron que las consecuencias de este déficit son más significativas en el caso de las mujeres, ya que, además, multiplica por dos el riesgo de padecer depresión. El ácido fólico se encuentra principalmente en las verduras de hoja verde, legumbres, cereales y frutas como el aguacate.

Café: El café, tomado con moderación, puede ser un buen aliado cerebral. Así se desprende de los resultados de varios estudios que han demostrado que los consumidores habituales de esta bebida (de 3 a 5 tazas diarias) presentan un riesgo menor de padecer demencias. La razón parece estar en que la cafeína, además de estimular el sistema nervioso central, puede reducir hasta la mitad el exceso de proteína beta-amiloide en el cerebro. Un estudio realizado por un equipo del Centro Médico de la Universidad de Duke, en Durham, Carolina del Norte (EE.UU.), demostró que aumentar la dosis y la intensidad del consumo de cafeína reduce significativamente las posibilidades de desarrollar Parkinson.

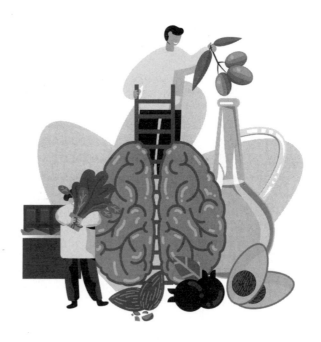

Antioxidantes: Todos ellos combaten la acción de los radicales libres, y protegen el cerebro del proceso de envejecimiento. Hay estudios que relacionan una dieta alta en antioxidantes con una recuperación de los déficits cognitivos producidos por el envejecimiento de las funciones neuronales. Dos de ellos, la vitamina C y los betacarotenos, podrían, además, contribuir a evitar la acumulación de sustancias nocivas en el tejido cerebral, con lo que contribuirían a prevenir el Alzheimer, según investigaciones recientes. Las mejores fuentes de antioxidantes son las frutas y verduras en general, especialmente: las cerezas, las frutas del bosque, los cítricos, las ciruelas, los berros, las espinacas, el tomate, el repollo...

Vitaminas del grupo B: Se ha estudiado su papel como reguladoras de los niveles de homocisteína, una sustancia que podría estar implicada en la aparición del Alzheimer. Otros estudios han demostrado que los suplementos de vitaminas del grupo B (especialmente la B_6) pueden retrasar la atrofia cerebral, propia de personas que presentan un deterioro cognitivo leve. Son fuente de esta vitamina las carnes (pollo, pavo y ternera), pescados como el bacalao y el salmón, y verduras como los pimientos y las espinacas.

Colina: Las alteraciones del sueño y, sobre todo, la falta continua de un sueño reparador, afectan directamente al cerebro, sobre todo a funciones como la memoria. Una investigación reciente realizada en el Centro de Neurobiología del Sueño de la Universidad de Pensilvania (EE.UU.) ha asociado las dosis bajas de determinados nutrientes con los problemas de sueño y ha comprobado que el déficit de uno de ellos, la colina (también conocida como vitamina B_7), era el responsable del exceso de somnolencia diurna. Este nutriente también está relacionado con el correcto funcionamiento de la memoria. La colina se halla en la carne y los huevos; la nuez de pecán también contiene este nutriente en cantidades más elevadas.

Antocianinas: Son los compuestos responsables del pigmento de color azul, rojo y púrpura que tienen las bayas o frutos del bosque. Poseen un elevado poder antioxidante y, además, se ha demostrado su función en la mejora de funciones cerebrales como la memoria y la capacidad de aprendizaje. Se encuentran sobre todo en las uvas, arándanos y moras.

Polifenoles: Son compuestos naturales que, según se ha demostrado, ayudan a mantener una buena salud cerebral, ya que tienen propiedades antiinflamatorias y antioxidantes. Están presentes en frutas y verduras en distintas formas: como el resveratrol en uvas y bayas; el ácido rosmarino en las hierbas aromáticas, y los taninos del vino tinto, el té y el chocolate.

Hierro: Este mineral facilita el transporte de oxígeno al cerebro, por lo que contribuye a oxigenar las neuronas. Varias investigaciones han asociado los niveles bajos de hierro con síntomas como la dificultad de concentración y, también, con la menor asimilación de conocimientos y una peor fluidez verbal. Entre los alimentos ricos en hierro destacan las lentejas ya que, además de su aporte en este mineral, contienen azúcares de asimilación lenta, lo que las convierte en idóneas para la salud neuronal. Otras fuentes de hierro son los berberechos, el hígado y las espinacas.

HÁBITOS RECOMENDABLES

- En cuanto a la prevención de las enfermedades neurodegenerativas, los expertos señalan que los hábitos y el estilo de vida en las edades medias inciden de forma muy significativa en el mayor o menor riesgo de desarrollarlas.

  Está demostrado que todas las medidas que favorecen la buena salud inciden en un mejor estado del cerebro. Por ello es recomendable evitar el sobrepeso, controlar la tensión arterial y mantener a raya la diabetes y la hipoglucemia. Así lo evidencian algunos estudios realizados en los países nórdicos, que han demostrado la disminución de la incidencia de demencia en personas mayores de 65 años que habían incorporado en su vida cotidiana prácticas de prevención para el control de los factores de riesgo cardiovascular. Según los autores, se calcula que si se adoptan unos hábitos de vida saludables podría prevenirse uno de cada tres casos de Alzheimer.

- Está demostrado que la práctica de ejercicio físico retrasa la aparición del Alzheimer y otras enfermedades neurodegenerativas, un estilo de vida activo mejora la salud en general y, concretamente, la salud cardiovascular. En este sentido se sabe que los síntomas del Alzheimer se manifiestan antes en aquellas personas que tienen problemas vasculares.

  Una de las investigaciones más completas al respecto es la que ha realizado el doctor César Kalazich, especialista en Medicina Deportiva en la Clínica MEDS (Chile). Este experto hizo una recopilación de las evidencias científicas sobre los beneficios de la actividad física en la función cognitiva, la memoria y el tiempo de reacción, capacidades todas estas que se ven alteradas en el Alzheimer. Una de las conclusiones a las que llegó Kalazich fue que los deportes considerados de «habilidades abiertas», esto es, aquellos en los que la toma de decisiones rápidas, las reacciones instantáneas y en los que intervienen la precisión y la velocidad (fútbol, tenis de mesa, voleibol, baloncesto, hockey o esgrima), serían los más recomendables en este sentido. Según Kalazich, se ha comprobado que los pacientes ancianos que practican estas disciplinas de forma guiada por un especialista mejoran notablemente parámetros como la memoria, la capacidad de reacción y la capacidad cognitiva en pocos meses.

- El hábito del tabaco tiene efectos muy negativos en la salud cerebral. Concretamente, está demostrado que fumar incide en el desarrollo de la enfermedad de Alzheimer. De hecho, hay evidencias científicas de que en personas mayores de 43 años que son fumadoras activas es posible detectar un deterioro cognitivo. Asimismo, es importante evitar en la medida de lo posible convertirse en fumador pasivo, pues está demostrado que esta circunstancia también favorece la aparición de la enfermedad.

Dieta tipo

EJEMPLO DE MENÚ DIARIO PARA PACIENTES CON ENFERMEDAD
DE ALZHEIMER

- Desayuno: Leche o yogur. Rebanada de pan con aceite de oliva. Fruta madura.

- Media mañana: Pan. Queso o jamón cocido. Fruta madura.

- Comida: Acelgas con patata cocida. Pollo al horno con limón. Pan. Yogur.

- Merienda: Pan. Queso fresco con membrillo.

- Cena: Puré de calabaza. Pescado sin espinas. Tomate en rodajas. Pan. Compota de frutas.

EJEMPLO DE MENÚ DIARIO PARA PACIENTES CON ENFERMEDAD
DE PARKINSON

- Desayuno: Leche o yogur. Pan o cereales. Fruta.

- Media mañana: Infusión. Pan con queso o jamón. Fruta.

- Comida: Pasta, patata, arroz o legumbre. Carne, pescado o huevos con guarnición de ensalada o verdura. Pan. Fruta.

- Merienda: Yogur. Fruta.

- Cena: Ensalada o verdura. Carne, pescado o huevos con guarnición de patatas o arroz. Pan. Fruta o postre lácteo.

 8 CONSEJOS para prevenir **EL ALZHEIMER**

| DIETA SALUDABLE | LEER LIBROS | AJEDREZ | TOCAR ALGÚN INSTRUMENTO MUSICAL |

| JUEGOS LÓGICOS | NO FUMAR | EXPANDIR TU CÍRCULO SOCIAL | NO ABUSAR DEL ALCOHOL |

EL SISTEMA OCULAR

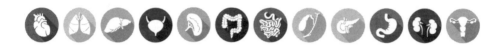

Si bien la salud ocular debe cuidarse durante toda la vida, es preciso tener en cuenta que la vista es uno de los sentidos más sensibles al paso del tiempo, ya que a partir de los 40 años hay una mayor predisposición a que aparezcan trastornos oculares como la presbicia, el glaucoma o las cataratas. De ahí la importancia de detectar los síntomas, ya que si no se tratan adecuadamente pueden dar lugar a dolencias más serias.

El deterioro de la visión afecta a cerca de 314 millones de personas en todo el mundo, y se estima que cerca de un 80% de los problemas oculares se pueden prevenir o tratar. Al tratarse de alteraciones o patologías con un origen multifactorial, el abordaje debe hacerse desde diversos enfoques, incluido el nutricional, que puede ser relevante en algunas de ellas.

En este sentido, se ha demostrado que un estilo de vida saludable mantenido en el tiempo y el consumo de determinados nutrientes ayuda a prevenir muchos problemas oculares y ralentiza su desarrollo cuando estos aparecen.

ALGUNAS ENFERMEDADES

Enrojecimiento: Más que de una enfermedad, se trata de un síntoma. El llamado «ojo rojo» es una manifestación común en todas las patologías oculares con inflamación y lo más frecuente es que se deba a una irritación; la excepción son los derrames o hiposfagmas, depósitos de sangre bajo la conjuntiva, que habitualmente se presentan de forma espontánea y resultan muy llamativos, pero que son asintomáticos y benignos.

Conjuntivitis: Es una inflamación de la conjuntiva, la parte visible del tejido húmedo que rodea el globo ocular. Puede estar producida por infecciones bacterianas y víricas (muy contagiosas), por procesos alérgicos o por algún producto tóxico (por ejemplo, el cloro). Sus síntomas más característicos son el ojo rojo, escozor o sensación de arenilla y secreción. El tratamiento de la conjuntivitis es distinto según sea su causa (infecciones, alergias). En caso de que no remita, es preciso acudir al oftalmólogo, ya que puede complicarse si no se trata adecuadamente.

Cataratas: Es el problema de visión más común entre la población de edad avanzada (se calcula que más de la mitad de los mayores de 65 años lo padecen). Se produce cuando el cristalino, una lente situada detrás de la pupila, cuya función es la de cambiar el enfoque del ojo para objetos lejanos y cercanos, va ensombreciéndose, lo que comporta una disminución tanto de la cantidad como de la calidad de la visión. Los primeros síntomas se presentan entre los 50 y 60 años: visión borrosa, nublada, difusa o velada; pérdida de la intensidad de los colores; visión deficiente durante la noche, sobre todo al conducir, causada por los efectos de las luces brillantes; problemas con el brillo de las lámparas o del sol; percepción de halos alrededor de las luces; visión doble en un solo ojo y disminución de la sensibilidad a los contrastes. La edad es la causa principal, pero también influyen otros factores como la diabetes, una elevada miopía, ciertos medicamentos (como los corticoides) o la sobreexposición a los rayos UVA. La cirugía es el único tratamiento que existe hasta el momento para erradicarlas, de ahí que sea fundamental prestar la debida atención a sus síntomas.

Fatiga ocular: Los síntomas son sensación de pesadez en el ojo, picor, visión borrosa en determinados momentos e irritación. Se produce con frecuencia al trabajar ante una pantalla durante mucho tiempo o al realizar otro tipo de actividad que suponga mantener fija la vista durante periodos prolongados. Desaparece con el descanso ocular, el cambio de tareas y, también, humedeciendo el ojo regularmente con lágrimas artificiales.

Ojo seco: Las causas más frecuentes son los ambientes muy calurosos o secos, así como un descenso de la secreción lagrimal (producida a su vez por algunas patologías). Las evidencias científicas demuestran que la posibilidad de tener un ojo seco aumenta con la edad. También se sabe que las mujeres lo padecen tres veces más que los hombres, sobre todo a partir de la menopausia.

DMAE (Degeneración macular asociada a la edad): Es la principal causa de ceguera irreversible en la población mayor de 50 años en los países desarrollados. Se trata de una enfermedad que afecta a la mácula, que es la zona central de la retina, produciendo pérdida de la visión central. Diversos estudios han demostrado el impacto de varios factores de riesgo en la aparición y desarrollo de la DMAE, entre ellos la edad, los antecedentes familiares, el tabaquismo y la dieta. Sus síntomas son la visión de las líneas rectas onduladas o torcidas y la visión de una mancha central que impide, por ejemplo, leer.

Pautas nutricionales y recomendaciones

- Los nutrientes que han demostrado mayores beneficios para la salud ocular son la luteína y la zeaxantina, dos pigmentos de la familia de los carotenoides que se encuentran en el huevo y en los vegetales. Actúan como antioxidantes que se depositan en el ojo, y se ha demostrado que lo protegen, previenen las cataratas y la degeneración macular, causas frecuentes de ceguera en edades avanzadas. Recientemente se ha demostrado también que consumir luteína puede incrementar la densidad del pigmento macular (que tiende a disminuir con la edad), e incluso mejorar la función visual.

- Los alimentos con mayor contenido en luteína y zeaxantina son los siguientes (de mayor a menor cantidad):

- Verduras: Espinacas, acelgas, brécol, apio verde, espárrago verde, judías verdes, pimiento verde, lechuga, zanahoria, coles de Bruselas, alcachofas, apio blanco, calabacín y patata.

- Frutas: Aguacate, kiwi, ciruela amarilla, naranja, cerezas, sandía, melocotón, fresón, pera y plátano.

ALIMENTOS Y NUTRIENTES BENEFICIOSOS

Huevo: Es una de las principales fuentes de luteína y la zeaxantina. Aunque las hortalizas aportan la mayor parte de la luteína en la dieta, diversos estudios muestran que el contenido y la composición en grasa de la yema de huevo ayudan a que la luteína y la zeaxantina encuentren mejor su recorrido a través de nuestro organismo hasta depositarse en el ojo.

Vitamina C: Los alimentos ricos en este nutriente tienen propiedades para reforzar el sentido de la vista, blindando los ojos ante los efectos del envejecimiento, ya que la vitamina C forma parte del cristalino y tiene capacidad antioxidante, protegiendo al ojo sobre todo de las cataratas. Destacan el pimiento rojo, la papaya, el kiwi, la fresa, los cítricos, el perejil, el brécol, el melón y la coliflor.

Otras vitaminas: La vitamina A (presente en lácteos, hígado, tomates, zanahorias, pescado azul, melón, espinacas) evita la sequedad conjuntival; los alimentos ricos en vitamina E (frutos secos, especias como la albahaca y el orégano, aceitunas y espárragos) protegen la vista de agentes externos y de los radicales libres, responsables de las patologías oculares relacionadas con la edad; y la vitamina B_{12} (carne de ternera, algas, levadura de cerveza, germen de trigo, soja) es fundamental para la recuperación de los tejidos, incluidos los que están implicados en la visión.

Espinacas: Es un alimento especialmente recomendable para la salud ocular, ya que, además de ser el más rico en luteína y zeaxantina, destaca también por su elevado contenido en vitaminas A y E. Su ingesta habitual ha demostrado beneficios sobre todo en caso de fotofobia, la sequedad ocular o pérdida de visión nocturna. Un dato importante a tener en cuenta es que su nivel de luteína y zeaxantina aumenta notablemente con la cocción.

HÁBITOS RECOMENDABLES

- En caso de enrojecimiento y fatiga ocular, lo mejor es «descansar la vista», mediante tareas que no supongan ningún esfuerzo ocular. También resulta efectivo fijar la vista en el horizonte, usar lágrimas artificiales y lavar el ojo afectado con suero fisiológico o agua previamente hervida.

- En todas las patologías oculares, la higiene de manos es muy importante, así como evitar tocar el ojo sano y, aún menos, usar para limpiarlo el mismo disco de algodón o toallita que se ha utilizado para el ojo enrojecido o inflamado.

- Para prevenir las cataratas o retrasar su aparición, es fundamental usar gafas de sol debidamente homologadas y que protejan los ojos adecuadamente de los rayos solares; leer a la distancia correcta y con buena luz; extremar la higiene ocular y desmaquillarse correctamente. Es importante también no estar demasiado tiempo frente a una pantalla (los expertos recomiendan hacer pausas de 10 minutos por cada 50-60 minutos que uno pase frente al ordenador y otros dispositivos). Además, se sabe que las pantallas y luces LED emiten unas fuertes radiaciones ultravioleta, uno de los principales factores de riesgo de las cataratas.

- Se recomienda someterse a una revisión oftalmológica aproximadamente cada dos años, y una vez al año a partir de los 40-50 años, sobre todo si se padece un problema de visión.

- Los especialistas advierten que nunca deben usarse colirios por cuenta propia, ya que salvo algunos, que son lubricantes (lágrimas artificiales), el resto de los colirios y medicamentos oculares pueden tener efectos secundarios importantes, razón por la que deben ser recetados siempre por un oftalmólogo.

- Es importante proteger adecuadamente los ojos cuando se practica deporte. Según datos de la Sociedad Española de Oftalmología, aumentan las lesiones oculares producidas por la práctica deportiva sin la debida protección ocular, siendo las actividades más peligrosas en este sentido el frontón, el squash, el hockey y el baloncesto.

Alimentos para una buena visión

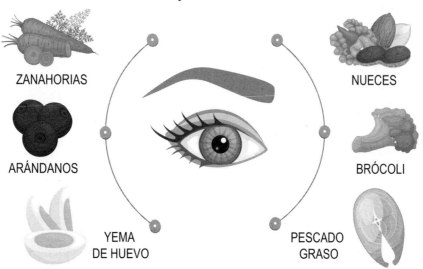

ZANAHORIAS

NUECES

ARÁNDANOS

BRÓCOLI

YEMA DE HUEVO

PESCADO GRASO

LA CAVIDAD BUCAL

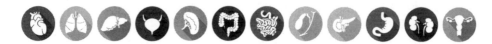

Las encías son el escenario en el que se desarrollan las enfermedades periodontales, cuya frecuencia aumenta con la edad. De hecho, según los datos de la Sociedad Española de Periodoncia, solamente el 5% de los adultos mayores de 60 años tienen sus encías sanas. Estas enfermedades están producidas por bacterias y pueden ser fundamentalmente de dos tipos: la gingivitis y la periodontitis o piorrea. Se estima que más de la mitad de los mayores de 35 años tienen gingivitis y una de cada 3 personas padece periodontitis.

Ambas dolencias resultan molestas y pueden alterar la calidad de vida de quien las padece, ya que producen, entre otros síntomas, sangrado de encías, mal aliento, dolor, movilidad de dientes, etc. No obstante, la enfermedad periodontal va más allá de la salud bucal, puesto que recientes estudios han confirmado que supone un factor de riesgo de infarto y otras enfermedades cardiacas. Las personas aquejadas de periodontitis tienen un riesgo de entre el 25 y el 50% de padecer una dolencia cardiaca.

Concretamente, la enfermedad dental implica una inflamación crónica, producida por una infección. Si esta infección no se trata adecuadamente, puede desencadenar a su vez una inflamación de las arterias coronarias y obstruirlas, lo que constituye el principal factor de riesgo de las enfermedades cardiovasculares. Está demostrado que en las enfermedades periodontales se libera en la sangre una gran cantidad de mediadores inflamatorios (moléculas que producen una inflamación), los cuales pueden depositarse en diferentes órganos.

Una higiene bucal adecuada incide beneficiosamente sobre la salud cardiovascular. De hecho, recientemente, la Asociación Americana de Cardiología ha recomendado el cuidado bucal, y más específicamente el periodontal, como una más de las estrategias de prevención de cardiopatías.

Por otro lado, las enfermedades de las encías repercuten en el estado de salud en general y, por tanto, sus consecuencias no se limitan solo las dolencias cardiovasculares. Se sabe, por ejemplo, que las enfermedades periodontales están relacionadas con el riesgo de tener un parto prematuro y también se asocian a un aumento de las probabilidades de descompensación de los niveles de glucosa en los diabéticos. Y a la inversa: determinadas situaciones y alteraciones de salud pueden tener un claro reflejo en la salud bucodental, favoreciendo la aparición de enfermedades periodontales. Es el caso de algunos cambios hormonales (embarazo, menopausia); ciertas situaciones en las que las defensas están bajas (herpes, trasplantados); o el estrés, que es una de las principales causas de caries dental, ya que unos niveles de ansiedad elevados aumentan la acidez de la saliva, además de reducir la cantidad de salivación, afectando directamente al esmalte.

ALGUNAS ENFERMEDADES

Gingivitis: Se trata de una inflamación de la encía, acompañada de enrojecimiento y sangrado. No es grave, y con tratamiento y cuidados se resuelve sin dejar secuelas, pero si no se le presta la debida atención puede evolucionar hacia la periodontitis.

Periodontitis: Se estima que afecta al 65% de la población mayor de 55 años y supone un problema más serio, ya que la infección en la encía es más profunda y, además, afecta al resto de los tejidos que rodean y soportan al diente, pudiendo incluso producir la pérdida del mismo. De hecho, la periodontitis es, junto a la caries y la fractura de dientes, una de las responsables de que, en la población de entre 65 y 74 años, la media de dientes perdidos sea de 11, y de que el 7,3% de las personas de este grupo de edad estén totalmente desdentadas.

Boca seca: Aunque en principio el síndrome de boca seca (xerostomía) no es un problema grave, sí que puede llegar a ser muy molesto, así que hay que prestarle la debida atención. Se trata de un desorden complejo que se caracteriza por una disminución de la producción de saliva. Este nivel de producción puede caer hasta el 20-30% del rendimiento normal. Afecta aproximadamente al 10% de la población adulta, y la frecuencia se duplica a partir de los 60-65 años.

Se trata de una molestia permanente que, además, puede ir acompañada y agravada por otros síntomas como ardor, sequedad y/o dolor en la garganta, lengua seca y áspera, labios agrietados o incluso la aparición de llagas en la cavidad bucal. Si no se trata adecuadamente, puede llegar a condicionar funciones tan importantes como el habla, la masticación o la deglución. Entre las causas implicadas en esta hipofunción salival hay que destacar las que se derivan de los efectos secundarios de algunos medicamentos (antihipertensivos, diuréticos, antidepresivos, antihistamínicos, etc.), ciertos tratamientos (radioterapia y quimioterapia, durante o después de su aplicación), determinadas enfermedades sistémicas (diabetes, infección por VIH, algunas patologías sanguíneas, síndrome de Sjögren, etc.) y alteraciones de las propias glándulas salivares.

Bruxismo: Se trata de un trastorno que consiste en apretar o rechinar los dientes involuntariamente y de forma continuada. Afecta entre un 10 y un 20% de la población y se sabe que los que lo padecen (bruxistas) suelen hacer dos tipos de movimiento: apretar los dientes fuertemente entre sí o bien frotarlos con movimientos anormales. Tal y como han evidenciado varios estudios, el bruxismo afecta prácticamente al doble de mujeres que hombres. Conocido como el «habito silencioso», puede producirse tanto de día como de noche, siendo el nocturno el más problemático por ser más difícil de controlar y detectar (suele ser la pareja del paciente quien se da cuenta del problema). Las personas que «bruxan» mientras duermen suele despertarse cansadas, con dolor en los músculos de la cara o incluso con dificultad para abrir la boca. Después del insomnio y el ronquido, es la alteración del sueño más frecuente. Por otro lado, existe una estrecha relación entre las enfermedades bucodentales, como el bruxismo, y la calidad del sueño. Así, según un estudio publicado en el *Journal of Clinical Sleep Medicine*, el 90% de las personas con bruxismo nocturno presentan apnea del sueño en alguno de sus estadios.

Halitosis: Más que de un problema odontológico, se trata de un síntoma. De hecho, existen más de 80 fisiopatologías que pueden causar halitosis, y no todas ellas tienen su causa en la cavidad bucal. Se estima que un 30 % de las personas pueden sufrir este problema, que, en muchas ocasiones, deja de ser personal para tener un impacto social. Aunque un 60 % de las halitosis están producidas por problemas orales, no siempre es así: en un 20 % de los casos, el mal aliento está relacionado con problemas del tubo digestivo o del sistema respiratorio.

Pautas nutricionales y recomendaciones

- Teniendo en cuenta el componente inflamatorio que tiene la enfermedad periodontal, los estilos alimentarios que implican el consumo de frutas, verduras, ácidos grasos cardiosaludables, cereales, legumbres, etc., como la dieta mediterránea, aportan muchos beneficios a la salud bucodental.

- Es muy importante evitar los dulces y azúcares, puesto que son el tipo de alimento más perjudicial para la dentadura, pues aumenta la placa bacteriana (las bacterias se alimentan de azúcar y empiezan a desarrollarse, a acumularse y a endurecerse en la superficie de los dientes). Los azúcares también incrementan la acidez, ya que la presencia de esas bacterias nocivas provoca un aumento del pH en la cavidad bucal; estos ácidos, a su vez, debilitan los dientes y permiten a las bacterias colarse en el interior. Existe un nexo directo entre el azúcar y la caries, pues como consecuencia del aumento de la placa bacteriana y de la acidez en la boca, las bacterias hacen agujeros en los dientes y se instalan en ellos. También favorecen la inflamación de las encías, produciendo hipersensibilidad, sangrado y una mayor debilidad de las piezas dentales. Si bien lo ideal es eliminar los azúcares de la dieta, se puede minimizar su efecto si se intercala la ingesta de los dulces con algún alimento de otro tipo, ya que con ello se consigue que la boca genere más saliva y que esta elimine los restos de azúcar que quedan en los dientes. Es aconsejable elegir los dulces y golosinas que se consumen con mayor rapidez y que no contienen potenciadores de sabor como el ácido cítrico, porque estos contribuyen a la erosión de los dientes.

- Hay una serie de alimentos que afectan directamente al esmalte dental, llegando incluso a producir manchas y oscureciendo el blanco característico. Los más negativos en este sentido son el café y, sobre todo, el té. Otros alimentos que manchan la dentadura son las granadas, la soja oscura, el vinagre balsámico de Módena y los extractos de alcachofas, sin olvidar el vino tinto y las bebidas de cola.

- Las bebidas carbonatadas y los alimentos ácidos disuelven el esmalte, por lo que se deben tomar con precaución. El alcohol también es perjudicial, ya que si se consume de forma habitual, seca la boca, desgasta el calcio de las piezas dentales, causa mal aliento y, además, está considerado un factor de riesgo del cáncer de boca.

- Para la xerostomía o boca seca, una recomendación sencilla y efectiva es tener siempre a mano un botellín de agua para favorecer la hidratación. Se aconseja a las personas que padezcan este trastorno ingerir a diario de 2-3 litros de líquidos sin azúcares añadidos (preferiblemente agua); evitar sustancias que contengan cafeína y suprimir el alcohol (y también el tabaco, ya que contribuye a la sequedad bucal).

ALIMENTOS Y NUTRIENTES BENEFICIOSOS

Manzana: Además de sus ventajas nutricionales, el simple gesto de morder una manzana produce un efecto similar al del cepillado, ya que limpia la placa y pule los dientes. Además, es rica en vitamina C, uno de los mejores aliados para prevenir la gingivitis y proteger las encías de la acción de las bacterias, y no nos olvidemos del calcio, que es indispensable para la salud bucodental.

Fresa: Se trata de una fruta que produce ácido málico, el responsable de que los dientes mantengan su color saludable. Este ácido actúa a modo de astringente, por lo que elimina las manchas superficiales de los dientes. Se sabe también que la infusión elaborada con hojas de fresa es un remedio muy efectivo para aliviar las inflamaciones de las encías y proteger las mucosas bucales.

Uva: A su riqueza en sustancias antioxidantes hay que añadir sus efectos positivos sobre la dentadura, puesto que el ácido málico que contiene (al igual que las fresas) disminuye de forma natural las manchas y decoloraciones que aparecen en los dientes. La concentración de ácido málico se reduce a medida que la fruta madura, de modo que lo mejor es consumirla en su punto para conseguir este efecto blanqueador.

Vegetales crujientes: Todos en general, pero la zanahoria, el apio y los rábanos en particular, contribuyen a retirar de los dientes los restos de comida que, a la larga, acaban produciendo las manchas. Uno de los efectos que producen estos alimentos al masticarlos es aumentar la segregación de saliva, favoreciendo la limpieza natural de la boca. Además, cabe destacar su aporte en vitaminas, principalmente la C. El mismo efecto producen otras verduras de textura dura y fibrosa como la coliflor o las judías verdes.

Queso: Ejerce un efecto protector sobre el esmalte dental, previniendo la aparición de manchas. Gracias a su alto contenido en calcio y fósforo, el queso acelera la neutralización del ácido y la reposición de minerales en el esmalte, garantizando así una menor decoloración. Especialmente beneficioso es el queso curado (tipo cheddar) ya que, por un lado, su aporte en calcio refuerza los dientes ante el daño que producen determinados alimentos o patologías como la xerostomía, y, por otro, al masticarlo, aumenta rápidamente el pH bucal, lo que a su vez se asocia a una mayor producción de saliva, según demostró un estudio publicado en *General Dentistry*.

Yogur: Contribuye al buen mantenimiento de la salud bucodental debido principalmente al ácido láctico que contiene. Este ácido aumenta la salivación, y la saliva, a su vez, ayuda a prevenir la aparición de las manchas y también de las caries.

Por la misma razón, la leche también puede minimizar el efecto de algunos de los alimentos que más manchan los dientes (té, café), por lo que, añadida a estas bebidas, reduce su capacidad de alterar el esmalte dental.

HÁBITOS RECOMENDABLES

- La prevención de la enfermedad periodontal se basa en el control de la placa dental, evitando su acumulación en las encías, para lo que es necesario limpiar tanto los dientes como los espacios interdentales (con la seda dental) después de cada comida. Además, hay que renovar el cepillo cada 3 meses y someterse a revisiones periódicas (aproximadamente cada 6 meses), que son fundamentales para mantener la salud de las encías.

- Masticar supone una buena estrategia para prevenir problemas como la boca seca o la halitosis, ya que activa las glándulas salivales, estimulando la producción de saliva y aumentando la humedad de la cavidad bucal. Las ingestas frecuentes potencian la masticación, y para reforzar este efecto, es fundamental priorizar los alimentos fibrosos (una buena opción son las crudités: apio, zanahoria, endivias…).

- Otra medida efectiva que recomiendan los especialistas es masticar chicles sin azúcar y con xilitol, un edulcorante que reduce las bacterias bucales que producen la caries. Los caramelos son otra opción: según algunos expertos, los que contienen sustancias/aromas cítricos, menta o canela pueden aumentar el efecto estimulador salival al chuparlos, pero en general sirve cualquiera siempre que sea sin azúcar.

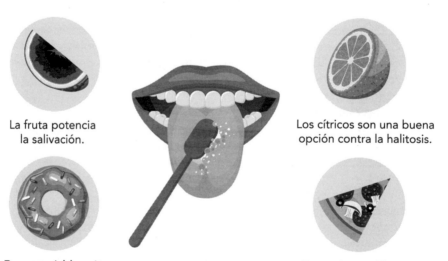

La fruta potencia la salivación.

Los cítricos son una buena opción contra la halitosis.

Es aconsejable evitar el azúcar para prevenir la caries.

Es preciso cepillarse los dientes después de cada comida.

EL SISTEMA AUDITIVO

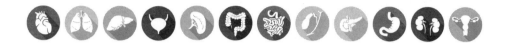

Se estima que cerca de 466 millones de personas en todo el mundo padecen pérdida de audición discapacitante, de las cuales 34 millones son niños, según la OMS. Asimismo, los datos más recientes apuntan a que 1 100 millones de jóvenes (entre los 12 y los 35 años de edad) están en riesgo de padecer pérdida de audición debido principalmente a su exposición al ruido en espacios recreativos.

Se llama pérdida de audición discapacitante a una disminución auditiva superior a 40 dB en el oído con mejor audición en los adultos y superior a 30 dB en el oído con mejor audición en los niños.

ALGUNAS ENFERMEDADES

Hipoacusia: La hipoacusia, o disminución de la capacidad de audición, afecta a un 5 % de la población mundial. Se trata de una patología cuya frecuencia aumenta con la edad y que puede llegar a tener consecuencias graves para la salud. En este sentido, es importante diferenciar entre las pérdidas auditivas derivadas de un traumatismo o una enfermedad de aquellas que aparecen por problemas congénitos, hereditarios o asociados a la edad.

Existen tres tipos de hipoacusias: transmisivas, neurosensoriales y mixtas. Las transmisivas son aquellas que se producen porque algo impide la transmisión del sonido, y pueden ser debido a los tapones de cera, a la mucosidad derivada de una otitis, a alteraciones del tímpano o de la cadena por una perforación timpánica, o a una otosclerosis que fija el estribo y no permite que se mueva adecuadamente.

Las hipoacusias neurosensoriales se deben a una lesión del oído interno como el trauma acústico, mientras que en las hipoacusias mixtas se combinan las transmisivas con las neurosensoriales.

Tinnitus: Según la Sociedad Española de Medicina de Familia y Comunitaria (semFYC), se calcula que entre un 10 y un 15 % de los adultos ha sufrido de tinnitus en algún momento de su vida. Para gran parte de la población, esto representa un malestar pasajero después de haber estado expuestos a ruidos intensos, como, por ejemplo, tras acudir a un concierto. No obstante, lo que para unos es una cuestión momentánea o puntual, en otras personas deriva en una condición que las acompaña siempre. Quienes padecen tinnitus tienen la sensación de oír un sonido cuando no hay ninguna causa externa que lo provoque. Estos sonidos se presentan como zumbidos, timbres, pitidos o siseos de diferentes tonos e intensidades, y pueden afectar a un oído o a ambos de manera continua o intermitente. Muchos pacientes con estas molestias acaban padeciendo depresión, irritabilidad, frustración, estrés, ansiedad, insomnio, dificultades de concentración e hiperactividad.

Pautas nutricionales y recomendaciones

- Está demostrado que la mala alimentación es un factor que influye en la hipoacusia. Así, por ejemplo, un estudio publicado en la revista *Nutrients* reflejó que los alimentos con alto contenido en azúcar, la cerveza y otro tipo de bebidas alcohólicas se asocian con la pérdida auditiva que está relacionada con la edad, razón por la que la dieta y los consejos de estilo de vida pueden ayudar a su prevención. Una alimentación correcta y variada puede evitar infecciones, retrasar el envejecimiento y la aparición de enfermedades crónicas y, por tanto, evitar el desarrollo de pérdida auditiva.

- Entre las evidencias que existen sobre el nexo dieta-salud auditiva destacan estudios como los que realizaron algunos investigadores del Brigham and Women's Hospital, en Boston (EE.UU.), cuyos resultados revelaron que seguir una dieta saludable puede reducir el riesgo de pérdida auditiva adquirida. En uno de ellos, de tres años de duración, realizado en mujeres, los autores analizaron las sensibilidades auditivas y descubrieron que las participantes, cuyos patrones de alimentación se adherían más estrechamente a las pautas consideradas saludables, como la dieta DASH o la dieta mediterránea, presentaban un riesgo sustancialmente menor de disminución de la sensibilidad auditiva.

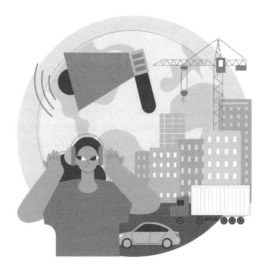

ALIMENTOS Y NUTRIENTES BENEFICIOSOS

Antioxidantes: Todos los alimentos ricos en antioxidantes son beneficiosos para la salud auditiva, ya que está demostrado que estas sustancias protegen las células del oído del daño oxidativo. Los más interesantes son aquellos que combinan distintos tipos de antioxidantes.

Carotenoides: Los resultados de las investigaciones realizadas en esta línea sugieren que una mayor ingesta de nutrientes específicos, concretamente dos tipos de carotenoides (beta-caroteno y beta-criptoxantina), aporta beneficios destacables a nivel auditivo. Dichos nutrientes se hallan principalmente en alimentos como la calabaza, las zanahorias, las naranjas y algunas frutas.

Folatos: Estas sustancias, presentes en las legumbres, verduras de hoja verde y otros alimentos, tienen un efecto positivo sobre la audición.

Ácidos grasos omega 3: Especialmente los de cadena larga, que se encuentran en los mariscos y pescados, se han asociado a un menor riesgo de pérdida auditiva.

Minerales: Varios estudios han constatado que el potasio y el zinc, en concreto, son buenos aliados del mantenimiento de una buena audición.

HÁBITOS RECOMENDABLES

- Los especialistas insisten en la importancia de protegerse adecuadamente ante el ruido, especialmente en lugares de trabajo con maquinaria ruidosa, en áreas recreativas o salas de conciertos, así como del uso prolongado y a volúmenes altos de reproductores de audio. Estas recomendaciones son especialmente importantes en el caso de los jóvenes, teniendo en cuenta que la OMS estima que, en los países de ingresos medios y altos, la mitad de las personas de entre 12 y 35 años utilizan dispositivos electrónicos (MP3, teléfonos móviles y otros) a niveles inseguros.

- Los principales organismos y sociedades implicados en la salud auditiva están haciendo esfuerzos por concienciar a la población sobre la importancia de prestar atención a los ruidos más dañinos y reducir la intensidad y el tiempo de exposición a los mismos. En líneas generales, para garantizar una buena salud auditiva se recomienda no superar los 65 dB. Por ejemplo, una exposición a un sonido por encima de 100 dB implica un riesgo de pérdida auditiva superior a 85 dB.

- Una proporción sustancial de pérdida auditiva es modificable y puede prevenirse si se evita el consumo excesivo de los llamados medicamentos ototóxicos. Entre los más utilizados se encuentran la aspirina, los antiinflamatorios no esteroideos (ibuprofeno), los antibióticos del grupo aminoglucósidos y los diuréticos.

NUTRICIÓN E INMUNIDAD

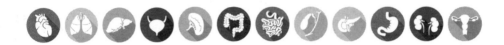

E l sistema inmune está perfectamente capacitado para defender al organismo ante las enfermedades causadas por microorganismos, pero no es infalible: a veces falla, por eso hay gripes e infecciones. Y estos «fallos» aumentan a medida que se cumplen años, porque el sistema inmune se debilita y, en consecuencia, aumenta el riesgo de contraer determinadas enfermedades, sobre todo en aquellas personas que padecen una patología crónica y en las que el riesgo de desarrollar enfermedades infecciosas se incrementa.

A este debilitamiento del sistema inmune contribuyen algunos de los cambios inherentes a la edad que se producen en el organismo: déficits alimenticios (principalmente niveles insuficientes de vitaminas); debilitamiento de la piel (favorece la acción de agentes nocivos); escasa ingestión de líquidos (la sensación de sed es menor a medida que se envejece); insuficiente oxigenación de los tejidos a causa de problemas de tipo cardiovascular; falta de secreción en los bronquios y pulmones debido a trastornos funcionales, y dolencias intestinales, entre otros.

Cómo reforzar el sistema inmune es una cuestión en la que los investigadores llevan mucho tiempo trabajando. Los numerosos estudios realizados al respecto han analizado la función que desempeñan la dieta, el ejercicio, la edad o el estrés psicológico en la inmunidad, y, pese a la falta de evidencias científicas definitivas, los resultados apuntan a los beneficios positivos que ofrece un estilo de vida saludable, ya que es capaz de reforzar en mayor o menor medida el sistema inmune y prevenir, por lo tanto, un buen número de enfermedades.

A tener en cuenta

Existen dos tipos de inmunidad: la inmunidad innata, que depende de los genes y con la que se nace, y la inmunidad adquirida, que se desarrolla a medida que el organismo va exponiéndose a enfermedades o se inmuniza a través de las vacunas.

Para que el sistema inmune funcione correctamente participan muchos elementos: la piel (actúa como barrera frente a los gérmenes, evitando que penetren en el organismo); mucosas (revestimiento interno de algunos órganos que producen mucosidad y otras sustancias que sirven de freno a los agentes externos); órganos y tejidos del sistema linfático (timo, bazo, amígdalas, ganglios y vasos linfáticos, y médula ósea), encargados de producir y transportar los glóbulos blancos, principalmente los linfocitos, que ayudan a combatir las infecciones y otras enfermedades.

La principal función del sistema inmune es defender al organismo ante sustancias que reconoce como dañinas o extrañas, los antígenos, que pueden ser gérmenes (virus y bacterias principalmente), sustancias químicas, toxinas, células dañadas por el cáncer o quemaduras solares, por ejemplo.

Cuando el sistema inmune reconoce un antígeno lo ataca, dando lugar a una respuesta inmune y produciendo anticuerpos (proteínas que actúan para atacar, debilitar y destruir antígenos). Este sistema tiene la capacidad de recordar los antígenos de tal forma que si reconoce a uno determinado (la presencia de un virus o una bacteria, por ejemplo), lo combate con los anticuerpos correctos, produciéndose así la inmunidad.

ENFERMEDADES RELACIONADAS CON EL SISTEMA INMUNE

Al hablar de las enfermedades asociadas al sistema inmune hay que tener en cuenta dos escenarios distintos: por un lado, las patologías que producen un fallo en la respuesta del sistema inmune y, por otro, las enfermedades (principalmente las infecciones) en las que la intervención del sistema inmune es determinante.

En el primer caso, puede ocurrir que se produzca un fallo en la respuesta del sistema inmune contra los antígenos (a menudo de origen desconocido). Hay cuatro tipos o grupos de enfermedades que pueden provocar estas alteraciones inmunológicas: enfermedades autoinmunes, en las que el sistema inmunitario ataca las propias células y tejidos del organismo al confundirlas con cuerpos extraños (lupus, la artritis reumatoide, la esclerosis múltiple, psoriasis); trastornos alérgicos, en los que se produce una respuesta inmunitaria desproporcionada ante sustancias que llegan del exterior (alergenos); enfermedades por deficiencia inmunitaria, que se producen cuando faltan uno o varios de los componentes que constituyen el sistema inmunitario o cuando estos no funcionan adecuadamente. Estas patologías pueden ser primarias (de nacimiento) o adquiridas tras contraer una enfermedad como el Síndrome de Inmunodeficiencia Adquirida (sida), derivadas de algún problema médico o como consecuencia de la utilización de algunos fármacos (quimioterapia, fármacos inmunosupresores para impedir que el sistema inmune dañe un órgano trasplantado); y cánceres del sistema inmunitario (leucemia, linfoma).

En cuanto a las enfermedades en las que el sistema inmunitario desempeña un papel clave, son las producidas por microorganismos en general y por virus y bacterias en particular.

Respecto a los virus, uno al que todos estamos muy expuestos es el de la gripe, al que son especialmente vulnerables las personas mayores de 65 años, que se consideran un grupo importante de riesgo, especialmente si padecen algún cuadro crónico o si viven en residencias. Está demostrado que, directa o indirectamente, la infección de la gripe provoca un aumento del riesgo de complicaciones, déficits funcionales y hospitalizaciones frecuentes y prolongadas. Asimismo, en el caso de quienes padecen enfermedades respiratorias como la EPOC o el asma, la gripe puede desencadenar complicaciones como bronquitis o neumonías.

En cuanto a las bacterias, especialmente el neumococo, afecta sobre todo a la población mayor edad, siendo la responsable de infecciones tan frecuentes como la neumonía y la bacteriemia (presencia de bacterias en la sangre), meningitis, sepsis y otitis media aguda.

Una de las infecciones características de la edad madura es la producida por el herpes zóster, que en la mayoría de los casos se halla en el organismo desde la infancia (es el mismo virus que produce la varicela) y que se reactiva con facilidad a partir de los 60 años.

Estadísticamente, las infecciones más frecuentes a partir de los 60-65 (y también las que se asocian a una mayor mortalidad) son la pulmonía y la neumonía; las infecciones intestinales y del aparato reproductor, endocarditis, meningitis cerebral bacteriana, tuberculosis, herpes zóster, septicemia; colecistitis (inflamación de la vesícula biliar) y apendicitis.

Pautas nutricionales

- La alimentación y el sistema inmune tienen una relación muy estrecha: por un lado, la ingesta de nutrientes como las vitaminas y minerales desempeña una función muy importante, ya que estos actúan como cofactores de vías metabólicas, siendo esenciales para la integridad y el perfecto funcionamiento del sistema inmunitario. Y, de la misma manera, el déficit o carencia de ciertos nutrientes puede conducir a deficiencias inmunitarias que causan manifestaciones clínicas en el organismo.

- Los datos sobre los alimentos y nutrientes que han demostrado tener un efecto positivo en el buen funcionamiento del sistema inmune coinciden plenamente con el patrón de dieta mediterránea/atlántica, basados en las siguientes directrices: consumir alimentos variados, incluidas las frutas y verduras frescas (tres raciones de fruta y dos de verdura al día); incorporar a la dieta los cereales integrales (trigo, maíz o arroz) y las legumbres (lentejas, garbanzos o judías); optar por el pescado y las carnes blancas, y eliminar cualquier tipo de bebida alcohólica y cualquier comida rica en grasa.

ALIMENTOS Y NUTRIENTES BENEFICIOSOS

Vitamina C: Se sabe que la vitamina C es especialmente efectiva en el refuerzo de las células corporales (incluidas las del sistema inmune) contra el estrés oxidativo. Asimismo, posee la capacidad de acelerar determinadas reacciones químicas relacionadas con la inmunidad, agilizando la reacción del organismo ante la presencia de virus y bacterias. Consumir alimentos como frutas cítricas, melón, patatas o pimientos rojos, entre otros, permite alcanzar los aportes diarios de esta vitamina. Además de los cítricos, se recomienda la ingesta de frutas como la mora, la frambuesa y la granada, y de hortalizas como las acelgas, el calabacín, la lechuga, y la calabaza, ya que son alimentos con un alto contenido en vitamina C.

Vitamina D: De acuerdo con las recomendaciones de la Sociedad Española de Médicos Generales y de Familia (SEMG), la vitamina D dispone de receptores específicos en algunas células del organismo (entre ellas linfocitos y macrófagos) encargadas de la inmunidad celular, de ahí la necesidad de asegurar los niveles adecuados de esta vitamina, ya que su déficit puede influir en el correcto funcionamiento del sistema inmune, debilitándolo y, por lo tanto, dificultando su acción de defensa frente a agentes externos, como los virus. La primera medida para asegurar los niveles adecuados de vitamina D es tomar el sol durante 10-15 minutos todos los días, y la segunda, incrementar la dieta con productos vegetales y animales que aporten este nutriente, por ejemplo, los pescados azules (salmón, boquerones, arenques o sardinas), hongos y setas como los champiñones, marisco, hígado de animales, huevos (yema), aguacate, cereales y lácteos.

Frutos secos: Se trata de una de las opciones más completas por ser una fuente importante de minerales (magnesio, fósforo, potasio, calcio, hierro) y oligoelementos como el zinc y el selenio, que tienen propiedades antioxidantes. También es importante su gran aporte en vitaminas B_1, B_3 y E; y, además, son ricos en grasas saludables, como los omega 3 y omega 6.

Fruta y verdura: Según un estudio realizado por el Instituto Catalán de Oncología (ICO), en España, el consumo elevado de frutas y verduras supone la mejor estrategia para reforzar la inmunidad del organismo y protegerlo de las infecciones más habituales. La principal razón de este efecto protector es la elevada cantidad de sustancias antioxidantes que aportan estos alimentos.

Frutos del bosque: Cada vez se descubren más propiedades beneficiosas de las bayas o frutos del bosque, y una de ellas es su papel frente a virus y bacterias. Así, por ejemplo, las grosellas negras son uno de los alimentos más ricos en vitamina C (antigripe y antiinfección por antonomasia). En cuanto a los arándanos, una investigación de la Universidad de Nueva Jersey (EE.UU.) demostró que uno de sus compuestos impide la proliferación de la bacteria *E. coli*, responsable de las infecciones en el tracto urinario, por lo que su consumo podría reducir la ingesta de antibióticos. Las moras, por su parte, refuerzan las defensas antioxidantes de las células y, además, son muy efectivas para aliviar los síntomas de las infecciones: reducen la fiebre (son antipiréticas), y, en forma de zumo ligeramente caliente, son un excelente remedio contra la voz forzada y la afonía.

Minerales: El zinc es un mineral clave para el correcto funcionamiento del sistema inmune, igual que el selenio, mientras que el hierro es necesario para que las defensas del organismo estén en los niveles adecuados. Los frutos secos en general y los anacardos en particular contienen todos estos nutrientes en cantidades adecuadas.

Jalea real: Esta sustancia aporta todos los aminoácidos esenciales y otros nutrientes que le confieren unas potencialidades terapéuticas de primer orden desde el punto de vista del sistema inmunitario. Concretamente, la apalbúmina (una glicoproteína) aumenta 16 veces la liberación del TNFalfa, una proteína mediadora de la respuesta inmune, potenciando así la actividad defensiva del organismo. Además, incrementa más de 8,5 veces la proliferación de las células inmunes. Hay que añadir, además, el efecto antiinflamatorio de la jalea real, que disminuye la secreción de citocinas proinflamatorias por parte de las células del sistema inmune. Esta acción inmunomoduladora es de gran importancia en el caso de enfermedades como la Covid, debido la famosa cascada de citocinas que produce la infección y que es la causa del agravamiento de muchos pacientes. Asimismo, la jalea real tiene un importante efecto antibiótico y antifatiga.

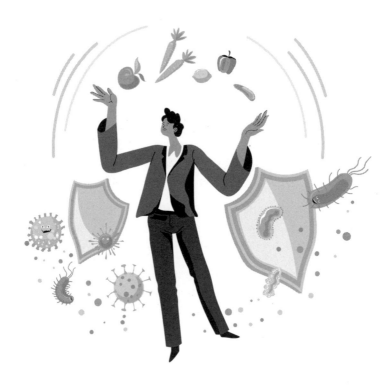

Las frutas y verduras, los frutos secos y los frutos del bosque, además de la jalea real y los alimentos ricos en vitamina C y D, fortalecen el sistema inmune, creando un escudo contra los virus y bacterias y protegiendo el organismo de posibles enfermedades.

HÁBITOS RECOMENDABLES

- Hay evidencias de que hacer ejercicio regularmente ayuda a eliminar las bacterias de los pulmones y las vías respiratorias, lo que reduce las probabilidades de contraer el virus de la gripe y otros de transmisión aérea. También hay estudios que apuntan a que el aumento de la temperatura que se produce durante e inmediatamente después de la práctica de ejercicio impide el crecimiento bacteriano, facilitando que la lucha del organismo contra estos microorganismos sea más efectiva y la curación más rápida (de forma similar a lo que ocurre con la fiebre). Por otro lado, se sabe que el ejercicio ralentiza la secreción de hormonas relacionadas con el estrés, que es uno de los factores implicados en la reducción de la inmunidad o en lo que se conoce popularmente como bajada de defensas.

  Está demostrado que cualquier tipo de actividad física beneficia al sistema inmune, pero son los aeróbicos de resistencia (natación, running, esquí de fondo, ciclismo), practicados con regularidad, los que refuerzan de forma más evidente la función inmunológica del organismo, aunque los expertos aún no conocen en profundidad las causas de este efecto. Lo que está claro es que una vida sana y activa protege al organismo frente a un buen número de microorganismos.

- En el caso de la gripe, está sobradamente demostrado que la vacunación es el método más seguro y efectivo para prevenirla. Entidades científicas como la Sociedad Española de Geriatría y Gerontología (SEGG) advierten del riesgo que supone que las personas mayores de 65 años no se inmunicen frente a este virus, ya que las consecuencias pueden dar lugar a importantes complicaciones del sistema respiratorio como bronquitis, neumonías o la descompensación de sus afecciones en caso de que padezcan una enfermedad crónica. Asimismo, los expertos insisten en la necesidad de que los adultos reciban vacunas consideradas popularmente como «de niños», como es el caso de la antineumocócica, porque hay enfermedades que pueden evitarse mediante vacunas que tienen una mayor presencia entre la población adulta y se necesitan a veces como dosis de refuerzo y también en el caso de que se padezca alguna patología de base que indique una vacunación concreta y, sobre todo, si se viaja a determinados países.

- El lavado de manos es básico aunque no siempre se hace de forma adecuada, de ahí que los expertos insistan en su importancia, sobre todo cuando se producen repuntes de alguna enfermedad vírica, como ocurrió con la pandemia generada por el SARS-CoV-2. Según el Global Public Private Partnership Handwashing with Soap Day (PPPHW), un conjunto de entidades que colaboran a nivel mundial en la concienciación de la importancia de este hábito, el lavado de manos correcto es con agua fría, caliente o templada, pero siempre utilizando jabón o una solución jabonosa (gel) y frotando ambos lados de las manos (exterior y palmas), los dedos y debajo de las uñas durante al menos 20 segundos, seguido de un aclarado completo que arrastre toda la suciedad. El secado en el ámbito doméstico debe hacerse con toallas de tela limpias y en el ámbito público con toallas desechables de papel o por sistemas de ventilación.

Desde el PPPHW se recuerda también que siempre hay que lavarse las manos al preparar alimentos o manipularlos; después de tocar tierra, animales, utilizar el inodoro o cambiar pañales; antes de tocar a bebés o si se está en contacto con ancianos o enfermos; tras estornudar o toser si se lleva uno la mano a la boca, al viajar en transporte público o después de estar en espacios cerrados y con mucha gente.

- Existe una estrecha relación entre la inmunidad y los patrones de sueño. Los estudios realizados sobre el tema han demostrado que un sueño profundo y reparador refuerza y estimula el sistema inmune, mientras que dormir menos horas de las necesarias tiene justo el efecto contrario. Expertos en neuropsiquiatría clínica han demostrado que los efectos perjudiciales de la privación del sueño sobre el sistema inmune tardan poco en aparecer y, de hecho, son apreciables tras estar pocos días sin dormir e incluso después de varias noches seguidas (2-3) sin conseguir un sueño reparador.

Dieta tipo
EJEMPLO DE MENÚ DIARIO PARA PERSONAS CON UNA INFECCIÓN VÍRICA (GRIPE)

- Desayuno: Té verde. Queso fresco con miel. Una fruta cítrica (kiwi, mandarina) o un vaso de zumo de naranja.

- Media mañana: Yogur. Un cuenco de moras, arándanos o grosellas.

- Comida: Caldo/sopa de pollo. Pescado hervido o al horno con guarnición de vegetales verdes.

- Merienda: Macedonia de frutas cítricas.

- Cena: Caldo/sopa de pollo. Revuelto de huevo y calabacín. Un yogur.

NUTRICIÓN Y CÁNCER

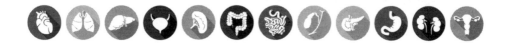

Según datos de la OMS, cada año se registran 14 millones de nuevos casos de cáncer y se producen 8,2 millones de muertes a nivel mundial debidas a esta enfermedad. Y las perspectivas no son especialmente halagüeñas, ya que según este organismo se prevé que la incidencia de esta enfermedad aumente hasta en un 70 % en los próximos 20 años.

Pese a que la investigación en este campo es prioritaria para la comunidad científica y pese a los múltiples avances que se han conseguido en su prevención, tratamiento y cura en los últimos años, el cáncer sigue siendo la enfermedad que más preocupa a la mayoría de la población. Hay que tener en cuenta que no se trata de una patología única: existen más de 100 tipos de cáncer, cuyos síntomas y tratamientos dependen de la tipología y de lo avanzada que esté la enfermedad.

Si bien cada tipo de cáncer tiene sus causas y la genética desempeña un papel determinante en algunos de ellos, hay dos premisas que los expertos insisten para concienciar a la población sobre qué pueden hacer para prevenir la enfermedad, algo factible en el 40 % de los casos: los chequeos frecuentes, con el objetivo de conseguir la detección temprana (un factor absolutamente clave) y seguir unos hábitos de vida lo más saludables posible. En este sentido, un reciente informe publicado por la Asociación para la Investigación del Cáncer (AACR estadounidense) reveló que la mayoría de los tumores malignos pueden estar asociados a factores no hereditarios que incluyen el medio ambiente, así como las circunstancias derivadas del estilo de vida. Esta investigación muestra que hasta un tercio de los diagnósticos de cáncer están relacionados con el hábito del tabaco, un factor que también es responsable de casi el 30 % de las muertes por esta enfermedad; que alrededor del 20 % de los cánceres están relacionados con el sobrepeso o la obesidad; que la actividad física insuficiente está vinculada al 5 % de los tumores; que los malos hábitos alimenticios están asociados al 5 % de los cánceres; que la infección crónica por ciertos patógenos causantes de cáncer es responsable de hasta uno de cada 5 diagnósticos en todo el mundo; y que la mayoría de los cánceres de piel se deben a la exposición excesiva a la radiación ultravioleta del sol o de las cabinas de bronceado. La luz UV también está vinculada a aproximadamente el 2 % de los cánceres. A partir de estos datos, el informe señala que los cambios de estilo de vida podrían reducir las muertes asociadas a esta enfermedad a la mitad, siendo los principales una dieta saludable, hacer actividad física regular, no fumar y realizar las pruebas de detección de la enfermedad. A ellos habría que añadirse la protección de la piel de la sobreexposición al sol; practicar sexo seguro y evitar conductas de riesgo; vacunarse contra los agentes causantes de cáncer (hepatitis B y virus del papiloma humano), y conocer el historial médico familiar (muchos tumores tienen una importante carga genética).

A tener en cuenta

- Según datos de la Agencia Internacional para la Investigación del Cáncer, dependiente de la OMS, los tipos de cáncer más frecuentes en todo el mundo son los siguientes: de mama (2,26 millones de casos); de pulmón (2,21 millones de casos); colorrectal (1,93 millones de casos); de próstata (1,41 millones de casos); de piel (distinto del melanoma, 1,20 millones de casos), y gástrico (1,09 millones de casos).

- En cuanto al tipo de tumores asociados a una mayor mortalidad, son el cáncer de pulmón (1,8 millones de defunciones anuales); colorrectal (916000 defunciones); hepático (830000 defunciones); gástrico (769000 defunciones), y de mama (685000 defunciones).

El informe de la AACR detalla las medidas específicas para prevenir algunos de los tipos de cáncer más frecuentes:

- En el caso del cáncer de pulmón, las pautas son no fumar, protegerse del humo de segunda mano, evitar la exposición al radón en el hogar (una sustancia que produce este tumor) y, para los fumadores, pruebas de detección regulares, con tomografía computarizada de baja radiación.

- Para prevenir el cáncer de piel, el informe recomienda el uso de protector solar y ropa adecuada; evitar el uso excesivo de cabinas de bronceado; examinar cuidadosamente la piel para observar los posibles cambios que pueden producirse en manchas y lunares; y someterse a exámenes periódicos cutáneos.

- Entre las medidas recomendadas para prevenir el cáncer de mama destacan limitar el consumo diario de alcohol a una bebida; la autoexploración mamaria; y realizarse regularmente una mamografía (según lo recomendado por el médico).

- Las pautas que se deben seguir para la prevención del tumor de próstata pasan por mantener un estilo de vida saludable y, a partir de los 50 años, hacerse un examen de detección que puede consistir en un tacto rectal o un análisis de sangre para medir la PSA (antígeno prostático específico).

    Otro tumor que se puede prevenir es el cáncer bucal, evitando el tabaco y limitando el consumo de alcohol; protegiendo los labios de la luz solar mediante un protector labial y visitando al dentista regularmente.

Pautas nutricionales y recomendaciones

- Tanto el informe de la AACR como las guías de la Asociación Europea para el Estudio de la Obesidad (EASO, por sus siglas en inglés) señalan que la pérdida de entre el 5 y el 10% del exceso de peso tiene un gran impacto en la salud en general y para la prevención del cáncer en particular, y para ello recomiendan comer moderadamente, evitar alimentos y bebidas azucaradas, reducir el tiempo que se pasa viendo la televisión (los expertos lo consideran un importante predictor de la obesidad) y llevar un diario para registrar la ingesta de alimentos y los hábitos de ejercicio, entre otras medidas.

- Los especialistas del Grupo Español de Investigación en Cáncer de Mama (GEICAM) recuerdan a la población una evidencia que es extrapolable al resto de los tumores: hay factores de riesgo que no pueden controlarse, pero se considera que aproximadamente un tercio de los cánceres podrían evitarse mediante una modificación de los hábitos alimentarios. El consumo habitual de frutas y verduras y un estilo de alimentación en la línea de la dieta mediterránea son las pautas básicas de la nutrición anticáncer.

- El riesgo de desarrollar un cáncer aumenta proporcionalmente al consumo de bebidas alcohólicas. Se sabe que la ingesta regular de alcohol aumenta la probabilidad de padecer ciertos tipos, como el cáncer bucal, de hígado, de mama y de colon.

- Según los resultados de un estudio llevado a cabo por expertos del Centro de Investigación contra el Cáncer Fred Hutchinson (EE.UU.), una dieta rica en productos con un elevado índice de grasa aumenta notablemente el riesgo de padecer cáncer de ovario. En la misma línea, una investigación realizada en el Instituto Oncológico de Ontario (Canadá) demostró que el consumo del tipo de grasas presentes en alimentos como la mantequilla, el queso, los helados y las comidas muy grasientas en general incrementa entre un 10 y un 20% las posibilidades de desarrollar un cáncer de mama.

- Numerosos estudios han relacionado una dieta con exceso de proteínas con un mayor riesgo de desarrollar determinados tipos de cáncer, como los de próstata y colon. Concretamente, las dietas con una ingesta superior a 120 g/día de carne roja o 35 g/día de proteína de origen animal.

- El procesado de alimentos y determinadas sustancias y/o compuestos de los alimentos procesados también se han relacionado con un mayor riesgo tumoral. Se sabe que los benzopirenos (hidrocarburos aromáticos policíclicos) y las aminas aromáticas heterocíclicas que se producen en los procesos de fritura, asado o ahumado de los alimentos están relacionados con un mayor riesgo de desarrollar un cáncer de esófago y estómago.

- Por otro lado, algunos estudios apuntan a la relación entre las aflatoxinas, que son toxinas del hongo *Aspergillus flavus*, presente en las frutas, semillas y hortalizas en mal estado de conservación, y la aparición de cáncer hepático.

ALIMENTOS Y NUTRIENTES BENEFICIOSOS

Fibra: Es uno de los nutrientes más estudiados en cuanto a su papel preventivo en el desarrollo del cáncer en general, y del tumor de colon en particular. Según la investigación más relevante en ese sentido, el estudio EPIC (desarrollado a nivel europeo), entre los efectos positivos de una dieta rica en fibra en la prevención de este tumor destacan el incremento de la hidratación del bolo fecal; la inactivación de sustancias carcinogénicas (debido a la propiedad de la fibra de adherirse a ellas); la disminución del tiempo de tránsito intestinal y varios beneficios a nivel de la microbiota. También hay investigaciones en curso respecto al papel protector de este nutriente en los tumores gástricos, de mama y de pulmón.

Nueces: Una dieta suplementada con nueces podría ralentizar el crecimiento de tumores como los colorrectales, gracias a los cambios beneficiosos que este fruto seco produce en los genes cancerígenos, según las conclusiones de un estudio realizado en el Centro Médico Beth Israel Deaconess, de la Harvard Medical School (EE.UU.). Al parecer, el consumo de nueces produce un aumento significativo de los ácidos grasos omega 3 de origen vegetal en los tejidos de los tumores, que podrían ralentizar su crecimiento.

Café: Varias investigaciones han demostrado los efectos beneficiosos que esta bebida tiene para la prevención de algunos tumores. Así, por ejemplo, investigadores británicos constataron hace un tiempo que consumir 5 o más tazas de café «normal» (el descafeinado no tiene este efecto) reduce hasta en un 40% el riesgo de desarrollar un cáncer bucal y de garganta y también podría tener un efecto positivo frente al cáncer cerebral. Una investigación más reciente, realizada en el Instituto Nacional del Cáncer de EE.UU., ha descubierto que las personas que consumen 4 o más tazas de café al día tienen un riesgo de hasta un 20% menor de desarrollar un melanoma maligno.

Frutas y verduras: La mayoría de las investigaciones realizadas al respecto evidencian el efecto beneficioso del consumo elevado de frutas y verduras en la prevención del cáncer. Y, de la misma manera, se ha comprobado que las personas con dietas pobres en estos dos grupos de alimentos tienen el doble de riesgo de desarrollar esta enfermedad en comparación con los que incluyen la fruta y la verdura en sus menús diarios. En el caso concreto de las frutas, su consumo elevado se asocia a un efecto protector frente a los tumores de esófago, faringe y cavidad bucal, páncreas, estómago, vejiga, cuello de útero, ovario y endometrio, entre otros.

Vegetales verdes: Las verduras de color verde más intenso, como las espinacas, pueden reducir tumores como el de colon, especialmente en mujeres, debido a su elevado contenido en magnesio, un mineral que ha demostrado jugar un papel decisivo en la forma en la que las células se conectan entre sí, evitando que estas se dividan y multipliquen cuando no deben, que es lo que ocurre en el cáncer. Una de las verduras de este grupo más recomendables es el brécol, debido a su elevado contenido en sulfurafano, una sustancia cuya ingesta habitual puede favorecer que el organismo elimine de forma selectiva las células cancerosas.

Fitoestrógenos y lignanos: Los alimentos ricos en fitoestrógenos (especialmente la soja) y aquellos que contienen lignanos (compuestos precursores que pueden ser metabolizados por las bacterias intestinales en sustancias activas), como las verduras de tallo leñoso y los cereales, están asociados a un riesgo menor de cánceres relacionados con las hormonas sexuales. Prueba de ello es que Japón, cuya dieta es muy rica en soja y derivados, es uno de los países con menor índice de tumores de mama y próstata.

Agua: La ingesta de cantidades adecuadas de agua puede jugar un rol positivo en la prevención de ciertos tipos de cáncer. Tal y como se señala desde la Sociedad Americana del Cáncer, hay evidencias de que seguir esta pauta puede reducir, por ejemplo, el riesgo de cáncer de vejiga, ya que permite que los potenciales agentes cancerígenos se diluyan fácilmente en la orina y sean eliminados del organismo más rápidamente.

Vitamina A: Mantener una dieta rica en esta vitamina se relaciona directamente con un riesgo menor de desarrollar cáncer de cérvix. Este micronutriente está presente en zanahorias, espinacas, berros, borraja, naranjas, mangos, pimientos y también en el hígado y en los huevos.

HÁBITOS RECOMENDABLES

- Los expertos del MD Anderson Cancer Center (EE.UU.), referente mundial en el abordaje de esta enfermedad, destacan que el deporte puede prevenir entre un 30 y un 50 % la aparición de tumores malignos. La actividad física, además de ayudar a mantener el peso adecuado y prevenir la obesidad, también refuerza el sistema inmune, fortalece el corazón y mejora el riego sanguíneo. En esta línea, el informe de la AACR recomienda combinar ejercicios cardiovasculares con ejercicios de fortalecimiento muscular. La recomendación «genérica» de actividad física como factor preventivo en el caso del cáncer es similar a la del resto de las patologías: hacer ejercicio de manera regular (caminar rápido durante 30-45 minutos 3 veces por semana, por ejemplo). Además, está demostrado que esta medida es más eficaz si se empieza a practicar a edades tempranas de la vida.

  Según una investigación llevada a cabo en la Universidad de Stanford (EE.UU.) en mujeres de entre 50 y 79 años, aquellas que realizan actividad física de forma regular tienen menos riesgo de desarrollar un cáncer de pulmón, incluso siendo fumadoras, y estos beneficios son mayores cuanto más tiempo a la semana pasan ejercitándose. Otro estudio realizado en el Instituto Internacional de Investigación en Prevención de Lyon (Francia) señala que las mujeres con niveles muy altos de actividad física tienen un riesgo entre un 11 y un 20% menor de padecer otro tipo de cáncer, el de mama. Según los autores de esta investigación, la razón de esta relación estaría en el hecho de que el ejercicio puede reducir el número de células grasas que producen los estrógenos, hormonas que pueden estar implicadas en la aparición de este tumor.

- Desde el MD Anderson Cancer Center se recuerda algunas de las pruebas que son imprescindibles para detectar los tipos de cáncer más frecuentes de forma precoz: las citologías vaginales y detecciones de VPH (virus del papiloma humano, principal agente causante del cáncer de cérvix), a partir de los 25 años, ya que permiten el diagnóstico precoz de alteraciones que entre 10 y 15 años después pueden derivar en un cáncer; mamografías obligatorias en mujeres a partir de los 50 (y antes si hay antecedentes familiares), que pueden detectar el cáncer incluso cuando aún no se ha manifestado, incrementando así las posibilidades de curación; y pruebas de cribado preventivas a partir de los 50 (o incluso antes si hay factores de riesgo o antecedentes familiares), como la sangre oculta en heces y la colonoscopia o el *screening* de próstata (análisis del PSA), que son capaces de detectar al cáncer en fases precoces y cuando hay notables posibilidades de curación.

- Una investigación llevada a cabo por la American Cancer Society señala que la mitad de las muertes por los principales tipos de cáncer en personas mayores de 35 años se deben al tabaco. Por suerte, dejar de fumar es una decisión que tiene en cierta medida un carácter retroactivo, ya que se estima que, entre 5 y 10 años después de abandonar el hábito del tabaco, el riesgo de cáncer se reduce hasta los mismos niveles de los no fumadores.

EL PACIENTE ONCOLÓGICO

La dieta no solo es importante en la prevención del cáncer, sino que juega un rol determinante en el tratamiento de las personas que han desarrollado esta enfermedad. Tanto el cáncer como los efectos secundarios producidos por los tratamientos que se emplean para abordarlo alteran el estilo de alimentación de estos pacientes, aumentando el riesgo de desnutrición y, por lo tanto, empeorando su estado de salud. Una situación característica de estos pacientes es lo que se conoce como el síndrome de caquexia tumoral, que afecta hasta a un 70% de las personas que sufren esta enfermedad y que impacta de forma importante tanto en su calidad de vida como en su supervivencia.

Los principales síntomas de este síndrome son anorexia, pérdida de peso, anemia, náuseas e inmunosupresión (debilitamiento del sistema inmunitario). Otro efecto negativo de la enfermedad es la aparición de alteraciones metabólicas como, por ejemplo, un mayor consumo de lípidos (que produce pérdida de peso), de proteínas (que favorece la atrofia muscular) y una utilización fallida de la glucosa (que provoca resistencia a la insulina).

Asimismo, y como consecuencia tanto del tumor como de los tratamientos oncológicos, pueden experimentar pérdida del gusto (ageusia), una disminución (hipogeusia) o alteración del sabor de todos los alimentos (disgeusia).

En cuanto a las alteraciones nutricionales derivadas del tratamiento oncológico, las principales son: náuseas y vómitos; diarrea; estreñimiento; inflamación y llagas en la boca (mucositis); boca seca (xerostomía), y disfagia o dificultad al tragar.

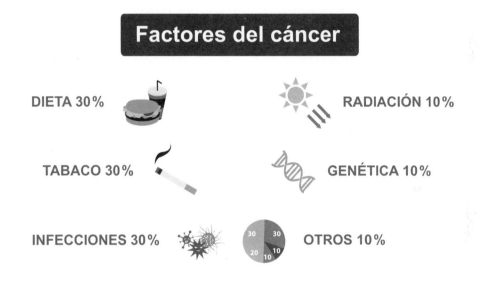

Pautas nutricionales y recomendaciones para el paciente oncológico

Según las guías del MD Anderson Cancer Center, las recomendaciones generales en cuanto a alimentación para los pacientes con cáncer se basan en mantener una dieta saludable con aporte de proteína vegetal (legumbres), proteína animal (pescado, carnes blancas, huevos) y frutas y verduras en los menús diarios. También aconsejan prestar especial atención a las cantidades por ración y al exceso de aporte calórico, sobre todo por la noche, ya que no es recomendable.

Se deben adoptar estrategias para que la comida entre por los ojos, de forma que resulte apetitosa para el paciente y le estimule a comerla. Es importante variar el tipo de alimentos de cada grupo y los menús a lo largo de la semana y adaptar los horarios de comida a las preferencias del paciente, aprovechando aquellas horas en las que tiene más apetito.

Es aconsejable realizar un mínimo de 5 comidas al día y que los menús incluyan alimentos de alta densidad calórico-proteica (guisos, postres y estofados suelen ser bien tolerados).

Otras pautas a tener en cuenta son: enriquecer los platos con alimentos como miel, leche en polvo, frutas en almíbar o frutos secos triturados; estimular el apetito con pequeñas cantidades de zumo, frutas, caldos o masticando chicles; y alejarse de los olores de la cocina, ya que en muchos pacientes favorecen la aparición de náuseas, vómitos y sensación de saciedad.

En caso de ageusia, hipogeusia y/o disgeusia, priorizar el consumo de alimentos ricos en proteínas (pescados, huevos, lácteos): sustituir las carnes rojas por pollo, pavo o jamón (sobre todo si hay disgeusia), e incluir en las recetas sustancias potenciadoras del sabor (ajo, cebolla, perejil, laurel) y salsas (mayonesa, bechamel, salsa de tomate).

Si se presentan náuseas y/o vómitos, se aconseja evitar los alimentos fritos, grasos y ácidos, así como los batidos de leche y derivados; y consumir los alimentos fríos o a temperatura ambiente.

Para la mucositis se recomienda excluir los alimentos ácidos, amargos, picantes, muy salados y muy dulces (los helados y hielos son muy adecuados para disminuir el dolor), y tomar batidos a base de lácteos y frutas no ácidas (pera, manzana, plátano, melocotón).

Dieta tipo

EJEMPLO DE MENÚ DIARIO PARA EL PACIENTE ONCOLÓGICO

- Desayuno: Leche o yogur. Pan, galletas o cereales o pan con queso/jamón cocido. Fruta.

- Media mañana: Infusión. Pan con queso blanco o jamón cocido. Fruta o zumo.

- Comida: Pasta, patata, arroz o legumbre. Carne, pescado o huevos + guarnición (ensalada o verdura). Pan. Fruta.

- Merienda: Leche o yogur. Pan, galletas o cereales o pan con queso/jamón cocido. Fruta.

- Cena: Ensalada o verdura. Carne, pescado o huevos + guarnición (patatas o arroz). Pan. Fruta o postre lácteo.

- Antes de dormir: Leche o yogur. Cereales o galletas.

NUTRICIÓN Y SALUD MENTAL

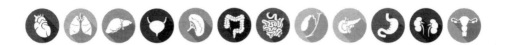

El concepto de salud mental es muy amplio y, aunque abarca principalmente la esfera psíquica, psicológica y/o anímica de la persona, está también estrechamente relacionada con una amplia variedad de factores: edad, entorno, presencia de otras enfermedades, estilo de vida, etc.

Según la definición de la OMS, la salud mental es un estado de bienestar que permite a las personas enfrentarse a los momentos de estrés, desarrollar todas sus habilidades, aprender, trabajar adecuadamente y contribuir a la mejora de su comunidad. Por lo tanto, va más allá de la mera ausencia de trastornos mentales, sino que se trata de un proceso complejo, que cada persona experimenta de una manera diferente, con diversos grados de dificultad y angustia, y resultados sociales y clínicos que pueden ser muy diferentes.

Para la OMS, las patologías de salud mental comprenden trastornos mentales y discapacidades psicosociales, así como otros estados asociados a un alto grado de angustia, discapacidad funcional o riesgo de conducta autolesiva. Los riesgos pueden manifestarse en todas las etapas de la vida, pero los que ocurren durante los períodos sensibles del desarrollo, especialmente en la primera infancia, son particularmente perjudiciales. Y, de la misma manera, los factores y estrategias de protección también se dan durante toda la vida y aumentan la resiliencia. Entre ellos se cuentan las habilidades y atributos sociales y emocionales individuales, así como las interacciones sociales positivas, la educación de calidad, el trabajo decente, los vecindarios seguros y la cohesión social, entre otros.

ALGUNAS ENFERMEDADES

Depresión: La depresión es una enfermedad frecuente en todo el mundo, pues se estima que afecta a un 3,8 % de la población, incluidos un 5 % de los adultos y un 5,7 % de los adultos de más de 60 años. Se trata, además, de la segunda causa más importante de discapacidad. Lo más importante cuando se habla de depresión es tener muy claro cuáles son sus síntomas, para así poder diferenciarla de un momento de bajón anímico o melancolía. Según los especialistas los síntomas de una depresión son los siguientes: cambios en el carácter o en el estado de ánimo (mayor apatía, menos ganas de salir y de realizar las actividades cotidianas; sentirse triste, malhumorado o inseguro la mayor parte del tiempo); cambios en los hábitos diarios (dormir peor, comer mucho más o mucho menos que antes; sentirse débil o más cansado); y cambios cognitivos (una mayor dificultad para concentrarse, olvidarse de las cosas con mayor frecuencia que antes).

La depresión puede desencadenarse por un amplio abanico de causas, pero todas ellas tienen en común un déficit de serotonina, una sustancia que está presente en el cerebro. La serotonina está íntimamente relacionada con la salud mental y emocional, ya que regula funciones vegetativas como el sueño, el apetito o la conducta sexual, y también está implicada en el control de los impulsos y el estado de ánimo. Al igual que otras tantas sustancias orgánicas, su producción natural disminuye con la edad, pero está demostrado que llevar un estilo de vida saludable, con hábitos de sueño regulares, realizar actividad física y limitar al máximo la exposición a situaciones estresantes ayuda a conservar unos niveles adecuados de esta sustancia a nivel cerebral.

Un dato a tener en cuenta es que aproximadamente una cuarta parte de las personas mayores de 65 años sufren depresión, y una de las razones de esta incidencia es que es a partir de los 60 años cuando muchos de los factores que intervienen en la aparición de esta patología se intensifican: la soledad producida por la pérdida del cónyuge y la gestión del duelo; el llamado «síndrome del nido vacío», que se desencadena cuando los hijos abandonan el hogar; la falta de motivación y de ilusiones, una situación inherente a la jubilación; la sensación de incapacidad e inutilidad derivada del hecho de padecer determinadas patologías… Todo ello, como indican las conclusiones de un estudio publicado en el *Journal of the American Geriatric Society*, hace que la depresión sea una de las principales causas de disminución de la calidad de vida en la tercera edad.

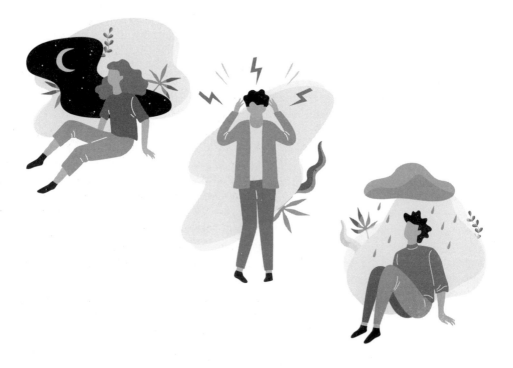

Uno de los factores que más inciden en la alteración del ánimo y favorecen la aparición de síntomas depresivos en la madurez es el hecho de tener que convivir con alguna enfermedad crónica y haber padecido un episodio de alguna de ellas, como es el caso del infarto. Según datos de la Sociedad Española de Cardiología (SEC), aproximadamente un 20 % de las personas que han tenido un ataque cardiaco sufren depresión y, además, el hecho de no detectar ni tratar estos síntomas depresivos duplica el riesgo de sufrir un segundo infarto. La razón de esta relación puede estar en el hecho de que las personas depresivas siguen menos controles de salud, ya que adoptan una actitud más negativa ante la enfermedad. Los expertos insisten en que el tratamiento de las emociones como la angustia, el miedo u otros síntomas depresivos tras un infarto es fundamental para la correcta recuperación del paciente.

Estrés y ansiedad: El estrés y la ansiedad, si se mantienen en el tiempo, pueden dar lugar a un buen número de problemas físicos y emocionales. Independientemente de la causa que la genere, la ansiedad suele ir acompañada de un sentimiento de desasosiego y nerviosismo, y también de alteraciones físicas como sudoración, temblores, tensión muscular, mareos, vértigos, taquicardias y molestias estomacales.

Una de las razones biológicas que justifican esta interconexión mente-cuerpo ha sido analizada por expertos de la Universidad de Wisconsin (EE.UU.), quienes han podido constatar que el impacto que el estrés y la ansiedad tienen a nivel orgánico se debe al hecho de que el área cerebral en la que se procesan las emociones es muy amplia, de ahí su impacto en el resto del organismo. Esta es la razón por la que, por ejemplo, uno de los efectos más inmediatos del estrés sea el dolor de cabeza de tipo tensional que se experimenta al estar nervioso o si no se ha dormido bien.

Alteraciones del sueño: La falta de sueño está directamente relacionada con la ansiedad, un trastorno que la OMS califica de «epidemia». Se sabe que la mayoría de la población no alcanza a dormir esa media de 7-8 horas de sueño que suele recomendarse para funcionar a pleno rendimiento. Debemos añadir, además, que, una vez cumplidos los 60 años, la calidad del sueño cambia, ya se duerme menos, las horas de sueño disminuyen, aumenta el número de despertares nocturnos que, además, pueden ser más prolongados, y hay mayor tendencia a las siestas diurnas.

Los efectos inmediatos de una noche o de varias sin dormir causan irritabilidad, fatiga, somnolencia, problemas de memoria, desmotivación y trastornos de atención, pero a largo plazo, la falta crónica de sueño tiene consecuencias más serias, ya que está demostrado que puede derivar en problemas de salud como la obesidad, la diabetes, patologías cardiovasculares (la apnea y otros trastornos del sueño aumentan el riesgo de accidentes cerebrovasculares y cardiacos) e incluso ciertos tipos de cáncer.

Si bien en modo alguno son determinantes, hay estudios que relacionan las irregularidades en el sueño o largos periodos de insomnio con un mayor riesgo de padecer cáncer de mama y de próstata.

Pautas nutricionales y recomendaciones

- Para paliar las situaciones de estrés y otras alteraciones del estado anímico resulta muy efectivo introducir algunos cambios en las pautas habituales de alimentación: comer poco y con frecuencia (tentempiés cada tres horas), y seguir una dieta a base de carbohidratos complejos (pan integral, pastas, arroz y patatas), pues ejercen un efecto calmante y ayudan a mantener los niveles de azúcar en sangre de forma regular, evitando así los bajones de ánimo. Se aconseja combinarlos con las proteínas, ya que la conjunción de ambos nutrientes ayuda a rebajar los síntomas de estrés, como la tensión muscular.

- Ante los síntomas depresivos, situaciones de estrés o ansiedad, o si se padece insomnio, se recomienda evitar los dulces, la bollería industrial y, en general, los azúcares refinados, puesto que favorecen la producción de adrenalina (la sustancia presente en el torrente sanguíneo que desencadena las reacciones de estrés); las carnes rojas, que elevan los niveles de dopamina y noradrenalina, sustancias asociadas con la ansiedad; y el exceso de sal, carnes procesadas, quesos y condimentos fuertes (picantes, sobre todo), pues pueden producir sobredosis de sodio en el organismo, que a su vez favorece un aumento de la presión arterial y de los niveles de estrés.

- A pesar del efecto euforizante que produce su ingesta, las bebidas alcohólicas están contraindicadas en el caso de las alteraciones del estado de ánimo, ya que a la euforia que producen le sigue un bajón que empeora los síntomas de la depresión, y que, además, puede interferir con la medicación —en el caso de que se esté tomando— para tratar este trastorno. Y, de la misma manera, también tiene efectos negativos para el insomnio y otros problemas relacionados con el sueño. Se sabe que, en cierta manera, el alcohol actúa como ansiolítico e hipnótico (de ahí que muchas personas recurran a estas bebidas para conciliar el sueño), pero en modo alguno mejora el descanso: tomado en grandes cantidades, el alcohol disminuye la latencia en el sueño, es decir, acorta el tiempo que tardamos en dormirnos. Y en primera instancia, además, aumenta también la fase N3 de sueño No REM —sueño muy profundo y reparador— y disminuye el sueño REM. Luego, conforme avanza la noche y a medida que bajan los niveles de alcohol, se produce un efecto «rebote»: disminuye el sueño No REM y aumenta el sueño REM, lo que se traduce en despertares muy frecuentes, un aumento de las ensoñaciones vividas y un peor descanso.

ALIMENTOS Y NUTRIENTES BENEFICIOSOS

Magnesio: Estudios recientes demuestran que el magnesio actúa sobre los receptores GABA del cerebro, por lo que tiene un efecto relajante de la actividad cerebral, reduciendo el estrés y la ansiedad. Asimismo, se sabe que este mineral interviene en la regulación de la producción de serotonina, un neurotransmisor de vital importancia en el estado de ánimo. De hecho, niveles bajos de este neurotransmisor se relacionan con los estados depresivos. Concretamente, el déficit de magnesio se relaciona con síntomas como depresión, psicosis, irritabilidad, confusión, debilidad muscular o fatiga.

El equipo del doctor Gerben van Ooijen, de la Facultad de Ciencias Biológicas de la Universidad de Edimburgo (Reino Unido), cuya línea de investigación se centra en los ritmos circadianos, ha puesto en evidencia el importante papel que el magnesio desempeña en la regulación de los patrones y la calidad del sueño. Estos expertos comprobaron el impacto de este nutriente en la capacidad de las células para adaptarse a los ciclos ambientales naturales de día y noche y también sobre el metabolismo celular, concretamente en su habilidad para convertir rápidamente los nutrientes en energía a lo largo de un día.

Triptófano: El triptófano es un aminoácido esencial, un componente de las proteínas que traspasa rápidamente la barrera cerebral y ejerce un efecto sedante en el sistema nervioso central, por lo que tan pronto como se elevan sus niveles a través de la ingesta de determinados nutrientes, se acelera la producción de serotonina. Los alimentos que lo contienen en mayor cantidad son el plátano y el chocolate y, también, los cereales integrales, verduras como el berro y el pimiento, la piña y las legumbres.

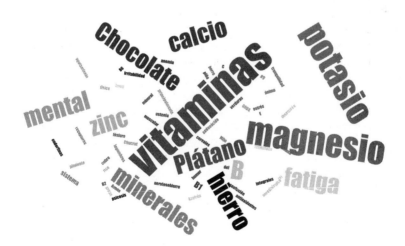

Chocolate: Además de su efecto serotinérgico, derivado de su contenido en triptófano, es un alimento rico en magnesio, y su exquisito sabor favorece la liberación de endorfinas. La clave, según recuerdan los expertos, está en consumirlo en la dosis justa: no más de tres onzas (una onza equivale a 28,70 g) al día y preferiblemente negro, es la cantidad indicada para calmar la ansiedad y proporcionar beneficios al cerebro sin añadir calorías de más.

Plátano: Además de ser rico en triptófano, tiene un altísimo contenido de vitaminas B, fundamental para el correcto funcionamiento del sistema nervioso, y supone toda una reserva de minerales (hierro, calcio, potasio, cobre y, principalmente, magnesio) con importantes beneficios para el bienestar anímico.

Vitaminas y minerales: Las vitaminas del grupo B (especialmente la B_6) incentivan el buen humor y la tranquilidad; los antioxidantes (vitaminas C y E y minerales como el selenio) han demostrado beneficios ante los efectos colaterales que el estrés ejerce en el organismo; y minerales como el calcio, el zinc y el potasio ayudan a mantener unos niveles adecuados de energía.

Mijo: Es el cereal más rico en hierro, por lo que está especialmente recomendado en los casos de debilidad física, fatiga, anemia, astenia, falta de ánimo y el agotamiento derivado del estrés. Su contenido en vitaminas B_1, B_2 y B_9 triplica al de otros cereales, lo que lo convierte en un alimento muy recomendable para regenerar el sistema nervioso.

Azafrán: Según varias investigaciones, esta planta, originaria de Oriente, es, además de un exquisito ingrediente culinario, una excelente opción para combatir el decaimiento. Así lo demostró un estudio de la Universidad de Ciencias Médicas de Teherán (Irán), que constató su eficacia en el alivio de síntomas como las alteraciones del estado de ánimo, los cambios de humor, la falta de energía o de motivación para realizar las actividades cotidianas.

Lechuga: Este alimento es muy rico en vitamina C (un protector de los ataques de los radicales libres a nuestro sistema inmune), vitaminas A y E, ácido fólico, potasio, calcio y fósforo. Pero desde el punto de vista del estrés, la sustancia más interesante es el *lactucarium*, que ejerce un efecto calmante sobre el sistema nervioso central y a la que se atribuyen también propiedades sedativas e hipnóticas, razón por la que desde siempre se ha recomendado su consumo en los casos de tensión nerviosa y de problemas para conciliar el sueño Curiosamente, las hojas más externas son las que concentran la mayor parte de esta sustancia, así como de vitaminas y minerales, de ahí la importancia de adquirir y consumir la pieza de lechuga en su punto, para no tener que eliminar estas hojas que son precisamente las que antes se deterioran.

Pavo: Es uno de los alimentos más ricos en triptófano y una fuente importante de vitaminas del grupo B, indispensables para convertir en energía los nutrientes procedentes de los alimentos. De hecho, tal y como demuestran los resultados de una investigación llevada a cabo por la Universidad de Swansea, en Gales, en los estados de decaimiento, fatiga y cansancio, es importante asegurarse los niveles adecuados de las vitaminas de este grupo, ya que poseen importantes efectos sobre la función intelectual, proporcionando además un estado de tranquilidad y aumentando la energía. Por otro lado, el pavo aporta cantidades destacables de minerales con propiedades antiestrés como el fósforo, el magnesio, el hierro, el potasio y el zinc.

Chucrut: Este alimento, elaborado a base de repollo o col fermentada adobado en sal, es una fuente inestimable de vitamina C (150 g aportan la mitad de la dosis diaria recomendada) y también contiene dosis elevadas de B_6, que aporta acetilcolina, un nutriente que desarrolla la concentración, aplaca los nervios y ayuda al cerebro a funcionar a pleno rendimiento. Además, y como todos los alimentos fermentados, tiene un notable efecto remineralizante.

Pescado graso: El pescado azul, como el salmón, la trucha, el atún y las sardinas, resulta especialmente apropiado para las épocas en las que los niveles de estrés alcanzan cotas máximas, ya que proporciona grasas esenciales capaces de fluidificar la sangre. De este modo, se contrarrestan los efectos estresantes de la adrenalina.

Mango: Esta fruta exótica es una de las principales fuentes de triptófano. Además, otro de los nutrientes que aporta, la vitamina B_6 o piridoxina, es muy eficaz para combatir el insomnio, relajar la tensión y aliviar algunos de los efectos secundarios de las situaciones de estrés como los calambres o la debilidad muscular.

Avena: Es uno de los cereales más ricos en proteínas, hidratos de carbono, vitamina B_1 (necesaria para el buen funcionamiento del sistema nervioso) y minerales como el fósforo, potasio, magnesio y calcio. El 80 % del total de las grasas que contiene son insaturadas, y abunda el ácido graso esencial linoleico (omega 6). Asimismo, es rica en fitoesteroles y contiene un alcaloide no tóxico, la avenina, de efecto sedante sobre el sistema nervioso. Su consumo está especialmente aconsejado en las situaciones de tensión, en las afecciones del sistema nervioso (estrés, fatiga, insomnio...) y cuando habitualmente se realiza ejercicio físico intenso, debido a su aporte de energía.

Pipas de girasol: Contienen dos sustancias de vital importancia para el correcto funcionamiento del sistema nervioso central y la salud mental: el hierro y el ácido fólico. También son ricas en tiamina, una vitamina del tipo B, que tiene un importante valor preventivo en el caso de determinadas dolencias nerviosas, además de generar energía. Su escasez provoca cansancio, irritabilidad y pérdida de concentración y fuerza. Otra de sus ventajas es la protección que proporcionan ante uno de los efectos colaterales más temidos del estrés: las enfermedades coronarias. Tal y como se ha demostrado en un estudio realizado por la Universidad de Harvard (EE.UU.), el consumo de grasas buenas insaturadas (que son las que aportan las pipas) es una de las mejores opciones para evitar ese tipo de enfermedades.

Leche desnatada: Contiene menos de un 3 % de grasa (uno de los nutrientes vinculados al estrés) y es uno de los alimentos más ricos en triptófano, esencial para la síntesis de la serotonina. No en vano, el clásico vaso de leche con miel antes de dormir sigue siendo uno de los mejores remedios para reducir la ansiedad y conciliar el sueño.

HÁBITOS RECOMENDABLES

- Son muchos los beneficios de la actividad física sobre la salud mental. Por ejemplo, la práctica diaria de ejercicio puede aliviar la depresión en casi la mitad de los pacientes que no consiguen remitir la enfermedad con un fármaco antidepresivo, tal y como ha demostrado un estudio financiado por el

Instituto Nacional de Salud Mental, de EE.UU., que analizó el efecto de la actividad física en pacientes que, después de 7 años de tratamiento con un fármaco antidepresivo, no habían experimentado mejoría. Los resultados demostraron que casi el 30 % de los pacientes consiguió una remisión total de su depresión, y otro 20 % mejoró significativamente.

La Fundación del Corazón (FEC) recuerda que practicar ejercicio físico de forma moderada y regular (caminar, nadar, bailar, montar en bicicleta) es un mecanismo muy efectivo para reducir los niveles de estrés y ansiedad. De hecho, está demostrado que las personas que hacen deporte regularmente son más tranquilas y tienden a afrontar los problemas diarios de una forma más pausada. Uno de los efectos que más contribuyen a que el ejercicio controle el estrés y mejore el estado de ánimo es su actividad sobre el sistema nervioso, ya que hace que los receptores sobre los que actúa la adrenalina sean más sensibles a estas moléculas, lo que se traduce en una reducción de los niveles de adrenalina circulantes en sangre, algo que no solo influye en el estrés sino también en un menor riesgo de hipertensión arterial. Por otro lado, se sabe que el ejercicio potencia la producción a nivel cerebral de las endorfinas, que proporcionan una sensación de placer y bienestar, actuando como antídoto frente a la ansiedad.

Es sabido que la práctica diaria de 20-30 minutos de ejercicio favorece un buen descanso nocturno, sin embargo, es mejor practicar ejercicio por la mañana o, al menos, a una hora lo más alejada posible de la de acostarse, ya que una actividad intensa a última hora de la tarde puede producir justo el efecto contrario: desvelarnos.

- La cantidad de horas de luz a la que estamos sometidos a diario incide en nuestro estado anímico. De hecho, numerosos estudios han constatado que cuando disminuyen las horas de sol, generalmente en otoño y en invierno, se suele caer en el desánimo, debido a un fallo del reloj interno, dependiente de la luminosidad. Para evitarlo, los expertos recomiendan exponerse a la luz solar (eliminar las cortinas, intentar trabajar lo más cerca de una ventana...); aumentar la claridad del entorno decorándolo en tonos neutros como el marfil, el crema o el beige; incrementar el número de luces indirectas con lámparas de mesa o de pie, y rodearse de aromas que evoquen la luminosidad del verano y la primavera, como las fragancias a base de limón, salvia, romero o melisa.

- La respiración profunda tiene un efecto calmante y ansiolítico. Está comprobado que una persona nerviosa respira 35-40 veces por minuto, exhala muy poco aire viciado y está al borde la hiperventilación; mientras que alguien que atraviesa un momento puntual de nervios respira de 20 a 28 veces por minuto, un ritmo que sigue siendo rápido y que puede producir tensión. En un estado emocional normal, el ritmo de respiración es de 12-18 veces por minuto, algo bastante aceptable y relajante. Se considera que el ritmo ideal de respiración para lograr la calma es de 6 a 8 respiraciones por minuto, y eso se consigue dominando la técnica de la respiración profunda, en la cual los pulmones se vacían y se llenan por completo en cada inhalación y exhalación, con lo que no solo se alcanza la capacidad máxima pulmonar sino también la expulsión de la máxima cantidad de aire viciado. El resultado es una relajación y serenidad perceptibles casi de inmediato.

• La Asociación Mundial de Medicina del Sueño aconseja seguir una serie de sencillas recomendaciones para prevenir el insomnio y las dificultades para conciliar el sueño: establecer un horario regular de acostarse y levantarse; hacer siestas que no duren más de 30-45 minutos; evitar tomar alcohol y fumar 4 horas antes de ir a la cama; no tomar cafeína (café, té, colas, chocolate) 6 horas antes de acostarse; no consumir comidas picantes, pesadas o con mucho azúcar en las 4 horas previas al sueño; dormir en una cama confortable; ventilar la habitación y eliminar al máximo el ruido y la luz al acostarse; y reservar el dormitorio solo para el sueño, y no como espacio de trabajo u ocio. La temperatura también es importante: tal y como explica la Sociedad Española de Sueño, la regulación de la temperatura corporal está estrechamente relacionada con el equilibrio del ciclo sueño-vigilia, de ahí que cuando se padece algún síntoma o trastorno del sueño (algo que le ocurre al 60 % de la población adulta) estos afloren o se agudicen, especialmente en épocas como el verano. Por ello, se recomienda controlar la temperatura ambiental de la habitación y dormir con ropa cómoda, que no afecte a la temperatura corporal.

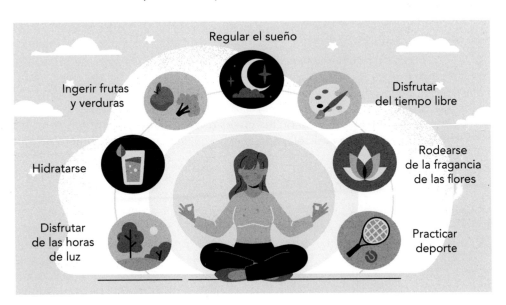

Regular el sueño

Ingerir frutas y verduras

Disfrutar del tiempo libre

Hidratarse

Rodearse de la fragancia de las flores

Disfrutar de las horas de luz

Practicar deporte

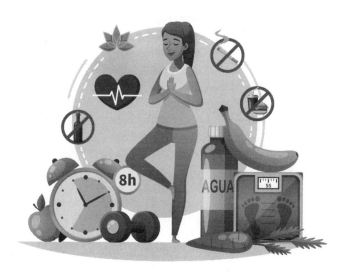

Dieta tipo

EJEMPLO DE MENÚ DIARIO PARA PERSONAS CON ALTERACIONES ANÍMICAS (ESTRÉS, ANSIEDAD, SÍNTOMAS DEPRESIVOS)

- Desayuno: Infusión o café descafeinado. Un bol de yogur desnatado con copos de avena. Una fruta.

- Media mañana: Infusión y un plátano.

- Comida: Ensalada de berros, lechuga y tomate aderezada con aceite de oliva y pipas de girasol. Pescado azul. Una rodaja de piña.

- Merienda: Infusión o un vaso de leche desnatada y 2-3 onzas de chocolate.

- Cena: Crema de verduras o ensalada de legumbres. Bocadillo o sándwich de pavo con pan integral. Un plátano y un yogur desnatado.

- Antes de dormir: Un vaso de leche desnatada.

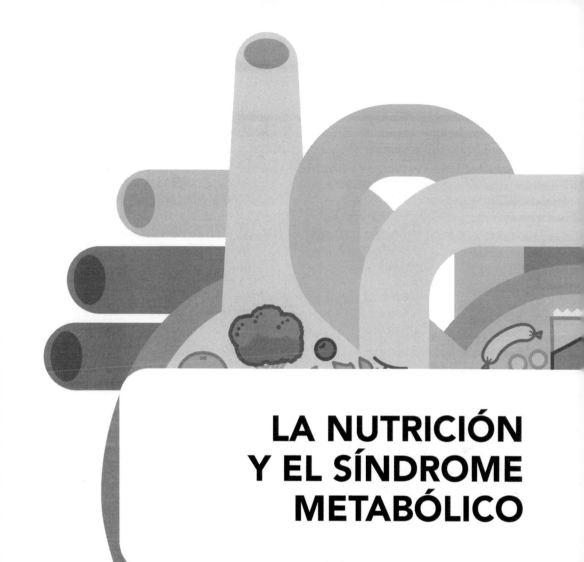

LA NUTRICIÓN
Y EL SÍNDROME
METABÓLICO

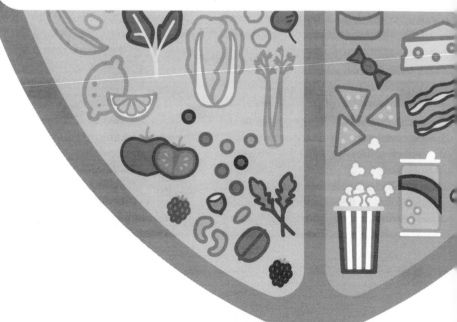

El síndrome metabólico (SM) es un conjunto de patologías clínicas que aumentan considerablemente el riesgo de padecer enfermedades cardiovasculares y mortalidad. Varios estudios han demostrado que el síndrome metabólico aparece cada vez en edades más jóvenes y afecta al 15-25 % de la población. De hecho, se calcula que en los últimos 25 años, la edad media en la que suele declararse esta enfermedad ha pasado de los 50 a los 35 años, debido sobre todo al sedentarismo y a hábitos alimentarios poco saludables.

Se considera que una persona está afectada de esta patología cuando presenta tres de los cinco criterios siguientes: glucemia (azúcar en sangre) elevada, tensión arterial elevada, colesterol HDL (el bueno) disminuido; triglicéridos elevados y medidas del perímetro abdominal superior a 102 cm en hombres y 88 cm en las mujeres. Dichos criterios están a su vez relacionados con determinadas enfermedades, que son las que analizaremos a continuación y en las que los patrones alimenticios desempeñan un papel fundamental:

- La glucemia y la resistencia a la insulina son el principal factor asociado al desarrollo de la diabetes.

- La tensión arterial elevada deriva en una hipertensión.

- Los niveles bajos de HDL se relacionan directamente con la hipercolesterolemia (niveles altos de colesterol LDL, el «malo»), teniendo ambos parámetros una importante repercusión a nivel cardiovascular.

- La medida de la circunferencia abdominal es uno de los elementos indicativos de la obesidad.

- Una cantidad de triglicéridos en sangre superior a 150 mg/dl se considera una hipertrigliceridemia.

Teniendo en cuenta que el síndrome metabólico duplica el riesgo de padecer una enfermedad cardiovascular y multiplica por 1,5 el riesgo de mortalidad, los expertos insisten en la importancia de detectarlo cuanto antes y poner en marcha las medidas destinadas a regular todos los factores que lo componen.

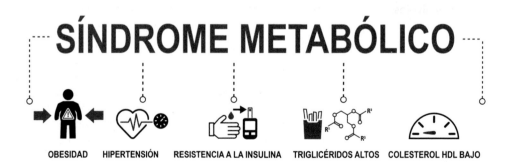

SÍNDROME METABÓLICO

OBESIDAD   HIPERTENSIÓN   RESISTENCIA A LA INSULINA   TRIGLICÉRIDOS ALTOS   COLESTEROL HDL BAJO

LA HIPERTENSIÓN

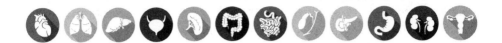

La presión arterial es la fuerza que ejerce la sangre sobre las paredes de las arterias cuando circula por ellas. Se mide en milímetros de mercurio (mmHg). La hipertensión arterial (HTA) se caracteriza por una elevación persistente de la presión arterial sistólica (PAS o «máxima») o diastólica (PAD o «mínima») por encima de unos límites determinados.

En general, una persona adulta es hipertensa cuando las cifras de PAS/PAD son iguales o mayores a 140/90 mmHg, aunque los expertos recomiendan que a partir de 130/80 mmHg ya hay que empezar a vigilar de cerca estas cifras. Por debajo de 120/80 mmHg se consideran valores normales óptimos; hasta 139/89 mmHg se considera prehipertensión.

Se calcula que 1 500 millones de personas en el mundo son hipertensas. Los síntomas son variados –incluso puede no tener ninguna sintomatología–, desde los sangrados nasales espontáneos al dolor de cabeza, pasando por el nerviosismo, las palpitaciones y los temblores.

Las cifras de tensión arterial pueden variar por múltiples circunstancias, de ahí la importancia de medirla (con un tensiómetro) en distintos momentos para confirmar la existencia de hipertensión.

Si bien existen factores hereditarios, es posible prevenir o retrasar la aparición de la hipertensión evitando el sobrepeso/obesidad, practicando el ejercicio físico con regularidad y siguiendo una dieta adecuada.

Todo el mundo debería conocer cuáles son sus parámetros de presión arterial y, por encima de los 40 años, es necesario que ese seguimiento sea un poco más controlado, como mínimo una vez al año. En pacientes que son hipertensos o que tienen más factores de riesgo, dichos controles deberían ser más frecuentes, para determinar si sus niveles son de bajo riesgo y si está respondiendo bien al tratamiento.

El tratamiento actual de la hipertensión arterial se basa en medidas farmacológicas (mediante un amplio abanico de fármacos entre los que se incluyen diuréticos, betabloqueantes, calcioantagonistas, IECAs, antagonistas de los receptores de la AG, vasodilatadores…) y en cambios en el estilo de vida. Respecto a esto último, una de las investigaciones más importantes realizadas al respecto, el Estudio PREMIER, que se ha llevado a cabo en cuatro centros hospitalarios estadounidenses, ha demostrado que la modificación de algunos hábitos puede ser determinante en el control de esta enfermedad, disminuyendo sus cifras y reduciendo el riesgo cardiovascular.

A tener en cuenta

- Si bien la hipertensión es una enfermedad con mayor incidencia entre la población masculina, las mujeres, cuando empiezan a tener síntomas menopáusicos, deben extremar la vigilancia ya que, durante la menopausia, la prevalencia de enfermedades cardiovasculares aumenta.

- Según datos de la Sociedad Española de Cardiología (SEC), se estima que el 50 % de las mujeres desarrolla hipertensión durante la menopausia. La razón es que los estrógenos (hormonas femeninas) tienen un efecto cardioprotector en la mujer mientras tiene la menstruación, de ahí que la incidencia de enfermedades coronarias sea menor que en los hombres. Sin embargo, a partir de la retirada de la menstruación (y, por tanto, de la protección estrogénica), el riesgo de las mujeres de padecer una dolencia cardiaca, y más concretamente patologías como la hipertensión arterial, no solo se iguala al de los hombres, sino que puede llegar incluso a superarlo.

Pautas nutricionales

- La sal es el nutriente relacionado de forma más directa con la hipertensión, hasta el punto de que disminuir el consumo de sal y sodio es la medida principal para controlar los niveles de tensión arterial. Las evidencias científicas demuestran que al reducir a la mitad el consumo diario de sal (que en países como España alcanza los 13 g al día), la presión sistólica (la alta) baja en 2,1 mmHg y la diastólica (la baja) en 0,2 mmHg. En este sentido, los expertos insisten cada vez más en la necesidad de iniciar el control de la ingesta de este alimento ya en la infancia como una forma de prevenir la hipertensión en la edad adulta. La recomendación de la OMS al respecto es limitar el consumo diario de sal a 5 g (el equivalente a una cucharadita rasa de café).

  Asimismo, es muy importante tener en cuenta que el 75 % de la sal que se consume no proviene del salero, sino que se encuentra en muchos de los alimentos que se consumen habitualmente, destacando entre ellos los que se encuadran en la categoría de comida rápida: pizzas, sopas y caldos enlatados, salsa preparadas y aderezos para ensaladas... Por eso es tan importante, especialmente si uno es hipertenso, consultar el contenido en sal en los envases de los productos (incluso de aquellos que no son «sospechosos» de contenerla). Los que están etiquetados como «*sin sal*» o «*sin sodio*» llevan una cantidad mínima de este nutriente; los que se comercializan como «*muy bajo en sal o sodio*» aportan algo más del mínimo posible; mientras que los «*bajo en sal*» llevan una cuarta parte menos de sal que el alimento normal.

Organismos como la Sociedad Española de Endocrinología y Nutrición (SEEN) aconsejan priorizar el consumo de alimentos bajos en sal: frutas, verduras y hortalizas, principalmente. En aquellos casos en los que haya que controlar el peso, optar por las que tienen menos calorías (melón, sandía, fresa, manzana, pera…) y las verduras y hortalizas de hoja verde (lechuga, escarola, repollo, lombarda, brécol, coliflor, acelga, puerro, espárrago).

- La relación entre el alcohol y la hipertensión se ha ido matizando en función de las últimas evidencias, que apuntan a que tan solo una cantidad moderada de alcohol puede ser beneficiosa (una copa de vino o cerveza con las comidas), e inciden en la importancia de evitar dosis mayores e ingestas fuera de las comidas, ya que, además de no ser beneficioso para la salud, puede interferir con la medicación que uno puede tomar si es hipertenso. La cerveza, por su alto contenido en potasio y su efecto diurético, puede ser la opción más favorable.

- Las recomendaciones respecto al café también se han ido modificando con el tiempo. Tradicionalmente se ha considerado el café un factor que favorece la hipertensión, pero actualmente se sabe que su consumo tiene un efecto limitado sobre la tensión y, además, aporta antioxidantes y otras sustancias beneficiosas. La recomendación, por tanto, es consumirlo con moderación (no más de 3 tazas al día).

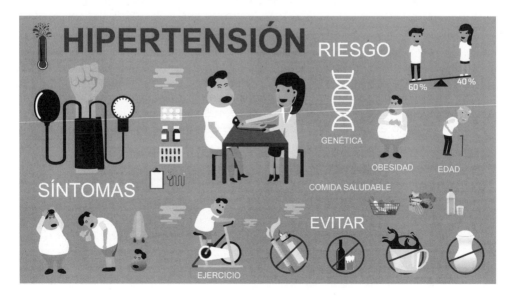

- En cualquier caso, pero sobre todo si se tiene sobrepeso u obesidad (las pérdidas de peso moderadas ayudan a controlar la tensión), se aconseja evitar los alimentos grasos y cocinar con poco aceite. Es sabido que la ingesta abusiva de grasas saturadas repercute de forma negativa en la aparición de la hipertensión, así que hay que tener muy clara cuál es la diferencia entre las grasas «buenas» y las «malas», esto es, limitar o evitar las grasas de origen animal: nata, mantequilla, quesos curados y carnes grasas como el cerdo o el cordero. En este sentido, es importante quitar la grasa visible de las carnes antes de cocinarlas y elegir siempre las piezas más magras. Por otro lado, es preciso favorecer la ingesta de aquellos alimentos con un alto contenido en grasas instauradas, especialmente el aceite de oliva.

- La pauta nutricional óptima para las personas hipertensas es la Dieta Dash o Plan de Alimentación Saludable contra la Hipertensión (*Dietary Approaches to Stop Hypertension*), elaborada por el Instituto Norteamericano de Corazón, Pulmón y Sangre que, a grandes rasgos, establece las siguientes directrices sobre las que debe sustentarse el régimen alimenticio de la persona hipertensa:

   o Cereales y derivados: De 7 a 8 raciones diarias. Una ración equivale a una rebanada de pan, media taza de cereal seco, media taza de arroz, pasta o cereal cocido.

   o Verduras: De 4 a 5 raciones diarias. Una ración equivale a una taza de verduras de hojas verdes crudas, media taza de verduras cocidas, 180 ml de zumo de verduras.

   o Fruta: De 4 a 5 raciones diarias. Una ración equivale a 180 ml de zumo de frutas, una fruta mediana, ¼ de taza de frutas secas, congelada o en lata.

   o Lácteos sin grasa o bajos en grasa. De 2 a 3 raciones diarias. Una ración equivale a 240 ml de leche, una taza de yogur o 45 g de queso.

   o Carne roja, pollo y pescado: Dos raciones al día o menos. Una ración equivale a 90 g de carne, pollo o pescado cocido.

   o Legumbres y frutos secos: Media ración al día. Una ración equivale a 45 g o 1/3 de taza de pepitas o media taza de leguminosas cocidas.

- Hay una serie de sustancias y remedios naturales que es preciso evitar en los casos de hipertensión. Es el caso de todas aquellas plantas que contengan cafeína u otras bases xánticas en su composición y cuya dosis diaria aporte al organismo más de 125 mg de cafeína, ya que están contraindicados en personas con hipertensión. Entre las plantas que contienen cafeína o similares destaca el té verde, el guaraná o la kola. Por su parte el ginseng, un estimulante de reconocidas propiedades para el cansancio, puede producir un aumento de la tensión en ciertas personas; por ello, como medida de precaución, se desaconseja su uso en hipertensos.

Veamos, a modo orientativo, algunos de los alimentos más recomendables para el paciente hipertenso, según la SEEN:

- Frutas, verduras, hortalizas y legumbres frescas, cocinadas en casa.
- Pescado fresco; aves y carnes magras, con poca grasa.
- Huevos: un máximo de 5 por semana.
- Lácteos desnatados, queso fresco, requesón, yogur desnatado y cuajada.
- Pan y biscotes sin sal.
- Pastas y cereales, preferentemente integrales.
- Frutos secos sin sal o bajos en sal: castañas, avellanas, nueces, garbanzos tostados.
- Aceite de oliva (virgen, virgen extra); mayonesa y tomate frito caseros.
- Especias: albahaca, pimienta, pimentón, canela, mostaza sin sal, ajo, hierbas aromáticas.

- En cuanto a los alimentos que es preciso evitar, según el listado de la SEEN, son los siguientes:

  - Sal y alimentos ricos en sal: pescados y carnes saladas y curadas; conservas en general.
  - Embutidos y charcutería en general.
  - Quesos curados.
  - Patatas fritas y aperitivos industriales (sobre todo aquellos que no especifiquen su contenido en sal).
  - Legumbres, verduras y hortalizas precocinadas o en conserva.
  - Sopas y purés de sobre.
  - Pastillas de caldo.
  - Zumos de hortalizas envasados.
  - Bebidas refrescantes con cafeína.
  - Alcoholes de alta graduación.
  - Pastelería y bollería industrial.

- ○ Margarina, mantequilla y manteca de cerdo y los alimentos elaborados con ellas.

- ○ Salsas comerciales y condimentos salados: kétchup, tomate frito, mostaza, mayonesa y aliños para ensalada.

ALIMENTOS Y NUTRIENTES BENEFICIOSOS

Calcio y vitamina D: La adecuada ingesta de calcio y vitamina D es muy beneficiosa para los pacientes hipertensos, de ahí que se recomiende el consumo diario de 3 vasos de leche, 2-3 yogures o 60 g de queso fresco (bajo en sal). También son de consumo preferente los lácteos frescos desnatados y enriquecidos con calcio y vitamina D.

Remolacha y lechuga: Los alimentos que contienen nitratos, como la espinaca, la lechuga y la remolacha, son importantes para el control de la tensión arterial. Un grupo de expertos del Instituto Karolinska, de Estocolmo, realizó una investigación en la que intervinieron un total de 17 adultos jóvenes y a los que se les suministró, de forma alterna, complementos dietéticos de nitrato de sodio o placebo (una sustancia inerte), y comprobaron que, al tomar nitrato, la presión diastólica (la baja) se redujo en 3,7 puntos. Los autores del estudio llegaron a la conclusión de que incrementar la ingesta de los vegetales (sobre todo los de hoja verde), ricos en esta sustancia, podría beneficiar a aquellas personas que padecen hipertensión arterial.

Aceite y hojas de olivo: El ácido oleico, principal componente del aceite de oliva, se inserta en la membrana celular y regula las señales que emiten unos receptores celulares acoplados a proteínas G. Estas señales son las que controlan la presión arterial, de ahí el efecto antihipertensivo de este alimento. Las hojas del olivo también poseen una acción hipotensora que ha sido atribuida a dos sustancias: el oleoeuropeósido y la oleaceína. Su efecto sobre la tensión arterial se basa en su capacidad para aumentar el diámetro de los vasos sanguíneos (vasodilatación). Además, su ingesta disminuye las arritmias y ralentiza los movimientos musculares. Asimismo, la hoja de olivo permite tratar los trastornos asociados a la hipertensión arterial, como cefaleas, vértigos, zumbidos de oídos, etc. Se encuentra en forma de planta seca, tintura, extracto fluido, ampollas, cápsulas, comprimidos y aceite.

Chocolate: El chocolate negro (siempre que contenga más del 72 % de cacao), consumido en pequeñas cantidades (una onza), puede reducir levemente la tensión, aunque advierten que cantidades mayores no suponen mayor beneficio y sí un exceso de calorías.

Potasio y magnesio: Tradicionalmente, el potasio (presente en alimentos como el plátano) se ha considerado una pieza clave en la dieta del hipertenso debido a sus propiedades diuréticas. Los últimos estudios han demostrado que otro mineral, el magnesio, puede ser igual de determinante, ya que influye en la forma en la que el corazón y los vasos sanguíneos se contraen y relajan. Esta contracción y relajación están relacionadas con la hipertensión, y el papel que juega en ellas el magnesio es el siguiente: estimula la dilatación de las arterias y reduce la resistencia al flujo sanguíneo, factores ambos que disminuyen la presión arterial. El magnesio está presente en alimentos de grano entero, las habas y los guisantes, los vegetales de hoja verde y la soja.

Cebolla: Es un alimento de reconocidas propiedades cardioprotectoras. Esta efectividad se debe a los flavonoides, unas sustancias cuyos beneficios sobre el organismo han sido demostrados desde hace décadas por los científicos. Una de las investigaciones más destacables al respecto, realizada en la Universidad de East Anglia (Reino Unido), analizó la relación existente entre la ingesta de alimentos ricos en flavonoides y los distintos factores de riesgo de la enfermedad cardiaca, especialmente la hipertensión. Los resultados de este estudio demostraron que la ingesta de algunos de estos alimentos puede reducir la presión arterial diastólica entre 6 y 2 puntos. Otro estudio demostró que el aceite de cebolla contiene prostaglandinas, sustancias que se relacionan con la reducción de la tensión arterial. Además de incluirla en los menús habituales, la cebolla puede consumirse en forma de extracto fluido, cápsulas y comprimidos.

Ajo: Se trata de una planta muy recomendable en aquellos casos en los que la hipertensión está asociada a niveles elevados de colesterol. Gracias a su acción hipolipemiante e hipercolesterolemiante, previene la arterioesclerosis y los accidentes vasculares asociados a las mismas. Además, es sabido que el ajo mejora la circulación sanguínea, de ahí su efecto beneficioso en casos de hipertensión arterial. Hay que tener en cuenta que los principios activos del ajo se destruyen cuando se cocina; por ello se recomienda consumirlo en crudo o recurrir a preparados farmacéuticos que lo incluyan (cápsulas o comprimidos), sometidos a controles que aseguren su contenido en principio activo.

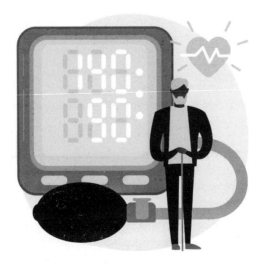

Ácido linoleico: Es un nutriente esencial para el organismo, ya que este no puede generarlo. Está presente en elevadas cantidades en el aguacate, las semillas de girasol, la nuez y el alga espirulina. Según una investigación realizada por la Universidad de Shiga, en Japón, recurrir de forma habitual al consumo de las plantas y vegetales ricos en este tipo de ácidos disminuye el riesgo de padecer hipertensión. En este estudio se examinaron las vinculaciones existentes entre el consumo de ácido linoleico y la presión arterial en un total de 4 680 hombres y mujeres con edades comprendidas entre los 40 y los 59 años procedentes de Japón, China, Gran Bretaña y Estados Unidos. Los resultados demostraron que existía una tendencia en todos los participantes a presentar una menor presión sanguínea cuanto mayor era el consumo de este nutriente.

Plátano y uva: Son dos frutas especialmente aconsejadas en la dieta del control de la tensión. El plátano destaca por su bajo contenido en sodio y su elevado contenido en potasio (420 mg/100 g). En cuanto a la uva, varias líneas de investigación apuntan a los efectos beneficiosos de esta fruta y de los productos derivados de ella en la tensión arterial. Dichos efectos se deben a la capacidad de los polifenoles para aumentar la liberación de óxido nítrico, que es un potente vasodilatador. Otro factor implicado en su acción beneficiosa es el alto contenido en potasio. En este sentido, más del 15 % de las necesidades diarias de potasio pueden solucionarse tomando un racimo de uvas.

Espino albar: Se trata de una de las plantas de reconocidos beneficios en el tratamiento de la hipertensión y en el control de otras patologías cardiacas: arterioesclerosis, taquicardias, palpitaciones, insuficiencia cardiaca... Tiene eficacia demostrada en el manejo de los niveles elevados de estrés y ansiedad, dos circunstancias que están íntimamente relacionadas con los cuadros de hipertensión. Puede encontrarse en forma de planta seca y fresca, jarabe, tintura, extracto fluido, cápsulas y comprimidos. Su consumo está contraindicado en aquellos casos en los que el paciente se esté sometiendo a un tratamiento cardiotónico. Otras plantas con propiedades beneficiosas para las personas hipertensas son el grosellero negro, el abedul, la grama, el muérdago y la vincapervinca.

HÁBITOS RECOMENDABLES

- La práctica de ejercicio físico es una pauta básica para disminuir y controlar la hipertensión. Así, por ejemplo, se sabe que la actividad aeróbica practicada con regularidad puede reducir tanto la presión arterial sistólica como la diastólica en aproximadamente 10 puntos. Otra evidencia en este sentido es el papel beneficioso que tienen las caminatas cortas y rápidas (cerca de 10 minutos) para reducir la presión arterial elevada, tal y como demostraron expertos de la Universidad de Indiana (EE.UU.).

- Según datos de la Sociedad Española de Hipertensión, se estima que entre el 8 y el 10 % de los pacientes interrumpen total o parcialmente su tratamiento durante las vacaciones de verano, lo que produce, como consecuencia, una subida de tensión sistemática. Si bien es cierto que tanto el calor como el cambio del ritmo de vida producen una disminución de las cifras tensionales, también son frecuentes los excesos dietéticos, lo que, unido al abandono de la medicación, propicia que a la vuelta de las vacaciones se registren numerosas crisis hipertensivas.

- Dejar de fumar es la medida más efectiva para reducir el riesgo cardiovascular en el paciente hipertenso, puesto que reduce en más de un 50% las complicaciones futuras. El tabaco, además de ser un factor de riesgo para al menos 35 enfermedades, supone un potente desencadenante de la hipertensión, ya que puede favorecer cambios a nivel metabólico y vascular que propician el desarrollo de esta dolencia. Los efectos beneficiosos del abandono del tabaco sobre la presión arterial quedaron constatados en un estudio publicado en la revista *Hypertension* que consistió en monitorizar la presión arterial durante 24 horas en pacientes hipertensos. Los resultados demostraron que a la semana de dejar de fumar se producía una reducción considerable en la tensión arterial.

- A mayor cantidad de grasa abdominal, mayor riesgo de desarrollar hipertensión arterial. Esta ecuación resume las conclusiones a las que ha llegado un grupo de expertos estadounidenses tras estudiar la relación existente entre la adiposidad visceral y los niveles elevados de tensión arterial. También se ha constatado la relación entre un elevado índice de masa corporal (IMC) y una circunferencia de cintura amplia con una mayor incidencia de la hipertensión.

- Los efectos secundarios de ciertos medicamentos pueden elevar la tensión arterial. Algunos de los que producen este efecto son los antidepresivos y determinados tratamientos de tipo hormonal. Asimismo, el uso prolongado de corticoides está relacionado con un aumento del riesgo de desarrollar HTA. Incluso medicamentos tan habituales como los antiinflamatorios no esteroideos (tipo aspirina) pueden provocar una ligera retención de líquido, lo que favorece un aumento de la presión arterial.

... a la semana de dejar de fumar se producía una reducción considerable en la tensión arterial.

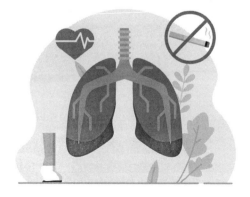

Dieta tipo
EJEMPLO DE MENÚ SEMANAL PARA PERSONAS CON HIPERTENSIÓN

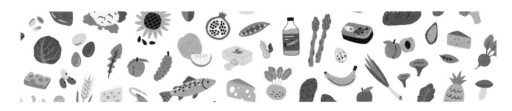

LUNES	
Desayuno	Café con leche desnatada o infusión; tostada de pan integral con tomate y aceite de oliva; fruta.
Media mañana	Yogur desnatado. Fruta.
Comida	Ensalada de espinacas. Lentejas estofadas con verduras. Pan integral (40 g/2 rebanadas finas). Fruta.
Merienda	Frutos secos tostados sin sal.
Cena	Boniato al horno. Tortilla francesa. Pan integral. Cuajada con miel.

MARTES	
Desayuno	Café con leche desnatada o infusión; tostada de pan integral con tomate y aceite de oliva; fruta.
Media mañana	Queso fresco desnatado con dos biscotes integrales.
Comida	Ensalada de canónigos, lechuga, tomate y zanahoria. Pechuga de pollo a la plancha con calabaza asada. Pan. Fruta.
Merienda	Frutos secos tostados sin sal.
Cena	Acelgas rehogadas. Dorada al horno. Pan integral. Yogur desnatado.

MIÉRCOLES	
Desayuno	Café con leche desnatada o infusión; tostada de pan integral con tomate y aceite de oliva; fruta.
Media mañana	Yogur desnatado. Fruta.
Comida	Ensalada mixta. Arroz con gambas. Fruta.
Merienda	Frutos secos tostados sin sal.
Cena	Ensalada de pimientos y tomates asados. Pavo a la plancha. Pan integral. Requesón con miel.

JUEVES	
Desayuno	Café con leche desnatada o infusión; tostada de pan integral con tomate y aceite de oliva; fruta.
Media mañana	Queso fresco desnatado con dos biscotes integrales.
Comida	Ensalada de remolacha. Pasta con tomates Cherry y albahaca. Fruta.
Merienda	Frutos secos tostados sin sal.
Cena	Calabaza asada con especias. Calamares en su tinta. Pan integral. Yogur desnatado.

VIERNES	
Desayuno	Café con leche desnatada o infusión; tostada de pan integral con tomate y aceite de oliva; fruta.
Media mañana	Yogur desnatado. Fruta.
Comida	Alubias guisadas con verduras. Merluza en papillote. Pan. Fruta.
Merienda	Frutos secos tostados sin sal.
Cena	Parrillada de verduras. Huevos revueltos. Pan integral. Cuajada con miel.

SÁBADO	
Desayuno	Café con leche desnatada o infusión; tostada de pan integral con tomate y aceite de oliva; fruta.
Media mañana	Queso fresco desnatado con dos biscotes integrales.
Comida	Sopa de tomate. Arroz con verduras y huevo escalfado. Pan. Fruta.
Merienda	Frutos secos tostados sin sal.
Cena	Ensalada mixta. Lomo de cerdo a la plancha. Pan integral. Yogur desnatado.

DOMINGO	
Desayuno	Café con leche desnatada o infusión; tostada de pan integral con tomate y aceite de oliva; fruta.
Media mañana	Yogur desnatado. Fruta.
Comida	Ensalada mixta. Potaje de garbanzos.
Merienda	Frutos secos tostados sin sal.
Cena	Brécol a la plancha con limón. Bonito a la plancha. Pan integral. Requesón con miel.

*Fuente: Fundación Española del Corazón/PASFEC.

*Cantidad de una ración

- Lácteos: 200 ml (un vaso) de leche; 125 ml de yogur o cuajada; 60 g de queso fresco desnatado; 125 g de requesón.

- Carnes/aves: 100-125 g.

- Pescados/mariscos: 125-150 g.

- Frutas: 120-200 g/1 pieza mediana.

- Huevos: 53-60 g/un huevo mediano.

- Verduras y hortalizas: 150-200 g.

- Pan: 40 g/dos rebanas finas.

- Pasta/arroz/legumbres: 60-80 g.

- Frutos secos: 20-30 g/un puñado.

Alimentos que ayudan a bajar la presión arterial

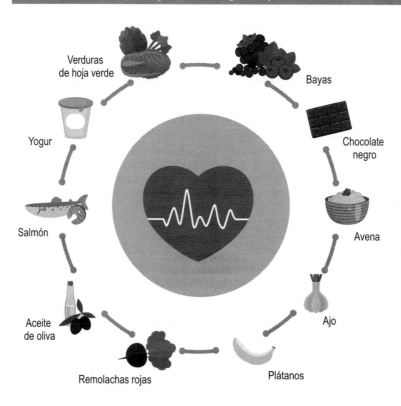

Verduras de hoja verde · Bayas · Chocolate negro · Avena · Ajo · Plátanos · Remolachas rojas · Aceite de oliva · Salmón · Yogur

LA DIABETES

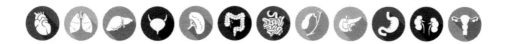

L a OMS considera la diabetes una de las principales amenazas para la salud pública mundial. Se calcula que actualmente 460 millones de personas padecen diabetes en todo el mundo, y se espera que en el año 2045 esta cifra sea de 700 millones, debido, en gran medida, al envejecimiento de la población y al estilo de vida cada vez más sedentario. Hoy en día, la diabetes supone la cuarta causa de muerte en la mayoría de los países desarrollados.

Se trata de un trastorno metabólico que se caracteriza por una elevación de la glucemia (nivel de azúcar o glucosa en la sangre), la cual supera claramente el límite de 126 mg/dl. Se produce o bien a causa de un mal funcionamiento en la producción de insulina (la hormona que controla el metabolismo de la glucosa), por lo que hay una carencia de esta, o bien porque la insulina resulta ineficaz para los tejidos que tienen que responder a ella, por lo que acaba repercutiendo en su producción.

Esta patología surge cuando el páncreas no produce la suficiente insulina o el organismo no puede utilizar la insulina que produce de manera eficaz, lo que provoca una hiperglucemia (aumento de los niveles de glucosa en sangre propio de esta enfermedad) que, a su vez, causa un daño vascular (arterial) en diferentes órganos. Hay que tener en cuenta que la diabetes no solo afecta al metabolismo de la glucosa, sino que incide de forma más general en el metabolismo de la persona que la padece.

Existen fundamentalmente dos tipos de diabetes: tipo 1 y tipo 2; además de un tercer tipo, la diabetes gestacional, que se desarrolla en algunos casos durante el embarazo, y desaparece normalmente tras el parto.

- **Diabetes tipo 1**: Aparece generalmente a la edad infantil y juvenil. Produce la destrucción total de las células pancreáticas que generan insulina; por lo tanto, los pacientes necesitan de por vida medicarse con insulina. Los síntomas más característicos son un aumento de las ganas de orinar (poliuria), un aumento de la sed (polidipsia) y un aumento de la ingesta de alimentos (polifagia), pese a lo cual puede producirse una pérdida importante de peso.

- **Diabetes tipo 2**: Esta diabetes representa más del 90% de los casos en el mundo. Es la que no utiliza la insulina adecuadamente. Suele ser necesario que deba recurrirse a la medicación (oral o inyectable) y, con menos frecuencia, también a la insulina. Este tipo se da normalmente en personas de edad, pero cada vez se están registrando más evidencias de su aparición en la población infantil.

En la diabetes tipo 2, al principio aparece lo que se llama una resistencia a la insulina, es decir, la persona produce insulina (a veces incluso más de lo normal) pero los tejidos son resistentes e insensibles a esa producción. Esa insensibilidad de los tejidos a la insulina acaba afectando a su producción, por lo que el paciente puede terminar necesitando insulina exógena para controlar la enfermedad.

Esta diabetes tipo 2 no suele producir síntomas, de hecho, en un alto porcentaje la enfermedad puede pasar desapercibida (más del 50 %), aunque tiene manifestaciones características como aumento de peso, cansancio, astenia y otros síntomas concomitantes del síndrome metabólico que la acompaña.

A tener en cuenta

Es importante tener en cuenta la estrecha relación que existe entre la diabetes y la obesidad, un nexo que tiene muchas causas fisiológicas en común hasta el punto de que los especialistas han adoptado un término específico para definirlo: «diabesidad», al que muchos no dudan en describir como una epidemia global. Se estima que entre el 80 y el 90 % de las personas con diabetes tipo 2 son obesas.

Conocida coloquialmente como «azúcar en sangre», la glucemia se produce por unos niveles sanguíneos excesivos de glucosa, que es un hidrato de carbono indispensable para el funcionamiento celular. Medida en sangre y en ayunas, las cifras de glucosa consideradas normales oscilan entre los 65 y 110 mg/dl. Valores por encima de estos parámetros suponen convertirse en un candidato a padecer diabetes. En este sentido, el control de la diabetes tipo 2 es actualmente una prioridad para los profesionales sanitarios, ya que su prevalencia ha aumentado en los últimos años, con el agravante de que muchas de las personas que la padecen lo desconocen. Las razones de este aumento se relacionan principalmente con una alimentación inadecuada y el sedentarismo, lo que a su vez se asocia a una mayor tasa de obesidad.

Tanto la diabetes como la obesidad presentan similitudes en cuanto al metabolismo de las grasas y el deterioro progresivo de la función insulínica. Así, en la obesidad hay de por sí una resistencia a la insulina, el síntoma más característico de la diabetes tipo 2, y la prueba de ello es que se puede prevenir un deterioro progresivo de la diabetes en una persona obesa simplemente con someterla a una dieta de adelgazamiento e introduciendo cambios en su estilo de vida. Además, la obesidad promueve la resistencia a la insulina y el mal funcionamiento de las células productoras de esta hormona, lo que tiene una implicación directa en el desarrollo de la diabetes tipo 2.

Las evidencias demuestran que tanto la diabetes como la obesidad están muy vinculadas a otras enfermedades, como la hipertensión arterial, síndrome de apnea obstructiva del sueño, niveles elevados de colesterol y triglicéridos, esteatosis hepática (o hígado graso) y hasta ciertos tipos de cáncer. Y, asimismo, incrementan el riesgo cardiovascular e incluso de muerte.

El diabético puede llevar una vida normal siempre que sea consciente de la necesidad de adoptar cambios en su vida: por un lado, seguir una nutrición equilibrada (no restrictiva) en la que estén garantizados los nutrientes esenciales y el aporte energético no sea excesivo. Por otro, combatir el sedentarismo, que supone un factor de riesgo significativo.

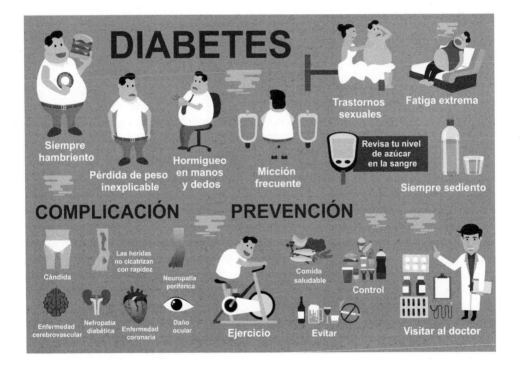

Pautas nutricionales

- Para mantener durante todo el día la glucosa sanguínea en los niveles adecuados, sin grandes oscilaciones, se aconseja realizar 5-6 comidas al día (desayuno, media mañana, comida, merienda, cena y poscena), en horarios regulares y procurando mantener la misma cantidad de alimentos todos los días.

- En principio, al paciente diabético no hay que prohibirle ningún tipo de alimento, sino enseñarle a utilizar el alimento adecuado en la cantidad y el momento preciso. En el caso de los niños (diabetes tipo 1), deben realizar tres comidas diarias (desayuno, comida y cena), intercalando tres tomas de alimento suplementario: a media mañana, a media tarde y a media noche. Esta distribución de la comida diaria se debe a la necesidad de adaptar la ingesta de carbohidratos con las dosis de insulina inyectada. Debido a ello, es importante que no picoteen entre horas y controlar la ingesta de golosinas y otros alimentos que puedan alterar los niveles de glucemia.

- La dieta del diabético se estructura en base a las pautas de lo que se entiende por una alimentación saludable y equilibrada, y debe incluir todos los nutrientes en proporciones adecuadas: proteínas, grasas saludables, fibras y, también, hidratos de carbono (optando por las versiones integrales). Los especialistas aconsejan que, en vez de recurrir a productos «artificiales» para diabéticos, lo mejor es consumir los alimentos naturales habituales evitando hacer desajustes en cuanto a las proporciones.

- Los estudios científicos han demostrado que los patrones de dieta a base de vegetales como la dieta mediterránea y también la vegetariana, la dieta DASH y la dieta baja en carbohidratos son las más efectivas para controlar tanto la diabesidad como la diabetes en sí misma. También hay datos sobre los efectos positivos que puede tener en este sentido el ayuno intermitente y la dieta cetogénica, sobre todo en pacientes con diabesidad.

- El patrón de dieta mediterránea ha demostrado muchos beneficios en estos pacientes, ya que se trata de una alimentación rica en verduras (con el importante aporte de fibra que ello supone), sobre todo las de hoja verde, que contienen antioxidantes y propiedades antiinflamatorias que ayudan a metabolizar mejor los azúcares. Además, el aceite de oliva posee grasas monoinsaturadas que favorecen la disminución de los triglicéridos, y ácidos grasos poliinsaturados, como los omega 3 del pescado azul, que repercuten también en la reducción de los lípidos sanguíneos. La Fundación para la Diabetes (España) propone seguir unos determinados parámetros para combatir la diabetes de tipo 2: mantener el peso normal o perder más de un 5 % si existe sobrepeso; un consumo de grasa inferior al 30 % de las calorías diarias, así como una ingesta de grasa animal (saturada) inferior al 10 % de las calorías diarias; e incluir más de 15 g de fibra natural (nutriente con un efecto regulador de los niveles de glucosa, entre otros beneficios) por cada 1 000 calorías ingeridas al día.

- Respecto al azúcar, persiste la extendida creencia de que el consumo en exceso de este alimento provoca diabetes. Sin embargo, la Asociación Americana de Dietética señala que, independientemente de las cantidades de azúcar que se ingieren en la dieta, la diabetes se produce por una falta de insulina en el cuerpo, ya sea por un trastorno de origen genético (diabetes tipo 1) o por un problema adquirido (diabetes tipo 2). Lo que sí es cierto es que los alimentos ricos en glucosa suelen tener también muchas calorías, por lo que abusar de ellos puede conducir a un aumento de peso, un factor desencadenante de la diabetes. En la misma línea, la Asociación Americana de Diabetes (ADA) señala que los alimentos dulces pueden incluirse en el marco de una dieta saludable en el caso de los diabéticos, tan solo es necesario moderar su consumo, ajustándolo al cómputo de calorías diarias recomendadas en el plan de alimentación que haya establecido el especialista. Lógicamente, los azúcares de acción rápida (pasteles, bollería) suelen estar restringidos, debido sobre todo a la cantidad de calorías que aportan.

- En cuanto a las bebidas, como pauta general se aconseja evitar las azucaradas, como los refrescos con azúcar, té dulce y bebidas para deportistas. Como ejemplo, una lata de refresco contiene aproximadamente 150 kcal y 40 g de hidratos de carbono (el equivalente a 10 cucharadas de azúcar). En cambio, sí están permitidas las bebidas endulzadas con edulcorantes no calóricos; la leche (preferiblemente desnatada); el zumo de fruta 100 % sin azúcar añadidos, los zumos vegetales y, por supuesto, el agua.

ALIMENTOS Y NUTRIENTES BENEFICIOSOS

Quinoa: En los últimos años, varias investigaciones han puesto de relieve que un pseudocereal, la quinoa, puede tener importantes beneficios en la prevención de algunas de las patologías más relevantes en la sociedad actual, especialmente la diabetes tipo 2.

Uno de estos estudios, llevado a cabo en el Instituto de Investigaciones Biomédicas August Pi i Sunyer de Barcelona (España), se basó en la sustitución de los cereales y harinas, legumbres y tubérculos que se consumen habitualmente por quinoa y productos elaborados con ese alimento. A través de sensores de monitorización continua controlaron los niveles de glucosa de los participantes, y pudieron comprobar que estos eran inferiores con el consumo de quinoa en comparación con los valores que se registraban al consumir los otros alimentos. De modo que, en opinión de los autores, la quinoa es un alimento muy interesante para prevenir la diabetes tipo 2. Se recomienda su inclusión en los menús diarios en lugar del arroz, la patata y otros cereales, sustituyendo también la harina de trigo o maíz por harina de quinoa.

Sardinas: La sardina es el pescado que contiene más ácidos grasos omega 3, concretamente ALA, EPA y DHA, lo que constituye un aporte de importantes cantidades de grasas saludables y supone un enorme beneficio cardiovascular.

Los beneficios nutricionales de las sardinas han llevado a los expertos a estudiar también su función en la prevención de la diabetes tipo 2, concretamente como sustituto de otros alimentos, como la carne roja. Así, en una investigación en la que participaron 200 pacientes prediabéticos a los que se administró un suplemento de sardinas durante un año se pudo constatar que la ingesta de este pescado dos veces por semana reduce el riesgo de desarrollar diabetes tipo 2.

Magnesio: Según una investigación realizada por la Universidad de Carolina del Norte (EE.UU.), incrementar la ingesta de alimentos ricos en magnesio (almendras, cacahuetes, legumbres, maíz, chocolate, cereales integrales, acelgas, espinacas, sardinas en conserva…) puede reducir hasta en un 50 % el riesgo de desarrollar diabetes. La razón parece estar en el hecho de que las enzimas que ayudan a procesar la glucosa necesitan las dosis adecuadas de magnesio para funcionar correctamente. También se ha comprobado que a mayor nivel de magnesio en sangre, menor resistencia a la insulina.

Canela: Numerosas investigaciones han evidenciado que la canela desempeña una importante función en el control del azúcar en sangre. La más importante, llevada a cabo por expertos del Departamento de Investigación de Agricultura de EE.UU., ha demostrado que media cucharadita diaria de canela ayuda a regular los niveles de glucosa en sangre en personas con diabetes tipo 2. Esta especia también reduce el colesterol LDL y los triglicéridos, y supone una excelente fuente de calcio y de fibra.

Aguacate: La avocatina B (Avo B), una molécula grasa exclusiva de los aguacates, ha sido recientemente objeto de varios estudios científicos. Uno de ellos, realizado en la Universidad de Guelph, en Ontario (Canadá), y cuyos resultados se publicaron en *Molecular Nutrition & Food Research*, apunta a los posibles beneficios saludables de esta sustancia asociados a la prevención de la diabetes, un efecto que se debe a la regulación de la glucemia y de la insulina en sangre.

HÁBITOS RECOMENDABLES

- Junto con una alimentación equilibrada y baja en calorías (no más de 2000 calorías/día), se recomienda practicar actividad física durante más de 30 minutos al día, al menos 5 días a la semana (4 horas semanales como mínimo).

- Una pauta importante es tomar los medicamentos para la diabetes aproximadamente a la misma hora todos los días.

- Dejar de fumar es una recomendación habitual en estos pacientes, que está avalada por estudios como el que realizaron expertos de la Universidad de Yonsei, en Seúl, en el que se confirmó que el tabaco está implicado en la aparición de la diabetes al producir una inflamación crónica en el organismo, lo que puede provocar que los tejidos se vuelvan más resistentes a la insulina. También es importante controlar la ingesta de alcohol, ya que las bebidas alcohólicas pueden provocar hipoglucemia.

- Una investigación llevada a cabo en la Universidad de Harvard (EE.UU.) ha demostrado que las personas que están deprimidas tienen un riesgo mayor de desarrollar diabetes y, a su vez, los diabéticos presentan más posibilidades de caer en una depresión. Según los autores del estudio, estas dos dolencias pueden influenciarse mutuamente, dando lugar así a un círculo vicioso: la depresión puede afectar los niveles de glucosa en sangre y al metabolismo de la insulina a través del aumento de cortisol (hormona directamente relacionada con el estrés y el estado de ánimo), favoreciendo los malos hábitos, la obesidad y, en consecuencia, la diabetes; mientras que el tratamiento de la diabetes suele causar estrés crónico, lo que a largo plazo puede aumentar el riesgo de depresión.

- Las personas con diabetes deben vigilar algunos de los aspectos propios de esta enfermedad que se manifiestan en distintas funciones corporales. En el caso de los ojos, por ejemplo, el principal problema que puede surgir es la retinopatía diabética, de ahí la importancia de hacerse revisiones oculares periódicas. También es importante el cuidado de los pies (no hay que olvidar que el pie diabético es la principal causa de amputación en los adultos) y de la boca, ya que la enfermedad periodontal (gingivitis o periodontitis) es más frecuente en las personas diabéticas.

- Es muy importante evitar las situaciones de estrés y procurar vivir relajado y en armonía, ya que alejarse del estrés facilita el aprendizaje y poder llevar a cabo hábitos saludables, que es el principal requisito para mantenerse en forma.

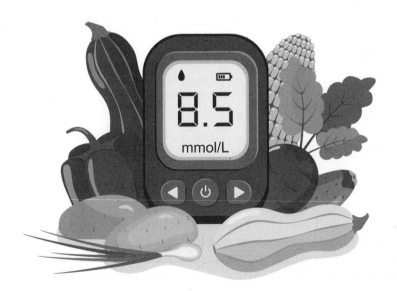

Como hemos dicho, es muy importante que las personas aquejadas de diabetes no fumen, ya que el tabaco es uno de los factores más perjudiciales por provocar una inflamación crónica en el organismo. Es importante también que practiquen ejercicio con asiduidad.

Dieta tipo

EJEMPLO DE MENÚ SEMANAL PARA LAS PERSONAS CON DIABETES

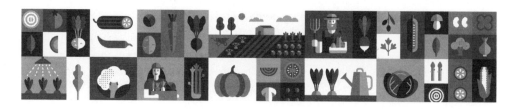

LUNES	
Desayuno	Café con leche desnatada o infusión. Tostada de pan integral con tomate y aceite de oliva. Fruta.
Media mañana	Yogur desnatado. Fruta.
Comida	Ensalada de tomate y ajo. Lentejas guisadas con verduras. Pan integral. Fruta.
Merienda	Frutos secos tostados sin sal.
Cena	Puré de guisantes. Tortilla francesa. Queso fresco.

MARTES	
Desayuno	Café con leche desnatada o infusión. Tostada de pan integral con tomate y aceite de oliva. Fruta.
Media mañana	Queso fresco desnatado con dos biscotes integrales.
Comida	Sopa de verduras. Muslo de pollo cocido con guisantes. Pan. Fruta.
Merienda	Frutos secos tostados sin sal.
Cena	Cazuela de pulpo. Pan integral. Yogur desnatado.

MIÉRCOLES	
Desayuno	Café con leche desnatada o infusión. Tostada de pan integral con tomate y aceite de oliva. Fruta.
Media mañana	Yogur desnatado. Fruta.
Comida	Ensalada de escarola. Garbanzos con especias. Pan integral. Fruta.
Merienda	Frutos secos tostados sin sal.
Cena	Crema de calabaza. Pollo al ajillo. Requesón.

JUEVES	
Desayuno	Café con leche desnatada o infusión. Tostada de pan integral con tomate y aceite de oliva. Fruta.
Media mañana	Queso fresco desnatado con dos biscotes integrales.
Comida	Ensalada de remolacha. Tallarines con gambas y calabacín. Fruta.
Merienda	Frutos secos tostados sin sal.
Cena	Crema de verduras. Merluza al horno. Pan integral. Yogur desnatado.

VIERNES	
Desayuno	Café con leche desnatada o infusión. Tostada de pan integral con tomate y aceite de oliva. Fruta.
Media mañana	Yogur desnatado. Fruta.
Comida	Judías con arroz y verduras. Fruta.
Merienda	Frutos secos tostados sin sal.
Cena	Crema de alcachofas. Gambas a la parrilla. Cuajada.

SÁBADO	
Desayuno	Café con leche desnatada o infusión. Tostada de pan integral con tomate y aceite de oliva. Fruta.
Media mañana	Queso fresco desnatado con dos biscotes integrales.
Comida	Crema de puerros. Sardinas al horno. Pan integral. Fruta.
Merienda	Frutos secos tostados sin sal.
Cena	Brocheta de verduras. Pechuga de pavo a la plancha. Pan integral. Yogur desnatado.

DOMINGO	
Desayuno	Café con leche desnatada o infusión. Tostada de pan integral con tomate y aceite de oliva. Fruta.
Media mañana	Yogur desnatado. Fruta.
Comida	Crema de verduras. Huevos a la plancha. Pan integral. Fruta.
Merienda	Frutos secos tostados sin sal.
Cena	Menestra de verduras. Salmón a la plancha con limón. Requesón.

*Fuente: Fundación Española del Corazón/PASFEC.

LA HIPERCOLESTEROLEMIA

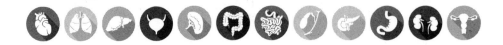

El colesterol es una sustancia grasa que se halla en todas las células del cuerpo humano. La mayor parte del colesterol se produce en el hígado, pero también se obtiene a través de los alimentos. Circula por la sangre unido a unas partículas llamadas lipoproteínas. El colesterol asociado a las lipoproteínas de baja densidad es el colesterol LDL (*low density lipoprotein*, por sus siglas en inglés), también conocido como colesterol «malo». El HDL o colesterol «bueno» es el asociado a las lipoproteínas de alta densidad (*high density lipoprotein*).

El colesterol LDL se deposita en las paredes de las arterias, formando placas de ateroma (origen de la aterosclerosis, que a su vez se halla en la base de las enfermedades cardiovasculares), mientras que el HDL transporta el exceso de colesterol sanguíneo de nuevo al hígado para que sea destruido. Los índices de colesterol se determinan mediante un análisis de sangre, y se refleja en tres parámetros, con unos valores establecidos (datos de la Fundación Española del Corazón; las cifras pueden variar según el país o la fuente consultada, si bien sus parámetros están bastante estandarizados):

- **Colesterol total**: Cantidad total de colesterol en sangre, e incluye ambos tipos (colesterol HDL y colesterol LDL):
  - Normal: menos de 200 mg/dl.
  - Normal-alto: Entre 200 y 240 mg/dl.
  - Alto: Superior a 240 mg/dl.
- **Colesterol LDL (colesterol «malo»)**:
  - Normal: menos de 100 mg/dl.
  - Normal-alto: De 100 y 160 mg/dl.
  - Alto: Superior a 160 mg/dl.

Tal como apuntan desde la Fundación Española del Corazón (FEC), esta recomendación no significa que la cifra normal de LDL deba rondar los 100 mg/dl, sino que en algunos casos el nivel deseable de LDL puede ser incluso menor (70 mg/dl).

- **Colesterol HDL (colesterol «bueno»)**:
  - Normal: Superior a 35 mg/dl en los hombres y 40 mg/dl en las mujeres.

Se considera hipercolesterolemia los niveles de colesterol total superiores a 200 mg/dl. Entre sus principales causas cabe destacar alteraciones de origen genético y/o la ingesta de una dieta con alto contenido en colesterol (grasas). No presenta síntomas ni signos físicos, de ahí la importancia de hacerse análisis de sangre con regularidad, sobre todo aquellas personas con riesgo de padecer una dislipemia (alteración de los niveles normales de estas grasas), que tengan familiares con cardiopatía isquémica y otras enfermedades cardiovasculares.

A tener en cuenta

- Se tiende a pensar que es en la madurez cuando hay que empezar a vigilar el colesterol, ya que es cuando la arterioesclerosis (depósito de colesterol en las arterias) comienza a ser apreciable, pero las recomendaciones y las guías al respecto sugieren que toda persona mayor de 20 años debe conocer cuáles son sus cifras de colesterol mediante una analítica. Si estas cifras son normales, bastará con una analítica anual.

- Hay ocasiones en las que las hipercolesterolemias se presentan sin que haya antecedentes familiares. Es lo que se conoce como hipercolesterolemias poligénicas, en las que intervienen numerosos genes. Se trata de personas que, pese a no existir factores hereditarios, están más condicionadas por algunos de estos genes, que pueden contribuir a desarrollar esta enfermedad. Un dato curioso es el impacto medioambiental o, más concretamente, estacional. Según una investigación realizada en la Universidad de Massachusetts (EE.UU.), la época del año puede estar relacionada con los índices de colesterol, ya que los autores del estudio comprobaron que la concentración de grasas en sangre aumenta con el frío y disminuye en los meses de calor. Esto puede deberse a varios factores: la temperatura ambiental, la actividad física, el cambio de alimentación y la mayor exposición a la luz solar.

- Aunque el nexo entre hipercolesterolemia y sobrepeso/obesidad es una evidencia, ambos factores no son directamente proporcionales, puesto que hay personas con exceso de peso cuyos niveles de colesterol son normales. De todas formas, el sobrepeso está relacionado con la hipercolesterolemia, sobre todo si estos kilos de más son consecuencia de dietas inadecuadas, no solo en cuanto al contenido en calorías sino también respecto a la ingesta de grasas saturadas y de colesterol. Se sabe que una reducción de un 1 % de las cifras de colesterol LDL a lo largo de la vida se traduce en una disminución de más de un 2 % del riesgo de padecer una enfermedad cardiovascular, tal y como se desprende de un estudio realizado por el Departamento de Investigación Cardiovascular y Nutrición de la Universidad de Dallas (EE.UU.).

Pautas nutricionales

- Las directrices generales de una dieta «tipo» enfocada a prevenir la hipercolesterolemia son las siguientes: debe contener los nutrientes necesarios en una cantidad adecuada; las frutas, verduras y hortalizas son uno de los pilares fundamentales; debe incluir cereales integrales; varias raciones de legumbres a la semana y la ingesta de mayor proporción de pescado, sobre todo azul con respecto a la carne; los huevos y los lácteos deben ser de calidad; es preciso evitar la ingesta de productos procesados, pero no, en cambio, de grasas saludables. Estos parámetros coinciden con los patrones dietéticos de la dieta mediterránea.

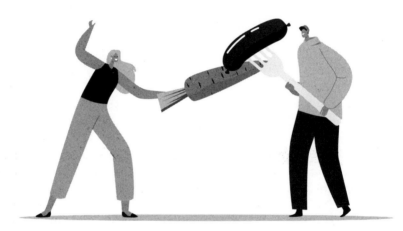

- Si bien es una medida que se suele adoptar, eliminar de los menús habituales alimentos como el hígado o el marisco (ricos en colesterol) no supone una garantía total ante la hipercolesterolemia. Las guías alimentarias advierten que aunque el colesterol presente en la dieta diaria aumenta el colesterol en sangre, lo hace en menor medida que los ácidos grasos saturados. Se calcula que la absorción intestinal del colesterol en la dieta es cerca del 40-50 % de lo ingerido. Por lo tanto, los esfuerzos deben enfocarse a evitar este tipo de ácidos grasos, ya que son los que más aumentan el colesterol en sangre. Los ácidos grasos saturados se hallan sobre todo en las grasas animales, carnes, productos lácteos, leche entera, nata, mantequilla, queso, yema de huevo y aceites tropicales como el de coco y palma, alimentos todos ellos que es conveniente restringir de la dieta en caso de que exista hipercolesterolemia. También se desaconsejan los productos procesados, que aportan calorías vacías procedentes de ingredientes de dudosa calidad nutricional, y contienen aditivos que pretenden una mejora de la palatabilidad o la apariencia del producto final.

- Respecto a los huevos, tal y como se recoge en las recomendaciones de la Fundación Hipercolesterolemia Familiar, al contrario de lo que siempre se ha creído, su consumo no está relacionado con el aumento del colesterol sanguíneo. Los principales responsables dietéticos del aumento de los niveles de colesterol en sangre (y en particular del colesterol perjudicial, el LDL) son las grasas saturadas y las parcialmente hidrogenadas (también llamadas ácidos grasos trans). Por ello, restringir el consumo de este tipo de grasas es más beneficioso para el perfil lipídico del plasma sanguíneo que reducir el colesterol de la dieta. Si bien la mayor parte de los alimentos ricos en colesterol suelen ser también ricos en grasas saturadas, el huevo no lo es. Un huevo de tamaño medio contiene cerca de 200 mg de colesterol, pero contiene más grasas insaturadas, beneficiosas para la salud, que saturadas, y solo tiene 70 kcal. Además, debido a su contenido en fosfolípidos, que interfieren en su absorción, este colesterol tiene poco efecto sobre el colesterol sanguíneo.

ALIMENTOS Y NUTRIENTES BENEFICIOSOS

Ácidos grasos omega 3: Son los nutrientes de los que se dispone de mayor evidencia científica en cuanto a sus beneficios sobre el colesterol. Están presentes en el pescado azul, el salmón y la trucha. Otros alimentos ricos en omega 3 son las nueces, las semillas de chía (que se deben consumir hidratadas) o las semillas de lino.

Esteroles vegetales: También conocidos como fitoesteroles/fitoestanoles, son extractos naturales que se encuentran de forma natural y en pequeñas cantidades en muchos alimentos como vegetales, aceites o frutos secos. Los fitoesteroles actúan impidiendo que parte del colesterol que se consume a través de la dieta sea absorbido por el intestino. Los alimentos más ricos en esta sustancia son las nueces, las almendras y las avellanas; frutas, verduras y hortalizas; aceites vegetales; cereales, y alimentos enriquecidos con este tipo de esteroles.

Fibra: Los resultados de una investigación realizada en la Universidad de Toronto (Canadá) han demostrado que, además de reducir la ingesta de alimentos ricos en grasa saturada, es importante incluir en la dieta aquellos ricos en fibras viscosas (avena, cebada) y esteroles vegetales, proteínas de origen vegetal (soja) y frutos secos (almendras). Con estas pautas dietéticas se puede incluso reducir los niveles de colesterol en la misma medida que los fármacos (estatinas).

Alimentos funcionales: Son aquellos que contienen, además de su valor nutritivo, componentes biológicamente activos que aportan algún efecto añadido y beneficioso para la salud. A pesar de la idea extendida de que este tipo de opciones se limitan a ciertos lácteos y otros productos «anti-LDL», lo cierto es que el repertorio de alimentos que han demostrado propiedades para reducir los niveles de colesterol es amplio y variado. Así, por ejemplo, y según el informe «Cómo combaten los españoles el colesterol», realizado en colaboración con la FEC, los principales alimentos funcionales que se consumen para reducir el colesterol son bebidas como el té verde (62,3 %), la leche enriquecida con omega 3 (47 %), galletas con alto contenido en avena (35,1 %) y margarina vegetal (27,5 %).

Aguacate: Destaca por su alto contenido en grasas «buenas» (fundamentales para disminuir los niveles de colesterol en sangre) y por otros nutrientes especialmente beneficiosos para la salud cardiovascular. Es rico en fitoesteroles, supone una fuente importante de potasio y es muy bajo en sodio. Sus ventajas cardiovasculares están avaladas por varias investigaciones que han demostrado, por ejemplo, que consumir a diario este alimento (entre medio aguacate y aguacate y medio) ayuda a mantener estables los niveles de colesterol en sangre.

Levadura roja de arroz: Este suplemento, que contiene una sustancia vegetal llamada monacolina K, está siendo objeto de numerosas investigaciones relacionadas con el síndrome metabólico en general y con la hipercolesterolemia en particular. En uno de estos estudios, cuyos resultados se publicaron en la revista *Complementary & Alternative Medicine*, se dividió a un grupo de pacientes que padecían síndrome metabólico en dos subgrupos: a uno se le administró 10,82 mg de levadura roja de arroz durante 8 semanas y al otro se le dio placebo. Los autores comprobaron los efectos beneficiosos que esta sustancia vegetal había demostrado en el primer grupo en el control de los niveles de colesterol, lo que la convierte en una alternativa a las estatinas, medicamentos utilizados habitualmente para el control del colesterol en sangre.

Básicamente, el mecanismo de acción por el que la levadura roja de arroz fermentado produce este efecto se halla en la actividad inhibitoria que la monacolina posee con respecto a la hidroximetilglutaril-coenzima A (HMG-CoA) reductasa, que es la enzima responsable de la síntesis del colesterol endógeno. Además, los extractos de levadura roja de arroz aportan otras sustancias que proporcionan una actividad antioxidante, la cual es importante para evitar que el colesterol se oxide (el colesterol oxidado está directamente relacionado con la aparición de la arterioesclerosis).

HÁBITOS RECOMENDABLES

- La práctica habitual de actividad física tiene efectos muy saludables en la hipercolesterolemia, y son numerosos los estudios que avalan la importancia de evitar el sedentarismo para mantener unos niveles adecuados de colesterol en sangre. Practicar actividad física favorece la disminución del colesterol total y de los triglicéridos, el aumento de la proporción de HDL y una reducción del peso (se sabe que los fármacos que reducen el colesterol actúan con mayor eficacia en las personas que tienen el peso adecuado o un sobrepeso de carácter leve).

  En cuanto al tipo de ejercicio, la Fundación Hipercolesterolemia Familiar aconseja seguir una actividad moderada-intensa al menos 30 minutos al día; por ejemplo, caminar a paso rápido (6 km/h) preferiblemente todos los días de la semana. Las actividades moderadas/intensas incluyen bailar, jugar a los bolos, bicicleta (8 kilómetros/30 min), así como jardinería y limpieza de la casa. También pueden practicarse actividades más intensas, como correr, natación, aeróbic, baloncesto, fútbol o tenis.

- Es importante vigilar los niveles de estrés, ya que muchos estudios demuestran que un estrés mantenido en el tiempo puede desencadenar una serie de hormonas (el cortisol principalmente) que favorecen el aumento de los niveles de LDL y triglicéridos. Sin embargo, al tratarse de un parámetro que no es mensurable, no se puede precisar hasta qué punto se produce esta influencia. Hay que tener en cuenta también que según un estudio realizado por investigadores del Departamento de Epidemiología y Salud Pública del University College de Londres (Reino Unido), el estrés en el trabajo puede producir hipercolesterolemia, ya que afecta al sistema nervioso autónomo y a la actividad neuroendocrina, alterando la producción de hormonas como el cortisol, lo cual, además de elevar el LDL, disminuye el HDL.

- Tanto para potenciar el efecto de los fármacos para controlar el colesterol como para optimizar la ingesta de los alimentos funcionales se aconseja consumir ambos por la noche, ya que es el momento del día en el que el hígado sintetiza el colesterol.

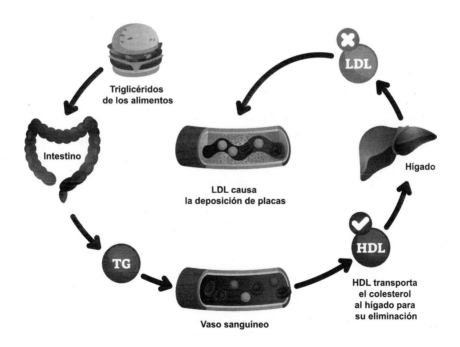

Triglicéridos
de los alimentos

Intestino

LDL causa
la deposición de placas

Hígado

TG

Vaso sanguíneo

HDL

HDL transporta
el colesterol
al hígado para
su eliminación

Dieta tipo
EJEMPLO DE MENÚ SEMANAL PARA PERSONAS CON HIPERCOLESTEROLEMIA

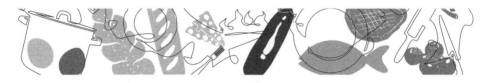

LUNES	
Desayuno	Café con leche desnatada o infusión. Tostada de pan integral con tomate y aceite de oliva. Fruta.
Media mañana	Yogur desnatado. Fruta.
Comida	Ensalada de col lombarda con manzana y brotes de soja. Lentejas con verduras. Pan integral. Fruta.
Merienda	Frutos secos tostados sin sal.
Cena	Ensalada de tomate y ajo. Pechuga de pollo a la plancha. Pan integral. Requesón con miel.

MARTES	
Desayuno	Café con leche desnatada o infusión. Tostada de pan integral con tomate y aceite de oliva. Fruta.
Media mañana	Queso fresco desnatado con dos biscotes integrales.
Comida	Crema de espárragos. Macarrones con tomate y berenjena. Fruta.
Merienda	Frutos secos tostados sin sal.
Cena	Puré de verduras. Pescadilla al horno con verduras. Pan integral. Yogur desnatado.

MIÉRCOLES	
Desayuno	Café con leche desnatada o infusión. Tostada de pan integral con tomate y aceite de oliva. Fruta.
Media mañana	Yogur desnatado. Fruta.
Comida	Garbanzos con sofrito de verduras. Pan integral. Fruta.
Merienda	Frutos secos tostados sin sal.
Cena	Ensalada de rúcula, tomate y cebolla. Pollo asado. Pan integral. Cuajada con miel.

JUEVES	
Desayuno	Café con leche desnatada o infusión. Tostada de pan integral con tomate y aceite de oliva. Fruta.
Media mañana	Queso fresco desnatado con dos biscotes integrales.
Comida	Arroz con alcachofas y berberechos. Fruta.
Merienda	Frutos secos tostados sin sal.
Cena	Crema de berenjenas. Calamares en su tinta. Pan integral. Yogur desnatado.

VIERNES	
Desayuno	Café con leche desnatada o infusión. Tostada de pan integral con tomate y aceite de oliva. Fruta.
Media mañana	Yogur desnatado. Fruta.
Comida	Judías verdes rehogadas. Merluza al horno. Pan integral. Fruta.
Merienda	Frutos secos tostados sin sal.
Cena	Ensalada de aguacate, champiñones y jengibre. Lenguado a la plancha. Pan integral. Yogur desnatado.

SÁBADO	
Desayuno	Café con leche desnatada o infusión. Tostada de pan integral con tomate y aceite de oliva. Fruta.
Media mañana	Queso fresco desnatado con dos biscotes integrales.
Comida	Alubias guisadas con verduras. Pan integral. Fruta.
Merienda	Frutos secos tostados sin sal.
Cena	Ensalada mixta. Tortilla francesa. Pan integral. Yogur desnatado.

DOMINGO	
Desayuno	Café con leche desnatada o infusión. Tostada de pan integral con tomate y aceite de oliva. Fruta.
Media mañana	Yogur desnatado. Fruta.
Comida	Arroz con verduras. Huevo escalfado. Fruta.
Merienda	Frutos secos tostados sin sal.
Cena	Espárragos trigueros a la plancha. Pechuga de pavo a la plancha. Pan integral. Cuajada con miel.

*Fuente: Fundación Española del Corazón/PASFEC.

A tener en cuenta

- Es importante tener unos niveles elevados de HDL, ya que los niveles bajos en sangre de este tipo de colesterol se asocian a un mayor riesgo de sufrir una enfermedad cardiovascular. Esto se explica por el papel que desempeña este tipo de colesterol en el organismo: al circular en el torrente sanguíneo, el HDL ayuda a eliminar otras formas de colesterol, absorbiéndolo y transportándolo al hígado. Luego, el hígado puede reprocesar el colesterol para usarlo o enviarlo fuera del cuerpo como un desecho. Este proceso ayuda a evitar que el colesterol se adhiera al recubrimiento de las arterias y que se convierta en placa de ateroma.

- Está demostrado que los niveles de HDL en general son más bajos en las personas que tienen síndrome metabólico.

Pautas nutricionales

- Modificar los hábitos alimentarios y el estilo de vida incorrectos; adelgazar en caso de que haya sobrepeso u obesidad, y realizar actividad física son las principales pautas de actuación en caso de tener niveles de HDL bajos.

- La incidencia de los hábitos dietéticos sobre el colesterol LDL (el malo) está ampliamente demostrada. Más recientes son las evidencias de la influencia que el tipo de alimentación tiene también sobre el colesterol bueno (HDL). Un estudio realizado por investigadores españoles y publicado en la *Revista Española de Cardiología* demostró que el seguimiento habitual de la dieta mediterránea se asocia a una mayor concentración de HDL y, también, a una reducción de las cifras de triglicéridos y LDL. Hay que recordar que la dieta mediterránea se ajusta a un patrón basado en el consumo habitual de frutas, verduras, pescado, carnes blancas, frutos secos y aceite de oliva.

- Es importante evitar las grasas trans, ya que pueden aumentar el colesterol LDL y reducir los niveles de colesterol HDL. Los alimentos elaborados con materia grasa, como los pasteles, la bollería y las galletas, suelen contener grasas trans, al igual que la mayoría de los alimentos fritos y algunas margarinas. Asimismo, se recomienda limitar las grasas saturadas que se hallan en las carnes y en los productos lácteos que no son descremados.

- Se debe evitar el exceso de azúcares, ya que pueden disminuir los niveles de HDL y aumentar los de triglicéridos.

- Es aconsejable emplear técnicas culinarias sencillas, que no requieran mucho aceite: plancha, grill, horno, microondas u olla a presión. Las frituras, rebozados y guisos deben consumirse de forma esporádica.

ALIMENTOS Y NUTRIENTES BENEFICIOSOS

Fibra: Los alimentos ricos en fibra son saludables para el corazón y pueden ayudar a controlar los niveles de colesterol, aumentando los de HDL. Además, se sabe que la fibra soluble en la dieta reduce la absorción de colesterol y los ácidos biliares que el hígado emplea para producir colesterol. Entre los alimentos ricos en fibra que deben incluirse en la dieta destacan: la avena, legumbres (lentejas, frijoles, guisantes), cereales integrales, alcachofas, manzanas y aguacate.

Ácidos grasos omega 3: Entre los beneficios de este tipo de grasa destaca el de aumentar los niveles de HDL. Estos ácidos se hallan en los pescados azules, el marisco, las nueces y los aceites de colza y canola.

Cítricos y otros vegetales: Se recomienda consumir diariamente al menos una fruta fresca con alto contenido en vitamina C (naranja, mandarina, pomelo, kiwi, fresa), un nutriente que tiene un efecto positivo sobre los niveles de colesterol HDL. También son beneficiosos los alimentos ricos en betacarotenos, como el brécol y la zanahoria.

Aceite de oliva: Está constituido principalmente por ácido oleico (ácido graso monoinsaturado), que ayuda a reducir el colesterol LDL y aumenta el colesterol HDL. El aceite de oliva virgen, además, protege de la oxidación, reduce la presión arterial y la inflamación y disminuye el riesgo en la sangre de la formación trombos.

Proteínas vegetales: El consumo de proteínas presentes en verduras y hortalizas, especialmente las de la soja, puede mejorar los niveles sanguíneos de HDL.

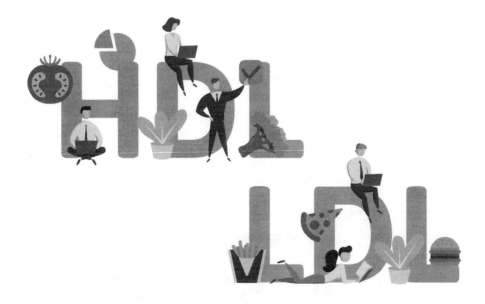

HÁBITOS RECOMENDABLES

- Además de ayudar a perder peso, hacer más actividad física puede aumentar los niveles de HDL. Las pautas específicas al respecto aconsejan seguir un programa de ejercicio aeróbico (caminar, carrera suave, ciclismo, natación…), a intensidad moderada (65-70% de frecuencia cardiaca máxima) y practicado de manera regular (3 a 5 sesiones por semana).

- En caso de ser fumador, es fundamental abandonar cuanto antes el hábito, ya que está demostrado que el tabaco reduce los niveles de HDL, especialmente en las mujeres, y aumenta los niveles de LDL y triglicéridos.

Dieta tipo

EJEMPLO DE MENÚ DIARIO PARA AUMENTAR EL COLESTEROL HDL

- Desayuno: Café con leche desnatada. Yogur desnatado. Una fruta (naranja, kiwi o mandarina).

- Media mañana: Dos biscotes integrales. Queso con menos del 20% de materia grasa (fresco, light).

- Comida: Un trozo de salmón (150 g) a la plancha. Ensalada de verduras variadas.

- Merienda: Cinco nueces (30 g) o un vaso de bebida de soja.

- Cena: Arroz integral con salsa de tomate natural. Filete de pollo o pavo. Una fruta.

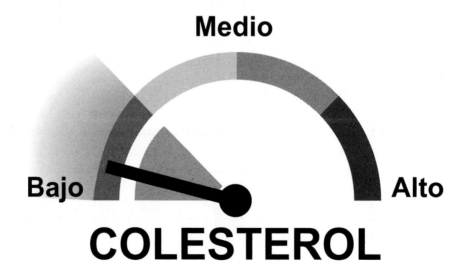

LA HIPERTRIGLICERIDEMIA

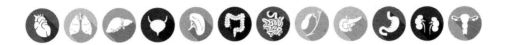

Los triglicéridos son sustancias grasas que, al igual que el colesterol, son fabricadas por el hígado. Se encuentran también en determinados alimentos y circulan por la sangre mediante unas lipoproteínas que se producen en el intestino y en el hígado y se transportan a los tejidos, donde se emplean como reserva de energía para cubrir las necesidades metabólicas de los músculos y el cerebro.

Se considera que existe hipertrigliceridemia cuando los parámetros de los triglicéridos plasmáticos en ayunas son superiores a 175 mg/dl. Se considera que los niveles adecuados deben estar siempre por debajo de los 150 mg/dl. Las causas más frecuentes de ese aumento son el sobrepeso/obesidad, el exceso de alcohol, la inactividad física, una dieta muy alta en hidratos de carbono (60 % o más de las calorías), especialmente si son refinados, y fumar. Los niveles de triglicéridos también pueden aumentar por causas genéticas. Otros factores relacionados con el aumento de los valores de triglicéridos en sangre son el tabaco, los estrógenos y la diabetes no controlada.

Los niveles altos de triglicéridos se asocian directamente con la ateroesclerosis, que produce estrechamientos de las arterias coronarias e impide que la sangre fluya, lo que puede causar una angina de pecho o infarto de miocardio, entre otras patologías cardiovasculares. También se asocian a un mayor riesgo de pancreatitis. Del mismo modo, los estudios más recientes relacionan el aumento de los niveles de triglicéridos con un mayor riesgo de ictus isquémico.

A tener en cuenta

- Los triglicéridos pueden ser grandes generadores de problemas cardiacos, ya que, a niveles elevados, desplazan el colesterol HDL (el bueno).

- Numerosos estudios han demostrado que el organismo convierte los transportadores de triglicéridos en partículas LDL de muy reducida densidad, que pueden ser más peligrosas incluso que el propio LDL. También pueden ser responsables del desarrollo de coágulos sanguíneos que bloquean las arterias y acaban causando un ataque cardiaco.

El exceso de triglicéridos se acumula en el abdomen, el tejido celular subcutáneo y otras partes del organismo. Por lo tanto, además de hacerse un análisis de sangre –prueba que permite conocer los niveles de triglicéridos en sangre–, entidades como la Sociedad Española de Arteriosclerosis (SEA) recomiendan tener en cuenta el dato del perímetro abdominal, ya que puede ser indicativo de que se tienen los triglicéridos altos. Se trata de un tipo de medición muy sencilla que puede realizarse en casa, basta con una cinta métrica y medirse el contorno de la cintura (aproximadamente a la altura del ombligo). Según los expertos, este perímetro no debe superar los 102 cm en el caso de los hombres y los 88 cm en las mujeres.

Pautas nutricionales

- Se sabe que una dieta rica en azúcares simples (azúcar, miel, bebidas azucaradas y refrescos) y en grasas saturadas propicia un aumento de los niveles de triglicéridos en sangre, de ahí la importancia de excluir estos nutrientes de la dieta habitual.

- Tal y como se recomienda desde la Fundación Española del Corazón (FEC), para mantener los niveles de triglicéridos en sangre en unas cifras saludables es preciso seguir una alimentación baja en grasas saturadas, las cuales están presentes en productos de origen animal como mantequilla, nata, carnes grasas y lácteos enteros, y también en algunos alimentos de origen vegetal como los aceites de coco y palma (utilizados con frecuencia en la repostería y bollería industrial).

- Las pautas dietéticas para las personas que padecen hipertrigliceridemia son las siguientes: evitar las carnes más grasas (cordero, determinadas partes del cerdo, el costillar o la falda de ternera, las vísceras y los embutidos); consumir más pescado que carne (al menos 4 raciones a la semana); aumentar el consumo de alimentos ricos en fibra, como frutas y vegetales (preferiblemente crudos y con su cáscara), cereales, panes o harinas integrales y legumbres; evitar el consumo de alimentos precocinados, como rebozados de pescado, empanadillas, lasañas, pizzas, etc.; y priorizar las técnicas culinarias sencillas que no requieran mucho aceite: plancha, grill, horno, microondas u olla a presión.

ALIMENTOS Y NUTRIENTES BENEFICIOSOS

Ácidos grasos omega 3: Para reducir los niveles de triglicéridos es aconsejable incorporar a la dieta diaria alimentos ricos en ácidos grasos omega 3 como los pescados azules (sardina, caballa, atún, bonito, pez espada, etc.), frutos secos (como las nueces) y aceite de canola y colza. Tal y como explican desde la FEC, las primeras observaciones sobre el efecto cardiosaludable de los ácidos omega 3 se realizaron en las poblaciones de esquimales de Groenlandia, cuya dieta está basada en el pescado, mamíferos marinos y aceite de pescado, y, por lo tanto, es muy rica en omega 3. Los investigadores constataron que la mortalidad por enfermedades cardiovasculares era mucho menor que en poblaciones industrializadas que consumían menos pescado. Desde entonces, los estudios posteriores han confirmado que los ácidos grasos omega 3 disminuyen notablemente la trigliceridemia. En cuanto a los diferentes productos que se encuentran en el mercado enriquecidos con ácidos omega 3, suponen una opción saludable, aunque siempre es preferible la ingesta de pescados.

Carnes magras y alimentos bajos en grasa: Para disminuir el aporte lipídico y mantener los triglicéridos en unos niveles adecuados, los cardiólogos recomiendan seleccionar carnes magras, aves sin piel, quesos bajos en grasa, y leches y yogures totalmente desnatados. Otra pauta a seguir es retirar la grasa visible de la carne. Sin embargo, tal y como advierten los expertos, en muchos casos la grasa no es visible, ya que se encuentra mezclada con otros ingredientes, como ocurre en los productos de bollería industrial y en los alimentos preparados o precocinados, de ahí la importancia de leer detenidamente las etiquetas para valorar su contenido de «grasa total» y «grasa saturada».

Legumbres: Son una buena opción, ya que poseen una serie de propiedades que favorecen el control de los triglicéridos en sangre: son pobres en grasas, aportan proteínas vegetales de mediano valor biológico, hidratos de carbono complejos y fibra soluble.

HÁBITOS RECOMENDABLES

- Las pautas para controlar la hipertrigliceridemia son: vigilar el peso, practicar ejercicio diario, no fumar, reducir la ingesta de alcohol y, como ya se ha comentado, limitar los azúcares y bebidas azucaradas.

- En cuanto a la práctica de deporte, tal y como se refleja en un estudio realizado por expertos de la Sociedad Española de Cardiología (SEC), el ejercicio físico regular y adaptado a las características individuales tiene la capacidad de prevenir la aparición del síndrome metabólico y controlarlo en el caso de que este aparezca. Su principal efecto es la mejora de la resistencia a la insulina, lo que a su vez favorece la normalización de la presión arterial y el aumento del colesterol HDL, así como la disminución de la hiperglucemia y de los triglicéridos. En el caso concreto de la hipertrigliceridemia, se aconseja realizar ejercicio físico durante 30-45 minutos 3 días a la semana y de forma regular, siendo las actividades más recomendadas la natación, montar en bicicleta o hacer clases de gimnasia colectivas.

- Según los resultados de una reciente investigación realizada por un grupo de investigadores del CIBEROBN y de la Unidad de Nutrición Humana de la Universidad Rovira i Virgili de Barcelona (España), comer de forma rápida se asocia a un mayor riesgo de tener unos niveles elevados de triglicéridos.

El objetivo de este estudio fue valorar la relación entre la velocidad de la ingesta en las comidas principales y el riesgo de sufrir hipertrigliceridemia. Para ello, se sometió a los participantes a un cuestionario de conducta alimentaria, clasificándolos en diferentes categorías de ingestión: lenta, media y rápida. La media de tiempo estimado por los participantes para definir cuándo comían rápidamente fue de 18 minutos. De todos ellos, un 22,9 % se clasificó en la categoría de ingestión lenta; un 31,6 % en la de ingestión media; y un 45,5 % en la categoría de ingestión rápida. Los investigadores compararon la prevalencia de hipertrigliceridemia en los participantes de las categorías rápida y media respecto a los de la categoría de ingestión lenta, y observaron que aquellos que pertenecían al grupo de ingestión rápida tenían un 59 % de riesgo de presentar triglicéridos elevados en sangre.

Según los autores, comer de forma rápida retrasa la sensación de saciedad, por lo que las personas continúan comiendo a pesar de haber cubierto sus necesidades energéticas y nutricionales. Además, la ingesta de una gran cantidad de energía durante un periodo corto favorecería picos más sostenidos en la glucosa plasmática e insulina, lo que a su vez puede inducir un estado que estimularía la producción de grasas en el hígado y, por lo tanto, un aumento de los niveles de triglicéridos en plasma.

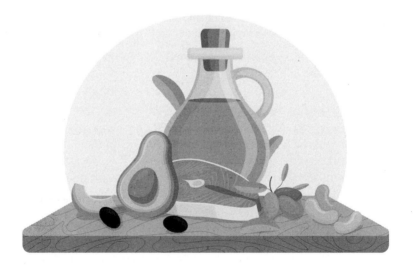

Es recomendable comer despacio y masticar bien los alimentos, ya que ingerirlos con rapidez no es una buena práctica y no contribuirá a que hagamos una buena digestión. Si además practicamos ejercicio físico, contribuiremos a prevenir enfermedades como el síndrome metabólico.

Dieta tipo
EJEMPLO DE MENÚ SEMANAL PARA PERSONAS CON HIPERTRIGLICERIDEMIA

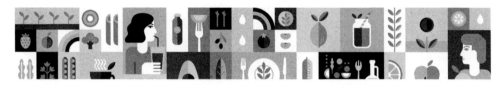

LUNES	
Desayuno	Café con leche desnatada o infusión. Tostada de pan integral con tomate y aceite de oliva. Fruta.
Media mañana	Yogur desnatado. Fruta.
Comida	Lentejas guisadas con verduras.
Merienda	Frutos secos tostados sin sal.
Cena	Berenjena asada. Tortilla de espinacas. Pan integral. Requesón con miel.

MARTES	
Desayuno	Café con leche desnatada o infusión. Tostada de pan integral con tomate y aceite de oliva. Fruta.
Media mañana	Queso fresco desnatado con dos biscotes integrales.
Comida	Alcachofas al horno. Arroz con setas y verduras. Pan. Fruta.
Merienda	Frutos secos tostados sin sal.
Cena	Ensalada de canónigos, cebolla y zanahoria. Merluza a la plancha. Pan integral. Yogur desnatado.

MIÉRCOLES	
Desayuno	Café con leche desnatada o infusión. Tostada de pan integral con tomate y aceite de oliva. Fruta.
Media mañana	Yogur desnatado. Fruta.
Comida	Ensalada de remolacha. Garbanzos con setas. Pan integral. Fruta.
Merienda	Frutos secos tostados sin sal.
Cena	Berenjenas rellenas de verdura. Pollo al limón. Pan integral. Cuajada con miel.

JUEVES	
Desayuno	Café con leche desnatada o infusión. Tostada de pan integral con tomate y aceite de oliva. Fruta.
Media mañana	Queso fresco desnatado con dos biscotes integrales.
Comida	Brécol salteado. Arroz con gambas. Fruta.
Merienda	Frutos secos tostados sin sal.
Cena	Parrillada de verduras. Trucha asada. Pan integral. Yogur desnatado.

VIERNES	
Desayuno	Café con leche desnatada o infusión. Tostada de pan integral con tomate y aceite de oliva. Fruta.
Media mañana	Yogur desnatado. Fruta.
Comida	Ensalada de calabacines, albahaca y limón. Espaguetis boloñesa. Fruta.
Merienda	Frutos secos tostados sin sal.
Cena	Crema de verduras. Huevos escalfados. Pan integral. Requesón con miel.

SÁBADO	
Desayuno	Café con leche desnatada o infusión. Tostada de pan integral con tomate y aceite de oliva. Fruta.
Media mañana	Queso fresco desnatado y dos biscotes integrales.
Comida	Ensalada mixta. Alubias con salsa de tomate al horno. Pan integral. Fruta.
Merienda	Frutos secos tostados sin sal.
Cena	Ensalada de lombarda, manzana y brotes de soja. Lomo de cerdo a la plancha. Pan integral. Yogur desnatado.

DOMINGO	
Desayuno	Café con leche desnatada o infusión. Tostada de pan integral con tomate y aceite de oliva. Fruta.
Media mañana	Yogur desnatado. Fruta.
Comida	Ensalada de lechuga y cebolla. Arroz meloso con verduras. Fruta.
Merienda	Frutos secos tostados sin sal.
Cena	Pisto. Bonito a la plancha. Pan integral. Cuajada con miel.

*Fuente: Fundación Española del Corazón/PASFEC.

LA OBESIDAD

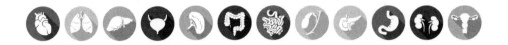

La Organización Mundial de la Salud (OMS) no duda en calificar de pandemia los índices de obesidad a nivel mundial. Más de mil millones de personas en todo el mundo son obesas (650 millones de adultos, 340 millones de adolescentes y 39 millones de niños), y las previsiones respecto a los próximos años apuntan a que estas cifras irán en aumento.

En el caso concreto de Europa, entre el 30 y el 70 % de los adultos tienen sobrepeso y el 10-30 % padece obesidad; y según los datos de la Unión Europea, se prevé que en el año 2030 más de la mitad de la población europea sea obesa.

A pesar de estas evidencias, los especialistas y organismos sanitarios a nivel internacional llevan un tiempo alertando de que se trata de un problema de salud claramente poco tratado y diagnosticado, pues es frecuente que las personas obesas no reconozcan la enfermedad, que tratan como un problema tangencial, y por ello no se someten a ningún tratamiento. Por esa razón, se insta a la población a tomar conciencia de que la obesidad es una enfermedad crónica que afecta a la mayoría de los órganos del cuerpo: el corazón, el hígado, los riñones, las articulaciones y el sistema reproductivo. Además, supone un factor de riesgo para una amplia variedad de enfermedades no transmisibles (ENT), como la diabetes tipo 2, las enfermedades cardiovasculares, la hipertensión y los accidentes cerebrovasculares, diversas formas de cáncer (se asocia con, al menos, 13 tipos de tumores), síndrome de apneas-hipoapneas del sueño (SAOS), hígado graso y problemas de salud mental.

Para manejar adecuadamente esta patología, lo primero es saber cuál es la diferencia entre sobrepeso y obesidad, términos que suelen confundirse. Según la OMS, ambos trastornos son una acumulación anormal o excesiva de grasa que resultar perjudicial para la salud. La diferencia entre uno y otro es el Índice de Masa Corporal (IMC), que es un indicador de la relación entre el peso y la talla que se utiliza habitualmente para identificar el sobrepeso y la obesidad en los adultos. Se calcula dividiendo el peso de una persona en kilos por el cuadrado de su talla en metros (kg/m^2). En el caso de los adultos, la OMS define el sobrepeso y la obesidad de la siguiente manera:

- Sobrepeso: IMC igual o superior a 25.

- Obesidad: IMC igual o superior a 30.

Se sabe que la causa fundamental del sobrepeso y la obesidad es un desequilibrio energético entre calorías consumidas y gastadas. En cuanto al incremento de las cifras en todo el mundo, la OMS considera que se trata de una situación que se remonta a hace décadas: a un aumento en la ingesta de alimentos de alto contenido calórico y ricos en grasa; y a un descenso de la actividad física debido a un estilo de vida cada vez más sedentario en el trabajo, los nuevos modos de transporte y el creciente desarrollo urbanístico.

A tener en cuenta

- El impacto de la obesidad en la salud está muy relacionado con la forma en la que la grasa se distribuye en el organismo.

- Si bien hay una mayor incidencia de una u otra en hombres y en mujeres, ambos tipos no tienen exclusividad de género, sino que es frecuente que las mujeres, a partir de los 40-45 años, empiecen a desarrollar una obesidad tipo manzana. Esto es debido a la acción de los estrógenos, cuyos niveles se alteran en la menopausia, propiciando un mayor acúmulo de grasa en la zona del abdomen.

Los expertos clasifican la obesidad en dos tipos: tipo manzana (o androide) y tipo pera (ginoide). La primera se caracteriza por una acumulación de la grasa en la zona del abdomen, la lumbar y la cintura, dando lugar a un contorno más ancho en el centro y en la parte superior del cuerpo. Se trata del tipo de obesidad más corriente en los hombres. En cuanto a la obesidad tipo pera, su principal seña de identidad es una localización de la grasa en la zona inferior del cuerpo (muslos, caderas, nalgas, pantorrillas y tobillos), lo que da lugar a una silueta similar a la de esta fruta. Es más frecuente en las mujeres en general y en las adolescentes en particular.

En los últimos años se han realizado numerosas investigaciones que demuestran que la acumulación de la grasa en la zona del abdomen está relacionada con ciertas alteraciones metabólicas entre las que destaca una mayor resistencia a la insulina (causa de la diabetes), lo que a su vez incrementa el riesgo de padecer problemas como la hipertensión, aumento de los triglicéridos y del ácido úrico, reducción de colesterol HDL (el bueno) y aumento del LDL (el malo). Todos estos factores a su vez están implicados en el riesgo de padecer un infarto, un ictus cerebral y otras dolencias cardiovasculares. Asimismo, la grasa de esta zona puede liberar sustancias capaces de llegar a inflamar las paredes arteriales, generando una placa de ateroma, uno de los factores de riesgo para la obstrucción de dichas paredes, con lo que aumenta el riesgo de arterioesclerosis. Si bien la obesidad tipo pera resulta menos peligrosa, no está exenta de riesgos, ya que se relaciona con un mayor riesgo de padecer artrosis, celulitis y trastornos circulatorios.

La forma en la que la grasa se distribuye en el cuerpo es un factor que está determinado genéticamente, pero esta tendencia puede contrarrestarse en gran medida con una dieta adecuada y realizando actividad física con regularidad. Para ello, es necesario adoptar medidas concretas como asegurar un ajuste entre lo que se come y lo que se gasta, llevar una dieta hipocalórica y, sobre todo, evitar que el aumento de peso se dispare.

Está comprobado que la pérdida de peso que se consigue al tratar la obesidad tiene beneficios importantes en las distintas comorbilidades de esta enfermedad y, además, estos se producen en un periodo más o menos corto de tiempo. Así, por ejemplo, en el caso de la diabetes tipo 2, existen estudios que demuestran que con la introducción de cambios en el estilo de vida basados en la dieta y el ejercicio, con el objetivo de adelgazar a lo largo de 12 meses, se logra una remisión de la enfermedad del 60 %. Y, de la misma manera, hay evidencias de que una pérdida del 10 % del peso se traduce en una mejora significativa de la apnea del sueño.

Uno de los aspectos que más se están estudiando en la actualidad en relación con esta enfermedad es lo que se conoce como entorno obesogénico. Hoy en día se sabe que la obesidad se extiende con un patrón parecido al de una enfermedad contagiosa. El 40 % de las personas con obesidad tienen familiares obesos, pero más llamativo es aún que el 63 % de las personas obesas tienen algún amigo obeso con respecto al 26 % de las que tienen un peso normal (normopeso). Estos datos han puesto en evidencia que la presencia de familiares y, sobre todo, de amigos obesos es un importante factor de riesgo para desarrollar obesidad, circunstancia esta que no está relacionada con la genética, sino con el medio ambiente obesogénico que se comparte.

Otra variable muy analizada es la edad: tal y como demuestran los estudios epidemiológicos, por cada año adicional, la probabilidad de padecer sobrepeso u obesidad se incrementa un 0,57 %, de tal forma que la obesidad a partir de los 65 años es casi el doble que en la población adulta más joven. Los factores implicados están relacionados con una disminución de la actividad física y el deporte y con un aumento del sedentarismo asociado de forma natural al envejecimiento, lo que implica a su vez una pérdida progresiva de la masa muscular y un aumento en el porcentaje de grasa corporal.

Pautas nutricionales

- La pauta que ofrece la OMS para reducir el sobrepeso y la obesidad a nivel individual es limitar la ingesta energética procedente de la cantidad de grasa total y de azúcares; aumentar el consumo de frutas y verduras, así como de legumbres, cereales integrales y frutos secos; y realizar una actividad física periódica (60 minutos diarios en el caso de los jóvenes y 150 minutos semanales en el de los adultos).

- Todas las investigaciones y recomendaciones coinciden en apuntar a la dieta mediterránea como una de las más efectivas para mantener un peso saludable y eliminar el exceso de kilos. Esta dieta es rica en frutas y verduras de temporada, legumbres, frutos secos y cereales, preferentemente integrales, con el aceite de oliva como grasa principal y con proteínas de alto valor biológico como carnes no grasas, huevos y pescados de cualquier tipo (congelados o frescos). Además, tiene la ventaja de que está al alcance de todo el mundo.

- Para combatir el aumento de peso asociado a la edad, los especialistas aconsejan adoptar una serie de hábitos en la rutina diaria: en primer lugar, aumentar la actividad física, aunque esta solo consista en caminar media hora al día como mínimo. También se aconseja hacer bicicleta, natación, etc.; en segundo lugar, comer más a menudo, para evitar llegar con más apetito a la hora de comer y cenar, y, además, para mantener más activo el metabolismo. Es aconsejable replantearse el horario y el contenido de la cena. Según los expertos, la hora de la cena es cuando el metabolismo funciona más lentamente y, por tanto, se recomienda que la ingesta sea más ligera. Además, durante el sueño apenas se queman calorías, por ello no es recomendable ingerir mucha cantidad de alimentos en horario nocturno.

- Muy importante: evitar los alimentos ultraprocesados. Un estudio reciente realizado por investigadores españoles del CIBEROBN ha dado un paso más en el conocimiento sobre el impacto que el consumo de alimentos y bebidas ultraprocesados ejerce en el desarrollo de la obesidad y sus comorbilidades, al demostrar el vínculo entre este tipo de ingesta y la acumulación de la adiposidad (tanto visceral como general).

    El estudio, publicado en *Clinical Nutrition*, investigó la vinculación entre los cambios que se producen por el consumo de ultraprocesados y la forma en la que se acumula y distribuye la adiposidad relacionada con la edad, evaluada de forma objetiva. Los resultados apuntan a que la relación entre los ultraprocesados y la acumulación de grasa no depende tanto de las calorías ingeridas ni de la composición nutricional de estos productos, pero sí del hecho de que son altamente procesados (contienen componentes químicos o derivados de los productos naturales).

    Estos productos suelen presentar texturas fáciles de masticar y, por lo tanto, potencialmente producen menor saciedad. Asimismo, la hiperpalatabilidad (resultan muy sabrosos), condicionada por la textura, la composición nutricional y la presencia de aditivos, lleva a un consumo excesivo que, en ocasiones, genera adicción.

    Los alimentos ultraprocesados aumentan el ritmo y frecuencia de la ingesta y suelen presentar una elevada densidad calórica. A su vez, presentan una calidad nutricional más baja que los no procesados, y hay una alteración en la matriz de los mismos, lo que implica un menor contenido en fibra, vitaminas, minerales, oligoelementos y antioxidantes, así como un aumento del índice glucémico.

- Los alimentos ultraprocesados, además, han sido diseñados para activar en el cerebro el sistema de recompensa de la dopamina (un neurotransmisor cerebral que regula el circuito de la motivación, el proceso de aprendizaje y el sistema que nos proporciona bienestar). Por eso, cuando se prueban, no se puede parar de comerlos, aunque no se pueda explicar por qué gustan tanto.

- La inflamación es un proceso muy complejo, de causas diversas, que puede manifestarse en cualquier parte del organismo y que está directamente asociado al sobrepeso y a la obesidad, sobre todo la llamada inflamación celular o silenciosa –esto es, la que «no se ve» y que suele encubrir otras enfermedades tan frecuentes como la diabetes tipo 2, el síndrome metabólico, los problemas vasculares y las alergias, entre otras–. Y tal como evidencian los estudios científicos, el tipo de alimentación tiene mucho que ver en la aparición de este proceso inflamatorio: el exceso de harinas refinadas, el azúcar, los ultraprocesados y las carnes procesadas, además del déficit de antioxidantes, fibra y micronutrientes. En este sentido, es importante tener en cuenta que lo que «inflama» no es un alimento en exclusiva sino la combinación de algunos de ellos y de unas pautas dietéticas perfectamente identificadas y mantenidas en el tiempo.

ALIMENTOS Y NUTRIENTES BENEFICIOSOS

Menús que eviten la inflamación: Hay muchas evidencias de los nutrientes que tienen capacidad de prevenir la inflamación. Las pautas apuntan a una dieta completa, variada en nutrientes, rica en vegetales y grasas omega 3, procedentes principalmente del pescado y de las semillas.

Verduras de hoja verde y amarilla: Además de por su escaso aporte calórico, las investigaciones las sitúan como opción preferente para la prevención de los procesos inflamatorios del organismo. Entre las de hoja verde destacan: col rizada, espinacas, berros, lechuga romana, acelgas, rúcula, escarola). Las de hoja amarilla más recomendables son: calabaza, pimientos amarillos, frijoles y zanahorias. El tomate es otro alimento especialmente recomendado, debido a su acción frente a los radicales libres, directamente implicados en la aparición de la inflamación.

Frutas: En un reciente comunicado de la Escuela de la Salud de la Universidad de Harvard (EE.UU.), en la que se identifican los alimentos que ayudan a combatir la inflamación, las frutas ocupan un lugar muy destacado. Entre todas ellas, los expertos de la universidad estadounidense destacan especialmente las fresas, los arándanos, las cerezas y las naranjas. Otras investigaciones avalan también las propiedades de la granada, las manzanas y las peras. Además de que la mayoría son bajas en grasas y azúcares naturales, destacan por su aporte de vitaminas y, especialmente, de sustancias antioxidantes.

Pescados ricos en omega 3: El pescado es una de las mejores opciones para incorporar las proteínas en los menús de control del peso. Además, las evidencias avalan los beneficios que tiene en este sentido el pescado graso y el salmón, el atún, las sardinas, los arenques y las anchoas en particular. Concretamente, los beneficios de los ácidos grasos omega 3 presentes en estos alimentos son de sobra conocidos, y entre ellos destacan los de prevenir la inflamación crónica del organismo.

Cúrcuma y jengibre: Las hierbas y especias son la mejor opción para sazonar los alimentos sin añadir calorías innecesarias y evitar el exceso de sal. Entre ellas destacan la cúrcuma y el jengibre, que, además, tienen propiedades antiinflamatorias. La sustancia responsable del característico sabor del jengibre, el gingerol (un compuesto fenólico), es la que justifica que este alimento se incluya siempre entre las mejores elecciones frente a la inflamación. Las investigaciones han demostrado que tiene la capacidad de inhibir la formación de las citocinas, esto es, las sustancias implicadas en muchas respuestas inflamatorias del organismo. Algo similar ocurre con la curcumina, un compuesto presente en la cúrcuma y al que se asocian potenciales efectos antiinflamatorios.

Fibra: Cada vez hay más evidencias de la importancia de una microbiota intestinal equilibrada para prevenir la inflamación y la obesidad. Ello se consigue básicamente con una dieta rica en vegetales, que aporte fibra prebiótica y alimentos crudos y fermentados por su contenido de enzimas y bacterias vivas probióticas. Asimismo, es esencial evitar el exceso de azúcar y los ultraprocesados, mantener los niveles de azúcar en sangre estables, y asegurar unos tiempos de ayuno y de descanso adecuados.

HÁBITOS RECOMENDABLES

- Las evidencias son contundentes respecto a la importancia de incluir la práctica de ejercicio físico en todo el plan de control de peso y adelgazamiento. De hecho, cada vez hay más voces que abogan por su «prescripción» médica. Los últimos hallazgos respecto a los factores implicados en la obesidad coinciden en poner en primera línea la práctica de ejercicio físico como estrategia determinante –e insustituible– para conseguir una pérdida de peso efectiva. En este sentido, los expertos inciden en que la obesidad es una patología directamente relacionada con el estilo de vida, lo que explica que en el 90 % de los casos, pese a los cambios genéticos que se hayan podido heredar, si la ingesta no supera el gasto energético, la obesidad no se desarrolla, y es aquí donde el ejercicio juega un papel determinante.

  Asimismo, los especialistas destacan la importancia de abordar el sobrepeso y la obesidad de forma individualizada y adaptada a las características de cada persona (lo que descarta cualquier dieta «estándar»), y enfocarse en la pérdida de peso a expensas de la grasa y no de la masa muscular, e intentando que el paciente no solo aprenda a comer, sino también a hacer ejercicio físico, aeróbico y anaeróbico, para mantener el peso conseguido. De hecho, está demostrado que solo con la dieta el plan de adelgazamiento está abocado al fracaso.

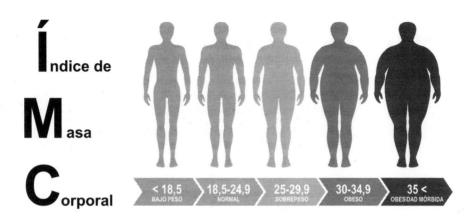

Índice de Masa Corporal

| < 18,5 BAJO PESO | 18,5-24,9 NORMAL | 25-29,9 SOBREPESO | 30-34,9 OBESO | 35 < OBESIDAD MÓRBIDA |

- Las evidencias reflejan la importancia de seguir, en la medida de lo posible, menús planificados y horarios fijos de comida. Es sabido que cuanto más caóticos son los horarios de comidas de un paciente, mayor impacto tienen sobre él la obesidad y las enfermedades metabólicas asociadas. Un estudio reciente del CIBEROBN, de la Universidad de Barcelona (España), ha demostrado cómo la falta de regularidad en los horarios de las comidas durante los fines de semana se asocia a un aumento del Índice de Masa Corporal (IMC). Otra ventaja de esta pauta es mantener a raya la dopamina. Se sabe que los cambios bruscos favorecen una relación desordenada con la comida ya que, ante cualquier alteración de la rutina, el circuito de la dopamina prepara al cerebro para que aprenda a superar las dificultades, y lo recompensa con una sensación agradable cuando lo consigue. Por eso, según los expertos, cuando nos alimentamos sin saber qué comer, ni dónde, ni a qué hora, la dopamina actúa para resolver todas estas incertezas. Esta es la razón por la que habituarse a comer con pequeñas recompensas inmediatas favorece la pérdida de control de la alimentación y se propician, además, las relaciones adictivas con alimentos como los ultraprocesados.

- El control del estrés y otros factores emocionales puede favorecer la pérdida de peso, debido al papel que desempeña el cortisol, la hormona del estrés, que además es uno de los grandes depresores del sistema inmunológico. Algunas investigaciones, actualmente en marcha, apuntan a que las técnicas dirigidas a reducir los niveles de esta hormona y, por lo tanto, del estrés, como la meditación, parecen «desactivar» algunos de los genes implicados en el proceso de inflamación. Por otro lado, se sabe que la ansiedad o las situaciones estresantes llevan a muchas personas a comer en exceso, de ahí que siempre sea recomendable, como pauta general contra el sobrepeso y la obesidad, cuidar el equilibrio emocional, controlar el estrés y favorecer un buen descanso.

Dieta tipo
EJEMPLO DE MENÚ SEMANAL PARA LAS PERSONAS CON SOBREPESO

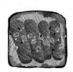 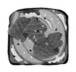

LUNES	
Desayuno	Café con leche desnatada o infusión. Tostada de pan integral con tomate y aceite de oliva. Fruta.
Media mañana	Yogur desnatado. Fruta.
Comida	Ensalada de pimientos y tomates asados. Judías blancas con verduras. Pan integral. Fruta.
Merienda	Queso fresco desnatado.
Cena	Ensalada de lechuga. Revuelto de espárragos. Cuajada con miel.

MARTES	
Desayuno	Café con leche desnatada o infusión. Tostada de pan integral con tomate y aceite de oliva. Fruta.
Media mañana	Queso fresco desnatado con dos biscotes integrales.
Comida	Ensalada mixta. Bonito a la plancha. Pan integral. Fruta.
Merienda	Yogur desnatado.
Cena	Berenjenas rellenas de verduras. Yogur desnatado.

MIÉRCOLES	
Desayuno	Café con leche desnatada o infusión. Tostada de pan integral con tomate y aceite de oliva. Fruta.
Media mañana	Yogur desnatado. Fruta.
Comida	Ensalada mixta. Lubina a la sal. Pan integral. Fruta.
Merienda	Frutos secos tostados sin sal.
Cena	Salteado de verduras. Huevo a la plancha. Requesón con miel.

JUEVES	
Desayuno	Café con leche desnatada o infusión. Tostada de pan integral con tomate y aceite de oliva. Fruta.
Media mañana	Queso fresco desnatado con dos biscotes integrales.
Comida	Ensalada de lechuga con zanahoria. Espaguetis con gambas y calabacín. Fruta.
Merienda	Fruta. Un vaso (250 ml) de leche desnatada.
Cena	Champiñones rehogados. Pavo a la plancha. Yogur desnatado.

VIERNES	
Desayuno	Café con leche desnatada o infusión. Tostada de pan integral con tomate y aceite de oliva. Fruta.
Media mañana	Yogur desnatado. Fruta.
Comida	Ensalada de lombarda, manzana y brotes de soja. Sardinas al horno. Pan integral. Fruta.
Merienda	Frutos secos tostados con sal.
Cena	Crema de calabaza. Pollo a la plancha. Cuajada con miel.

SÁBADO	
Desayuno	Café con leche desnatada o infusión. Tostada de pan integral con tomate y aceite de oliva. Fruta.
Media mañana	Queso fresco desnatado con dos biscotes integrales.
Comida	Ensalada de canónigos y tomates Cherry. Bacalao con tomate. Pan integral. Fruta.
Merienda	Fruta.
Cena	Pisto. Huevo escalfado. Yogur desnatado.

DOMINGO	
Desayuno	Café con leche desnatada o infusión. Tostada de pan integral con tomate y aceite de oliva. Fruta.
Media mañana	Yogur desnatado. Fruta.
Comida	Brochetas de verduras. Garbanzos con setas. Pan integral. Fruta.
Merienda	Frutos secos tostados sin sal.
Cena	Coliflor gratinada. Filete de cerdo a la plancha. Requesón con miel.

EJEMPLO DE MENÚ SEMANAL PARA LAS PERSONAS CON OBESIDAD

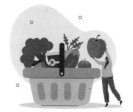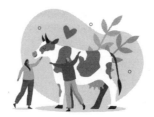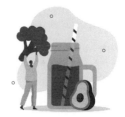

LUNES	
Desayuno	Café con leche desnatada o infusión. Tostada de pan integral con tomate y aceite de oliva. Fruta.
Media mañana	Yogur desnatado.
Comida	Lentejas guisadas con verdura. Fruta.
Merienda	Fruta.
Cena	Parrillada de verduras. Huevo a la plancha. Yogur desnatado.

MARTES	
Desayuno	Café con leche desnatada o infusión. Tostada de pan integral con tomate y aceite de oliva. Fruta.
Media mañana	Queso fresco desnatado con dos biscotes.
Comida	Ensalada de remolacha. Brocheta de verduras. Pollo a la plancha. Fruta.
Merienda	Yogur desnatado.
Cena	Calabacines salteados. Lenguado a la plancha. Yogur desnatado.

MIÉRCOLES	
Desayuno	Café con leche desnatada o infusión. Tostada de pan integral con tomate y aceite de oliva. Fruta.
Media mañana	Yogur desnatado.
Comida	Gazpacho. Garbanzos con setas. Fruta.
Merienda	Fruta.
Cena	Crema de calabaza. Pavo a la plancha. Yogur desnatado.

JUEVES	
Desayuno	Café con leche desnatada o infusión. Tostada de pan integral con tomate y aceite de oliva. Fruta.
Media mañana	Queso fresco desnatado con dos biscotes integrales.
Comida	Espinacas rehogadas. Fritada de verduras. Fruta.
Merienda	Yogur desnatado.
Cena	Espárragos trigueros a la plancha. Pulpo a la parrilla. Yogur desnatado.

VIERNES	
Desayuno	Café con leche desnatada o infusión. Tostada de pan integral con tomate y aceite de oliva. Fruta.
Media mañana	Yogur desnatado.
Comida	Berenjenas rellenas de verduras. Arroz integral. Fruta.
Merienda	Un vaso (250 ml de) de leche desnatada. Fruta.
Cena	Crema de pepino, manzana y apio. Tortilla francesa. Yogur desnatado.

SÁBADO	
Desayuno	Café con leche desnatada o infusión. Tostada de pan integral con tomate y aceite de oliva. Fruta.
Media mañana	Queso fresco desnatado con dos biscotes integrales.
Comida	Ensalada de pimiento y tomate asado. Alubias con tomate al horno. Fruta.
Merienda	Frutos secos tostados sin sal.
Cena	Coliflor al horno. Lomo de cerdo a la plancha. Yogur desnatado.

DOMINGO	
Desayuno	Café con leche desnatada o infusión. Tostada de pan integral con tomate y aceite de oliva. Fruta.
Media mañana	Yogur desnatado.
Comida	Alcachofas rehogadas. Huevo a la plancha. Fruta.
Merienda	Fruta.
Cena	Puré de verduras. Salmón a la plancha. Yogur desnatado.

*Fuente: Fundación Española del Corazón/PASFEC.

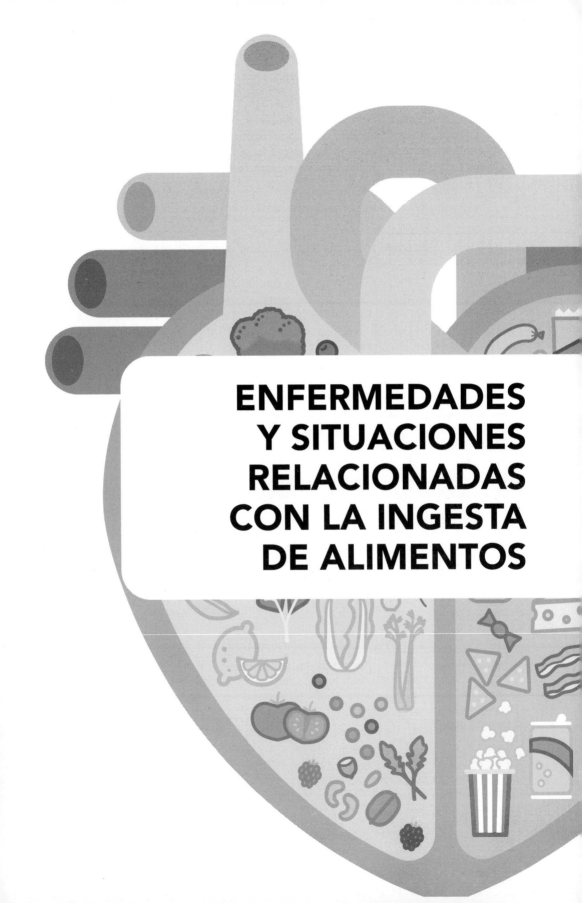

ENFERMEDADES Y SITUACIONES RELACIONADAS CON LA INGESTA DE ALIMENTOS

P esadez, ardor y malestar estomacal, náuseas, dolor de cabeza e incluso malhumor o depresión son algunos de los efectos secundarios que determinados alimentos pueden producir en el organismo y que, con frecuencia, tienen su origen principalmente en dos tipos de situaciones o problemas relacionados con su ingesta:

- Los derivados de la forma en la que el organismo reacciona a determinados alimentos o a alguno de sus componentes: alergias e intolerancias alimentarias.

- Las enfermedades transmitidas por patógenos (virus y bacterias, principalmente) presentes en los alimentos: intoxicaciones o toxiinfecciones alimentarias (TA).

La alergia y la intolerancia tienen muchas semejanzas, por lo que establecer la diferencia entre ambas es el punto de partida para diagnosticarlas, pues ambas tienen un origen común –la reacción del organismo ante la ingesta de un alimento– y también el hecho de que cada vez son más frecuentes en la sociedad. Según datos de la Academia Europea de Alergia e Inmunología Clínica (EAACI), el número de alérgicos a los alimentos se ha duplicado de manera considerable en los últimos 10 años, y también es cada vez mayor la incidencia de casos de personas que padecen intolerancia a algún nutriente.

En la alergia a un alimento interviene un mecanismo inmunológico (normalmente anticuerpos del tipo IgE). Los síntomas más frecuentes son urticaria, edema (hinchazón), vómitos, asma e incluso un cuadro de anafilaxia (reacción alérgica grave que afecta a todo el organismo). En la intolerancia alimentaria no interviene un mecanismo inmunológico, sino que el paciente no puede digerir o metabolizar un alimento determinado o alguno de sus componentes. Los síntomas suelen incluir molestias abdominales.

Otro elemento diferenciador es que mientras que la alergia alimentaria es más frecuente en niños y disminuye en la edad adulta, la intolerancia alimentaria muchas veces pasa desapercibida, por lo que es frecuente detectarla por primera vez en edades adultas. De hecho, cada vez son más las personas adultas (con más de 40 años) que reciben con sorpresa el diagnóstico de que son intolerantes a algún alimento. Así, por ejemplo, en el caso concreto de la intolerancia al gluten, la edad media es de 45 años, y entre un 15 y un 20 % de los casos de celiaquía se diagnostican en mayores de 60.

No obstante, hay que tener en cuenta que existen otros problemas relacionados con la ingesta alimentaria que no son necesariamente alergias o intolerancias. En algunos casos puede deberse a una malabsorción de ciertos carbohidratos, a una intoxicación alimenticia puntual y, a menudo, pueden ser solo consecuencia de la casualidad.

La Academia Americana de Alergia, Asma e Inmunología (AAAAI) ha elaborado una serie de definiciones que agrupan, unifican y concretan las particularidades de estos problemas derivados de la ingesta de determinados alimentos y/o nutrientes. Veamos a continuación cuáles son:

Reacción adversa a un alimento: Es la respuesta clínica anormal que presentan determinados individuos atribuida a la ingesta, contacto o inhalación de un alimento o de sus derivados, o bien de un aditivo contenido en el mismo, el cual es perfectamente tolerado por la gran mayoría de las personas.

Alergia o hipersensibilidad alimentaria: Se trata de la reacción adversa que presenta un individuo tras la ingesta de un alimento de patogenia inmunológica comprobada (esto es, susceptible de producir alergia). Se produce solo en algunas personas previamente sensibilizadas (es decir, que ya han experimentado la reacción a ese alimento) y puede producirse incluso con la ingesta de pequeñas cantidades del alimento en cuestión.

Intolerancia alimentaria: Es la respuesta clínica a un alimento en cuyo origen no interviene, o no se ha podido demostrar, un mecanismo inmunológico. Puede incluir respuestas de tipo farmacológico, metabólico o de otro tipo.

Intoxicación alimentaria: Se trata del efecto indeseable producido por la acción de un alimento o aditivo, sin la intervención de ningún mecanismo inmunológico, que puede resultar tóxico cuando se consume en grandes cantidades. Los propios alimentos pueden contener toxinas o bien ser liberadas por microorganismos contaminantes.

Un dato interesante en cuanto al impacto de estas reacciones alimentarias en el organismo es que se han relacionado con un exceso de peso injustificado. Eso es lo que puede ocurrir en personas que empiezan una dieta de adelgazamiento tras otra y, pese a sus esfuerzos, y sin razón aparente, son incapaces de reducir una sola talla; de hecho, les resulta muy difícil perder volumen (debido a que se notan continuamente hinchadas) y recuperan el peso perdido con excesiva facilidad. Algunos de estos casos pueden encubrir ciertas alteraciones producidas por los alimentos, como las alergias o las intolerancias.

Los expertos matizan que la intolerancia alimentaria en sí no engorda; lo que ocurre es que, indirectamente, ocasiona reacciones en el organismo que pueden repercutir en el metabolismo general, como la retención de líquidos o una alteración en la digestión de ciertos alimentos que pueden dificultar la pérdida de peso, pero eso no significa necesariamente que el hecho de retirar determinado alimento de la dieta ayude a adelgazar.

Por último, veamos a modo de guía general la relación de alimentos que pueden estar implicados de una u otra forma en una reacción adversa:

Frutas: Kiwi, mango, chirimoya, coco, dátil, carambola, piña, papaya, melón, sandía, arándano, aguacate, higo, mora, plátano, granada, guayaba, albaricoque, cereza, ciruela, fresa, manzana, melocotón, nectarina, pera, lima, limón, mandarina, mokihana, naranja, pomelo, litchi y uva.

Hortalizas: Ajo, apio, acelga, alcachofa, cebolla, batata, berenjena, chirivía, col, coles de Bruselas, coliflor, espinaca, endivia, remolacha, lechuga, nabo, pepino, espárrago, patata, tomate, hinojo y zanahoria.

Especias: Albahaca, alcaravea, anís, adormidera, orégano, laurel, comino, mostaza, nuez moscada, clavo, vainilla, sésamo, pimienta (blanca, negra y verde), cilantro, hinojo, cardamomo, jengibre y curry.

Cereales: Arroz, avena, cebada, centeno, maíz, mijo y trigo.

Frutos secos: Avellana, almendra, bellota, cacahuete, castaña, nuez, nuez de pecán, piñón, pistacho, sésamo y semillas (de girasol, calabaza y lino).

Legumbres: Alubia, almorta, altramuz, guisante, garbanzo, haba, jicama, lenteja, regaliz y soja.

Infusiones: Café, cacao, té, camomila, orégano, tomillo y gardenia.

Varios: Vinos, aguardientes, miel, jalea real, setas y chufa.

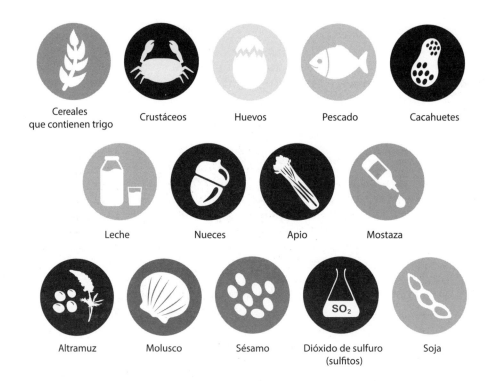

Cereales que contienen trigo	Crustáceos	Huevos	Pescado	Cacahuetes
Leche	Nueces	Apio	Mostaza	
Altramuz	Molusco	Sésamo	Dióxido de sulfuro (sulfitos)	Soja

LAS ALERGIAS ALIMENTARIAS

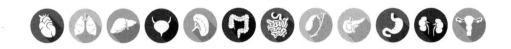

Según la EAACI, más de 120 alimentos han sido identificados como potenciales desencadenantes de reacciones alérgicas. Entre los niños, los causantes más frecuentes son: leche, huevos, cacahuetes y otros frutos secos, seguidos de cereales (principalmente trigo), soja, pescados y mariscos. En el caso de los adultos, los más comunes son marisco, algunos vegetales, frutos secos en general y cacahuetes en particular.

Los síntomas de una reacción alérgica son muchos y variados: erupción cutánea con enrojecimiento y picor; hinchazón de ojos, labios, manos y pies; estrechamiento de las vías respiratorias que puede causar sibilancias y dificultad al respirar; sensación de opresión en la garganta; disminución brusca de la tensión arterial que puede causar mareos o sensación de inestabilidad; náuseas y vómitos; sensación de boca metálica; irritación, enrojecimiento o picor en los ojos.

A tener en cuenta

- La manifestación más grave de una alergia alimentaria es el shock anafiláctico o anafilaxia, que consiste en una reacción alérgica grave, de instauración rápida y que, en ciertas situaciones, puede llevar a un paro cardiaco o respiratorio. El inicio de un shock anafiláctico es bastante repentino (abarca desde varios minutos hasta 2 horas), con un deterioro rápido y puede acabar causando la muerte si no se consigue administrar adrenalina a la persona afectada.

- Es preciso aplicar las técnicas diagnósticas para determinar si se trata de una alergia, una intolerancia u otra reacción adversa producida por los alimentos. Si se sospecha de una alergia alimentaria, es necesario realizar análisis de sangre específicos y, frecuentemente, pruebas de provocación en la piel, además de tener en cuenta la historia clínica detallada.

Los estudios llevados a cabo por EAACI demuestran que el número de reacciones alérgicas y shocks anafilácticos ha aumentado de forma constante en los últimos 10 años. En el caso de los menores de 5 años, estos números incluso se han doblado durante este periodo, y, en paralelo, las visitas a Urgencias por casos de reacciones graves se han multiplicado por 7. En la actualidad, la EAACI estima que, en la próxima década, más de la mitad de la población europea estará expuesta a la aparición de alguna forma de alergia durante su vida. Dicha academia atribuye estos datos a los cambios constantes en el estilo de vida de la población, así como a los factores medioambientales derivados de un proceso continuado de urbanización y globalización.

Un estudio publicado en la revista de la EAACI (*Clinical and Translational Allergy*) señala los viajes al extranjero como un factor de riesgo y preocupación para aquellos que padecen alergias. Un 9% de los encuestados en este estudio señaló reacciones adversas en los aviones, de las cuales un 80% fueron moderadas o graves.

Otro de los puntos que debemos señalar es que en materia de etiquetado de alimentos (fuera de la Unión Europea), la legislación es insuficiente; de hecho, algunos de los participantes en el estudio reconocieron que nunca viajan a otros continentes debido a esta circunstancia. Para identificar el alimento que desencadena los síntomas, una opción es apuntar en un diario qué comidas se relacionan con la aparición de las molestias. Pero si el alimento no puede definirse con claridad o los síntomas son importantes, es preciso acudir al médico para encontrar la solución antes de retirar cualquier alimento de la dieta habitual.

RECOMENDACIONES GENERALES

- Una vez diagnosticada la alergia alimentaria, la pauta es llevar una dieta variada, equilibrada y moderada, buscando alimentos que sustituyan a los que producen la alergia, de forma que se cubran las necesidades de energía y nutrientes.

- Es muy importante leer siempre la lista de ingredientes en el envase del producto, con el objetivo de evitar fuentes ocultas de alergenos, ya que en ella el fabricante debe incluir, por ley, toda la información al respecto. En el caso de algunos productos (frescos o no envasados, pan y bollería, etc.) no siempre es fácil acceder a la lista de ingredientes. Tanto con ellos como en aquellas circunstancias en las que la información es incomprensible o errónea o se desconfía de la seguridad del producto, la mejor opción es evitar consumirlo. También se recomienda leer siempre el prospecto de los medicamentos, especialmente su composición, ya que algunos pueden contener alergenos ocultos.

- En el caso de los aperitivos y comidas precocinadas, a excepción de los casos en los que la etiqueta contiene claramente la mención de que es un producto sin alergenos, es mejor evitar consumirlos.

- Hay que prestar atención a la manipulación y cocinado de los alimentos, mantener una adecuada higiene de manos, separar los que producen alergia del resto y utilizar utensilios diferentes en su elaboración; así como evitar el contacto con los tejidos manchados de residuos de alimentos y el contacto físico (besos, caricias) mientras se manipula el alimento para evitar posibles contaminaciones.

- Organismos como la Sociedad Española de Alergología e Inmunología Clínica (SEAIC) ofrecen una serie de recomendaciones a tener en cuenta en periodos como Navidad o vacaciones, en los que el consumo de alimentos potencialmente alérgicos (huevos, leche, frutos secos, marisco) es más frecuente:

  ○ Extremar las precauciones. Los alérgicos viven situaciones fuera de su entorno habitual y, en muchos casos, se mezclan alimentos o se desconocen los ingredientes exactos en algunos platos.

  ○ Es preciso prestar mayor atención al etiquetado de dulces, carnes, embutidos, salsas y otros alimentos precocinados.

  ○ Los cambios de hábitos y horarios en esos días navideños o vacacionales disminuyen la correcta realización de los tratamientos, lo que favorece un empeoramiento de los síntomas respiratorios que pueden acompañar a los cuadros de alergia. La exposición a los humos e irritantes como el frío pueden aumentar también los síntomas respiratorios.

TIPOS DE ALERGIAS ALIMENTARIAS

Alergia al huevo

La alergia al huevo es, junto con la de la leche, la más frecuente (afecta a un 7,5 % de la población) y la más habitual en la población infantil. Se trata de una reacción alérgica desencadenada por la ingesta de huevos o productos elaborados con ellos. Los causantes son las proteínas que hay presentes en la yema y en la clara (donde se encuentran los mayores alergenos: ovoalbúmina, ovomucoide, ovomucina…).

Es más frecuente cuando hay antecedentes familiares de alergia, si se padece una dermatitis atópica o si ya se ha desarrollado previamente una alergia a otro alimento. Puede ocurrir que una persona tolere la yema cocida pero no la clara; otras toleran el huevo cocido, pero no el crudo, y también pueden darse casos en los que el contacto directo con el huevo produzca urticaria, aunque se tolere su ingestión.

Los síntomas más habituales que produce son picor en la boca o en la garganta, reacciones cutáneas (enrojecimiento, picor, urticaria), problemas respiratorios, molestias digestivas.

Alimentos, ingredientes y denominaciones que pueden contener huevo:

- Huevo, huevo en polvo, sucedáneos de huevo.

- Dulces, merengues, batidos, helados, flanes, cremas, turrones, caramelos y golosinas.

- Pasteles, galletas, bollería, hojaldres, empanadas y empanadillas.

- Salsas como la mayonesa.

- Sopas, gelatinas, consomés y purés preparados.

- Algunos fiambres, salchichas, embutidos y patés.

- Pastas al huevo.

- Algunos tipos de pan rallado, preparados para rebozados y empanados.

- Cafés cremosos.

- Vinos clarificados.

- Albúminas, ovomucina, lecitina (salvo que se indique que es de soja).

Alergia a los lácteos

Los lácteos pueden desencadenar una alergia producida por uno de sus componentes, la proteína de la leche (caseína y seroproteína, principalmente), que suele estar asociada a una predisposición genética. Es importante tener claras las diferencias entre la alergia y la intolerancia a los lácteos: la alergia está producida por una proteína, la de la leche; la predisposición genética suele ser el factor más importante, que se asocia a alergias cutáneas, respiratorias, etc. El factor desencadenante de la intolerancia es un carbohidrato, la lactosa; está producida por un defecto enzimático; 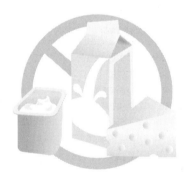 puede haber o no un componente genético y las molestias aparecen un tiempo después del consumo y son menos agudas que en el caso de la alergia.

Los síntomas más característicos de alergia a los lácteos son cuadros alérgicos cutáneos y problemas respiratorios que se caracterizan por aparecer poco después del consumo de lácteos.

La principal pauta dietética en estos pacientes es excluir de la dieta la leche de vaca y también la de cabra, oveja y búfala, cuyo contenido en proteínas es similar al de la de vaca, por lo que también hay riesgo de reacción alérgica.

Alimentos, ingredientes y denominaciones que contienen o pueden contener leche de vaca:

- Todos los derivados lácteos: yogures, mantequilla, margarina, cuajada, quesos, natillas, helados, natas.

- Algunos productos de panadería (pan de molde, baguette), pastelería y bollería.

- Ciertos alimentos infantiles, papillas y cereales.

- Algunas bebidas: batidos, zumos, horchata.

- Determinados caramelos, chocolates (con leche y sin leche), cacaos en polvo, turrones.

- Algunos embutidos: salchichas, jamón cocido, salchichón, chorizo.

- Caldos en cubitos, salsas y sopas de sobre.

- Ciertos tipos de conservas

- Grasas y proteínas animales, medicamentos y alimentos que contengan lactosa.

- Aditivos alimentarios: algunos conservantes, espesantes, emulgentes, etc.

Alergia a pescados y mariscos

Tanto el pescado como los mariscos son alimentos que pueden desencadenar reacciones alérgicas. Los datos revelan que el pescado es el alimento que provoca mayor número de alergias (entre el 12 y el 14 % de los adultos) y se sabe que el pescado blanco desencadena más alergia que el azul, concretamente el gallo, la merluza y la pescadilla.

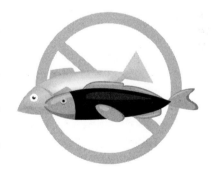

La causa de esta reacción alérgica que produce es doble: por un lado, las proteínas del pescado (llamadas parvoalbúminas) y la histamina y, por otro, el parásito anisakis (la reacción que desencadena en el organismo puede considerarse una alergia o una intoxicación, según el caso). El anisakis es un parásito común en los pescados y cefalópodos, que produce una serie de trastornos cuando estos alimentos se consumen crudos o poco cocinados y también puede estar presente en conservas, semiconservas, pescado seco o en vinagre, ceviches y en el sushi y el sashimi.

En cuanto al marisco, produce alergia generalmente en la población adulta (aproximadamente un 8 %), siendo su incidencia menor en la población infantil. Las proteínas de los crustáceos (sobre todo la tropomiosina) son las más alergénicas.

Entre los mariscos que más se asocian a una alergia alimentaria se encuentran la gamba, las cigalas y los camarones.

La alergia a pescados y mariscos se manifiesta en forma de picor en la boca, urticaria y, en el caso de inhalación de su olor (al abrir la nevera, por ejemplo), asma y rinitis. En pacientes muy sensibles, el olor de pescado y los vapores al cocinarlo pueden tener alguna actividad alergénica. De igual forma, las personas muy sensibles al marisco deben evitar estar en lugares en los que se esté manipulando (mercados, lonjas) o cociendo este alimento.

La pauta dietética en personas con esta alergia es excluir estos alimentos junto a sus derivados de la dieta y prestar especial cuidado con los productos enriquecidos con omega 3 o grasa de pescado, así como con las carnes de animales alimentados con harinas de pescado.

En el caso concreto del anisakis, las recomendaciones para minimizar el riesgo de alergia son las siguientes:

- Evitar la ingesta de pescado crudo o cocinado de forma inadecuada a la plancha o en el microondas.
- Evitar el consumo de pescado poco procesado en salazón, ahumado, en vinagre, escabechado, marinado, en carpaccio, ceviche, preparaciones culinarias orientales, etc.
- Consumir siempre pescado que haya sido congelado (a -20 °C durante una semana en frigoríficos de 3 o 4 estrellas).
- Evitar comer pescados pequeños enteros.
- Consumir preferentemente colas de pescados grandes y pescados de agua dulce o marina cultivados.
- Si se consume pescado fuera de casa, advertir que se es alérgico al anisakis y asegurarse de que el pescado tiene las garantías suficientes que acrediten que no contiene el parásito.

Alimentos, ingredientes y denominaciones que contienen o pueden contener pescado:

- Pescados y guisos de pescado.
- Sopas y caldos concentrados de pescado.
- Preparados para paella/sopa de pescado.
- Rollitos congelados de cangrejo.
- Aceite de pescado (aceite de hígado de bacalao).
- Productos enriquecidos con omega 3.
- Harinas de pescado.

- Colas de pescado.

- Piensos de animales.

Alimentos, ingredientes y denominaciones que contienen o pueden contener marisco:

- Moluscos y crustáceos.

- Sopa y caldos.

- Pizzas.

- Preparados para paella.

- Rollitos congelados de cangrejo.

- Productos enriquecidos con omega 3.

- Ensaladas.

- Gelatinas.

- Surimi.

Alergia a las legumbres

Supone la quinta causa de alergia alimentaria en la población infantil (afecta más a los niños que a las niñas), siendo las lentejas (78 %) y los garbanzos (72 %) los que producen mayores alergias, mientras que las judías (blancas y pintas) son las que menos casos originan. Las proteínas (globulinas) de las legumbres son las responsables de esta reacción alérgica.

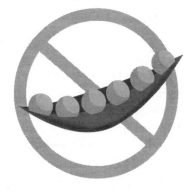

El cuadro alérgico que se desencadena es distinto según se trate de una legumbre fresca o seca y, además, el hecho de cocinarlas no solo no reduce el efecto alergénico sino que lo aumenta. Por ello, las personas con esta alergia deben evitar no solo la legumbre a la que son sensibles, sino también el contacto y la exposición a los vapores de la cocción.

Alimentos, ingredientes y denominaciones que contienen o pueden contener legumbres:

- Almidones, aromas naturales, caldos vegetales.

- Margarinas.

- Tofu.

- Sucedáneos de carne (hamburguesas, patés, salchichas).

- Gomas vegetales de leguminosas, como la goma guar.

- Salsas como el tamari, la soja y el tempeh.

- Soja, proteínas de soja, lecitina de soja, soja fermentada.

- Algunos aceites, como el de soja y los aceites vegetales parcialmente hidrogenados.

Alergia a los frutos secos

Los frutos secos, además de fama de indigestos (más que merecida), son causa de un número considerable de alergias alimentarias. En el Reino Unido, por ejemplo, las nueces, las avellanas y, sobre todo, los cacahuetes, producen el 50% de las reacciones alérgicas potencialmente mortales. En España, los frutos secos son los responsables del 25% de las alergias que se diagnostican (destacando especialmente la almendra y la nuez como desencadenantes más frecuentes).

Las responsables de la alergia de los frutos secos son una serie de proteínas que contienen las llamadas proteínas de transferencia de lípidos (castañas, pistachos) o la amandina (almendra).

Los síntomas más característicos de este tipo de alergia son estornudos, lagrimeos, enrojecimiento cutáneo, urticaria, erupción por todo el cuerpo y hormigueo en la lengua.

Alimentos, ingredientes y denominaciones que contienen o pueden contener frutos secos:

- Pistachos, almendras, pipas de girasol, pipas de calabaza, cacahuetes y anacardos.

- Nuez de árbol, nuez moscada, nuez de Macadamia, nuez de Brasil.

- Avellanas, piñones, castañas.

- Mazapán, turrones, bombones.

- Pastas y cremas que contengan frutos secos.

- Manteca de cacahuete.

- Ciertas salsas: barbacoa, al pesto, inglesa.

- Proteína vegetal hidrolizada.

- Panadería y repostería elaborada con frutos secos.

- Aceites de frutos secos.

- Cereales, galletas saladas y helados.

Alergia a las frutas

Es un tipo de alergia que afecta aproximadamente al 11% de la población menor de 5 años, elevándose su prevalencia al 37% a partir de esa edad. En muchas ocasiones se debe a una «reactividad cruzada», producida por la similitud de estructura de la proteína de una fruta con la del polen al que se tiene alergia. En algunos casos, estas proteínas se destruyen durante el proceso de cocinado, lo que hace que la ingesta de estos alimentos no produzca reacción. A este grupo que resulta más alergénico pertenecen las rosáceas, al que pertenecen la ciruela, el melocotón, la cereza, la manzana y la pera.

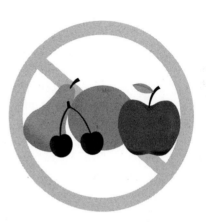

Los cuadros alérgicos producidos por las frutas son de dos tipos:

- La alergia a las proteínas de las propias frutas, cuyos síntomas son importantes, pudiendo incluso llegar a la anafilaxia.

- El síndrome de alergia oral: produce picor en la boca y la garganta al ingerir manzana, kiwi, melocotón o melón debido a la presencia de profilina (un tipo de proteína). Es habitual en las personas que son alérgicas al polen.

En el caso de los niños, las fresas y los melocotones son las frutas que más alergias producen. Los expertos destacan que en los últimos años han aumentado los casos de alergia al kiwi, también muy frecuente entre la población infantil. Sus síntomas son leves (picor, hinchazón en labios y lengua). Un dato a tener en cuenta es que las personas alérgicas al kiwi deben tener cuidado con otras frutas como el plátano y el melón, así como las semillas de sésamo, las castañas o las avellanas, ya que hay riesgo de una reacción cruzada.

Alimentos, ingredientes y denominaciones que contienen o pueden contener frutas:

- Zumos, macedonias y mermeladas.

- Aromas (medicinas, chucherías, pasta de dientes).

- Cereales, pan, chocolates, tartas, helados y gelatinas (con frutas).
- Yogures y otros productos lácteos con frutas.
- Alimentos infantiles (potitos) con frutas.
- Frutas escarchadas y desecadas
- Licores de frutas.

Alergia a los cereales

Hay diferentes tipos de cereales que pueden producir alergia alimentaria, concretamente el trigo, el centeno, la cebada, la avena, el arroz y el maíz. Esto se debe a que estos alimentos contienen numerosas proteínas con potencial alergénico, entre las que destacan las gluteínas y las glutelinas. La incidencia varía según el tipo de cereal: la alergia al arroz, por ejemplo, es 6 veces más frecuente en los adultos que en la población infantil.

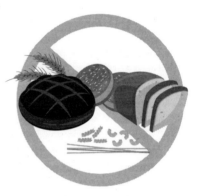

El manejo adecuado pasa por tener claro qué cereal produce la reacción alérgica y, después, excluirlo de la dieta (y también los productos que lo contengan), teniendo especial cuidado con las etiquetas que incluyan la indicación de «producto vegetal» en las que no se detalle la composición exacta.

Alimentos, ingredientes y denominaciones que contienen o pueden contener cereales en su composición:

- Alimentos que contienen harina de los siguientes tipos: para la elaboración de pan, tortas, enriquecida, de alto contenido en gluten, con levadura integral; salvado de trigo, malta de trigo, germen de trigo, miga de pan, extracto de cereal, proteína vegetal hidrolizada, almidón de trigo.
- Bebidas de cereales, sustitutos de café, cerveza con y sin alcohol, polvos para bebidas de chocolate instantáneo.
- Algunos tipos de pan y cereales: blanco, integral, soja, rallado, maíz, cereales elaborados con harina de trigo, galletas integrales, bizcochos, galletas saladas.
- Dulces y postres: chocolate, que contengan malta, dulces con extracto de cereal, merengues comerciales, sorbetes, suflés.
- Carnes, aves y pescados empanados o pasados por harina o pasta de freír.
- Vegetales empanados o pasados por harina o pasta de freír.

- Leche y derivados; bebidas con cereales de trigo, leches malteadas, requesón con almidón modificado.

- Pasta: fideos, espaguetis, macarrones, cuscús, sémola de trigo.

- En el caso del arroz, hay que evitar los licuados de arroz, sake (licor japonés) y el almidón de arroz.

- En el del maíz: las dextrinas, maltodextrinas, fructosa, jarabes, sorbitol, almidón de maíz.

Alergia a la comida basura o *fast food*

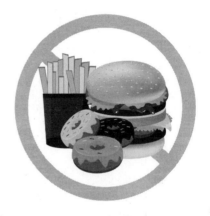

Directamente relacionado con las alergias alimentarias hay un efecto nocivo asociado al consumo habitual de determinados alimentos procesados (hamburguesas, patatas fritas, pizzas y demás componentes de lo que se conoce como «comida basura» o «comida rápida»). Diversas investigaciones asocian este tipo de alimentos con un riesgo mayor de desarrollar afecciones alérgicas. El estudio más relevante en este sentido, cuyos resultados se publicaron en la revista *Thorax*, llegó a la conclusión de que, en los países desarrollados, consumir comida rápida más de 3 veces por semana se asocia a una mayor gravedad (aunque no a una mayor frecuencia) de las enfermedades alérgicas (asma, dermatitis atópica y rinitis).

En esta investigación, enmarcada en la fase III del estudio ISAAC (International Study of Asthma and Allergies in Childhood), se recogieron datos de más de 319 000 adolescentes de 13 y 14 años procedentes de 51 países, y de cerca de 181 000 niños de 6 y 7 años de 31 países. A los participantes se les preguntó si sufrían asma, rinitis, picor de ojos o eczema, entre otros síntomas, y se les preguntó lo que comían semanalmente. Los autores de la investigación constataron que el consumo de comida rápida 3 o más veces por semana aumentaba un 39 % el riesgo de asma grave entre los adolescentes e incrementaba un 27 % el riesgo de asma grave en los más pequeños, además de producir un riesgo mayor de rinitis y eczema. Todo apunta a que el desencadenante de esta reacción es el elevado contenido en grasas que aporta este tipo de alimentación.

Según los investigadores, estas grasas sufren una peroxidación, con la consiguiente producción de radicales libres. El exceso de calorías (otra de las características de este tipo de dieta) y de radicales libres genera a su vez una actividad inflamatoria en el organismo, lo que favorece el desarrollo de la obesidad y de las enfermedades inmunológicas, entre ellas las alergias. El estudio también constató que consumir 3 o más raciones semanales de fruta reducía la gravedad de estas afecciones en los niños y mejoraba notablemente síntomas como la rinitis y las sibilancias en los adolescentes. Este efecto positivo se basaría en la asociación que existe entre la ingesta de antioxidantes (frutas, verduras, pescados) y una menor prevalencia de asma y patologías alérgicas.

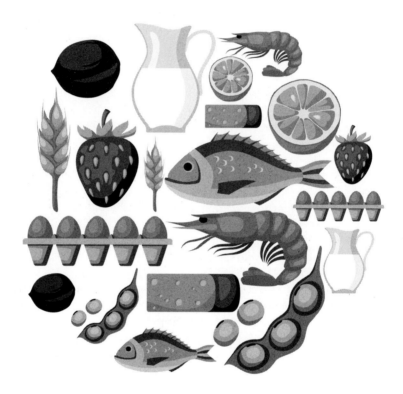

LAS INTOLERANCIAS ALIMENTARIAS

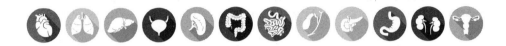

La intolerancia alimentaria se produce cuando el cuerpo no puede digerir correctamente un alimento o uno de sus componentes. Es muy frecuente que
las personas que padecen una intolerancia de este tipo relacionen determinados
síntomas con la ingesta de algunas comidas. Estos síntomas incluyen trastornos
gastrointestinales, cutáneos y respiratorios, tales como náuseas, vómitos, cefaleas,
diarreas, dermatitis y asma. La reducción o eliminación del alimento responsable
de esta reacción es la clave del tratamiento.

A tener en cuenta

Las intolerancias pueden deberse a diversos factores, siendo el más frecuente la carencia o deficiencia de las enzimas responsables en la digestión
alimentaria.

Hay casos en los que el origen de estas intolerancias es desconocido, aunque
sí se sabe que puede depender de la mayor o menor exposición a un determinado alimento. Por ejemplo, hay personas que empiezan a desarrollar una intolerancia a las naranjas debido a que, en los últimos meses, han consumido cantidades importantes de esta fruta, mientras que en otras se presenta una intolerancia
a alimentos que se han comido en raras ocasiones.

Si hay indicios de que se trata de una intolerancia alimentaria, no existe ninguna prueba específica estandarizada para establecer su diagnóstico (algo que
sí ocurre en el caso de las alergias alimentarias). En caso de que el especialista
sospeche que el paciente sufre una malabsorción alimentaria, la prueba más eficaz y sencilla para su diagnóstico es el test del aliento, que consiste en obtener
muestras de aire espirado tras la administración de una cantidad del hidrato de
carbono a estudiar (lactosa, fructosa, sorbitol...).

Es necesario realizar una historia clínica detallada, en ocasiones retirando el
alimento sospechoso para ver la respuesta; hacer una analítica donde se detectan
anticuerpos de la intolerancia en cuestión (como se hace con los celiacos); realizar
estudios genéticos y, en ocasiones, incluso hay que recurrir a biopsias, como en
el caso de la intolerancia al gluten.

Los test de incompatibilidades alimentarias han ido evolucionando y, hoy en día, forman parte de algunos de los protocolos de centros y clínicas especializados. El más utilizado es el Test de Intolerancias Alimentarias (ALCAT por sus siglas en inglés) en sangre, que consiste básicamente en la cuantificación de inmunoglobulinas G (IgG), relacionándolas con los alimentos de la dieta (se analizan unos 200 diferentes) para detectar las posibles alteraciones que estos producen en el sistema inmune y poder identificar las intolerancias. Si bien esta prueba puede arrojar alguna luz sobre determinados aspectos nutricionales, como ocurre con otros métodos, para la determinación de intolerancias aún se necesita una validación definitiva.

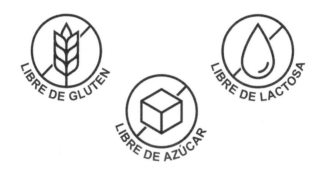

RECOMENDACIONES GENERALES

- En la mayoría de los casos de intolerancias alimenticias la solución pasa por eliminar de la dieta el producto o la sustancia que desencadena el problema. En este sentido, resulta muy útil aplicar una serie de estrategias:

  - Es muy importante comprobar que en el etiquetado de los productos no haya ni rastro de la sustancia a la que se es intolerante ni de ninguno de sus derivados. Atención especial con los enunciados «contiene trazas de…».

  - Optar por las versiones «sin»: el repertorio de alimentos «sin gluten» o «sin lactosa» es cada vez más amplio. En el caso concreto de la intolerancia a la lactosa, los productos a base de leche de soja suponen una buena alternativa.

  - Comunicar al entorno inmediato (incluidos los restaurantes a los que se acude habitualmente) el problema de intolerancia que se padece habitualmente. En este sentido, la EAACI recomienda que se extremen las precauciones en situaciones como las fiestas navideñas y las celebraciones familiares, advirtiendo a los anfitriones sobre la necesidad de tener en cuenta a los invitados que padezcan un problema de este tipo.

○ No bajar la guardia: puede que, tras llevar mucho tiempo sin consumir determinado alimento, la persona afectada lo pruebe y no le siente mal. Este hecho puntual no significa que se haya dejado de ser intolerante a ese alimento, por lo que se recomienda seguir mantenido las pautas al respecto.

- En el caso concreto de la celiaquía, se debe tener precaución con la manipulación de los alimentos en bares y restaurantes. Es importante extremar el cuidado con los siguientes alimentos: la tortilla de patatas puede contener levaduras; las patatas fritas pueden haberse frito en freidoras donde se hayan cocinado previamente otros alimentos que contengan gluten (croquetas, empanadillas, rebozados); y los purés o cremas de verduras naturales a veces llevan picatostes de pan de trigo.

Hoy en día son numerosas las personas que padecen intolerancia a algún alimento en concreto. En muchos casos, dicha intolerancia es debida a una mala alimentación, y llega un momento que el cuerpo dice basta. En otros, sin embargo, es simplemente porque el organismo no tolera un determinado alimento. Basta con saberlo y no bajar la guardia. Es preciso leer con atención el etiquetado de cada producto para evitar el problema.

INTOLERANCIA AL GLUTEN

La intolerancia al gluten o enfermedad celiaca es un trastorno intestinal que se produce cuando el cuerpo no puede tolerar esta proteína, que se encuentra en el trigo, el centeno, la cebada y la avena, así como en los productos derivados de estos cereales. La enfermedad, que afecta aproximadamente a una de cada 100 personas, se desencadena cuando el gluten de la dieta interacciona con una enzima llamada transglutaminasa 2 (TG2), dando lugar a una reacción autoinmune que daña el intestino y reduce su capacidad de absorber nutrientes esenciales.

Aunque es más frecuente en niños, puede diagnosticarse a cualquier edad. Los síntomas de la celiaquía son muy variables. Los más habituales son la diarrea y el dolor abdominal, resultado de la reacción que produce el gluten en el intestino, si bien muchos pacientes pueden ser asintomáticos o padecer molestias abdominales vagas e inespecíficas. Una de las más comunes es la hinchazón. Hay que tener en cuenta que los síntomas no son los mismos en niños que en adultos. En los bebés, poco tiempo después de incorporar el gluten a su dieta, puede presentarse pérdida de apetito, diarrea prolongada, abdomen abultado, estancamiento de peso y una mayor irritabilidad. En niños mayores y adultos los cuadros suelen ser más leves: dolor abdominal, vómitos recurrentes, estreñimiento y síndromes dispépsicos que sugieren un diagnóstico de gastritis o colon irritable.

En el caso de los adultos hay otras alteraciones extra digestivas que pueden ser indicativas de esta intolerancia: anemia, trastornos menstruales, problemas óseos o síntomas neurológicos, como consecuencia de la malabsorción de nutrientes.

En últimos años se ha extendido entre la población no celiaca la tendencia a seguir una dieta sin gluten con la intención de perder peso o la creencia de que es una opción de dieta más «saludable». Los especialistas han advertido reiteradamente de lo ineficaz de esta medida, aunque hay datos que reflejan una situación que, según muchos expertos, se está dando cada vez con mayor frecuencia: personas que se quejan de que toleran mal el gluten y que no padecen ninguna enfermedad celiaca. De hecho, en un estudio prospectivo de 94 personas adultas que se quejaban de síntomas abdominales tras comer cereales se comprobó, después de realizarles un estudio exhaustivo, que el 63% no sufría enfermedad celiaca ni alergia a los cereales; aun así, mejoraron tras una dieta sin gluten. También se ha comprobado en algunas personas la existencia de sensibilidad al trigo sin tener la enfermedad, y, de hecho, actualmente, el número de personas que consumen dieta sin gluten es muy superior al de pacientes diagnosticados. Así, en Estados Unidos, hasta el 15-25% de la población sigue esta dieta y en Nueva Zelanda, donde la prevalencia de enfermedad celiaca en niños es del 1%, hasta el 5% lleva una dieta sin gluten.

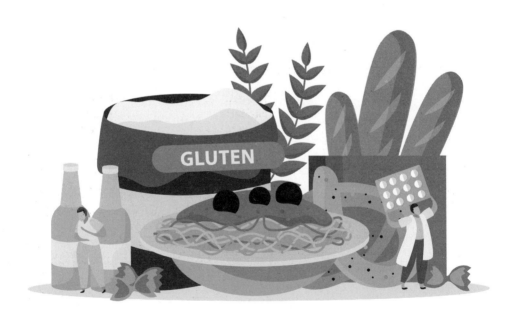

La intolerancia al gluten es más frecuente en niños que en adultos, y más frecuente en mujeres en hombres. Sin embargo, existen en el mercado numerosos alimentos y productos que no contienen gluten. La oferta es amplia.

Pautas nutricionales y recomendaciones

- Su tratamiento es exclusivamente dietético, y consiste en eliminar los cereales que contienen gluten y los productos elaborados a partir de ellos. Los celiacos no toleran en su dieta el trigo ni otros alimentos que contienen gluten: panes, pastas, carnes procesadas, salsas, caldos o sopas concentradas, productos marinados… Si siguen bien estas pautas, tienen las mismas expectativas y calidad de vida que el resto de las personas. Muchos alimentos, como la carne, el pescado, las frutas, las verduras, el arroz y las patatas, sin aditivos ni algunos condimentos, no contienen gluten de manera natural.

- Es importante leer detenidamente las etiquetas y aprender a identificar ingredientes que pueden contener gluten escondido. Estos son algunos de los alimentos que pueden contenerlo:

    - Yogures de sabores y con frutas.
    - Embutidos (chorizo, morcilla, etc.).
    - Productos de charcutería.
    - Quesos fundidos, en porciones, de sabores.
    - Patés diversos.
    - Conservas de carne.
    - Conservas de pescados con distintas salsas.
    - Caramelos y gominolas.
    - Sucedáneos de café y otras bebidas de máquina (*vending*).
    - Frutos secos fritos y tostados con sal.
    - Helados.
    - Sucedáneos de chocolate.
    - Colorante alimentario.
    - Mermeladas.
    - Edulcorantes.
    - Turrón, mazapán.
    - Salsas preparadas.
    - Sopas y cremas en lata o en sobre.
    - Cubitos para sopas y sazonadores.
    - Postres lácteos.

- Los alimentos específicos para celiacos que se encuentran en el mercado llevan el símbolo internacional «sin gluten» (una espiga tachada). Sin embargo, hay que tener en cuenta que este símbolo no garantiza la ausencia del gluten y no significa «literalmente» que se trate de un producto sin gluten. Tan solo indica que dicho producto se acoge a la norma Codex Alimentarius (2008), que distingue dos categorías de productos: «sin gluten» –menos de 20 ppm (mg/kg)– y «con bajo contenido en gluten» entre 20 y 100 ppm (mg/kg).

- A la hora de preparar, servir y guardar la comida del celiaco, es importante utilizar utensilios y un menaje exclusivo para él, ya que si se emplean diversos utensilios de cocina, estos pueden haber tenido contacto con alimentos que contengan gluten y, por tanto, habrá contaminación cruzada. También hay que tener especial cuidado con las tablas de cortar, las tostadoras o las sartenes, que deben ser de uso exclusivo del celiaco.

- Hay ciertos productos que no son alimentos y que pueden contener gluten, algo que se debe tener en cuenta y por ello hay que comprobar la etiqueta. Es el caso de algunos maquillajes (*gloss*, barra y bálsamo de labios); champús, acondicionadores y lociones capilares; pasta de dientes y enjuagues bucales; plastilina; pinturas; sellos y el pegamento que contienen los sobres.

EJEMPLO DE MENÚ DIARIO EN LA ENFERMEDAD CELIACA

- Desayuno: Leche con café, té o cacao sin gluten. Galletas o cereales exentos de gluten o pan sin gluten con aceite y tomate. Fruta.

- Merienda: Yogur natural. Fruta.

- Comida: Pasta sin gluten, arroz, patatas o legumbres. Carne, pescado o huevos con guarnición de ensalada o verduras. Pan sin gluten. Fruta.

- Merienda: Pan sin gluten con queso fresco o jamón serrano.

- Cena: Verduras. Carne, pescado o huevos con patatas. Pan sin gluten. Fruta o yogur.

INTOLERANCIA A LA LACTOSA

La lactosa es el azúcar que de forma natural se encuentra en mayor o menor proporción en los lácteos. Lo normal es que una enzima del intestino delgado, la beta-galactosidasa (lactasa), la descomponga en sustancias más simples y fácilmente absorbibles por el intestino (glucosa y galactosa), pero si la actividad de esta enzima es muy baja, la lactosa pasa al intestino grueso y allí es fermentada por las bacterias de la flora intestinal. Esta fermentación da lugar a flatulencia, distensión abdominal, dolor y diarrea. Se presentan entre 30 minutos y dos horas después de ingerir lactosa.

Aproximadamente el 70 % de la población adulta presenta algún grado de intolerancia a la lactosa, un problema que se manifiesta a través de una serie de síntomas gastrointestinales cuando se consumen lácteos. No es grave aunque sí molesta, y exige no bajar nunca la guardia respecto a ciertos nutrientes que formen parte de la dieta habitual.

La cantidad de lácteos que produce síntomas varía: algunas personas con baja actividad intestinal de lactasa pueden tomarse un vaso de leche sin experimentar molestias, y lo mismo ocurre en el caso de los quesos duros y del yogur.

Esta intolerancia a la lactosa se diagnostica mediante test médico, el de hidrógeno en el aliento y la biopsia del intestino delgado.

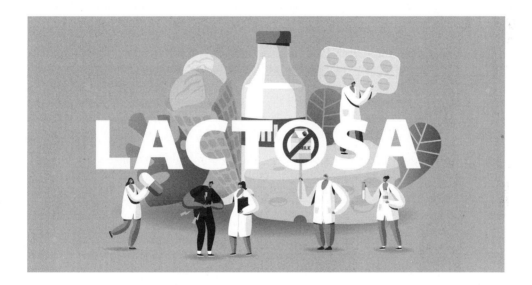

Pautas nutricionales y recomendaciones

- Además de los lácteos, hay que vigilar la ingesta de alimentos que puedan incluir «lactosa escondida»: quesos frescos, sucedáneos de los huevos, alimentos elaborados con leche o productos lácteos como el puré de patata; productos de bollería a base de leche o derivados, así como aquellos precocinados con derivados lácteos.

- No se recomienda erradicar totalmente todos los lácteos de la dieta: hay que preservar una pequeña proporción de la enzima lactasa (habitual en la mayoría de los intolerantes), ya que permite digerir pequeñas cantidades de leche. Además, ciertos quesos, como los curados y los alimentos elaborados con leche fermentada (yogur), tienen poca lactosa, de ahí que suelan ser bien digeridos.

- Existe un surtido cada vez más amplio de alimentos sin lactosa y opciones como la leche de soja, un buen sustituto por la calidad y cantidad de sus proteínas.

- Asimismo, muchas personas toleran bien leches fermentadas, ciertos tipos de quesos y los yogures. También puede que estos pacientes toleren ciertas cantidades de leche si la ingieren acompañada de otros alimentos (pan, cereales o cacao).

- En cualquier caso, hay que asegurar la ingesta diaria de al menos tres raciones de alimentos ricos en calcio: leche sin lactosa, yogur o queso (según tolerancia). También se recomienda consumir pescados con espina (sardinas en lata, anchoas), legumbres, frutos secos y soja y derivados, ya que todas estas opciones son ricas en calcio.

- Para mejorar la absorción de calcio se deben evitar las bebidas carbonatadas (ricas en fosfatos) y algunas verduras como las espinacas o el ruibarbo, ricas en ácido oxálico, que dificulta la absorción de calcio.

Dieta tipo

EJEMPLO DE MENÚ DIARIO EN LA INTOLERANCIA A LA LACTOSA

- Desayuno: Leche sin lactosa. Pan blanco con aceite de oliva y tomate natural. Fruta.

- Media mañana: Bocadillo de queso (si se tolera). Fruta.

- Comida: Ensalada de garbanzos. Merluza al horno con guarnición de patatas. Pan. Fruta.

- Merienda: Yogur (si se tolera). Frutos secos.

- Cena: Sopa de pasta. Tortilla francesa con jamón cocido y guarnición de tomate. Pan. Fruta.

INTOLERANCIA A LA FRUCTOSA/MALABSORCIÓN

La fructosa es un hidrato de carbono que forma parte de la sacarosa (azúcar de mesa) y está presente de forma natural en la fruta. En las personas que no la toleran, una vez digerida produce una serie de síntomas derivados de la falta de una enzima, la aldolasa B. Debido a ello, el organismo es incapaz de transformar el material de almacenamiento de energía (glucógeno) en glucosa, por lo que el azúcar sanguíneo disminuye y se produce una hipoglucemia. Entre los síntomas de esta intolerancia destacan irritabilidad, ictericia, vómitos, sueño excesivo e incluso convulsiones. Se trata de una intolerancia hereditaria.

La ingesta de fructosa puede dar lugar a otra situación: la malabsorción, que produce síntomas como dolor abdominal, gases o diarrea. Está directamente asociada al uso de la fructosa como edulcorante en la industria alimentaria, lo que ha favorecido que haya aumentado la incidencia de la malabsorción. Los síntomas dependen de la dosis y la concentración, por lo que es posible que se tolere la fructosa en pequeñas cantidades y se puedan consumir los alimentos que la contengan.

Por otro lado, el sorbitol es un edulcorante artificial que se utiliza en la mayor parte de los productos «sin azúcar», sobre todo en chicles y caramelos, así como en la industria alimentaria y farmacéutica. Su consumo en grandes cantidades o asociado a la ingesta de fructosa también puede producir malestar abdominal y diarrea.

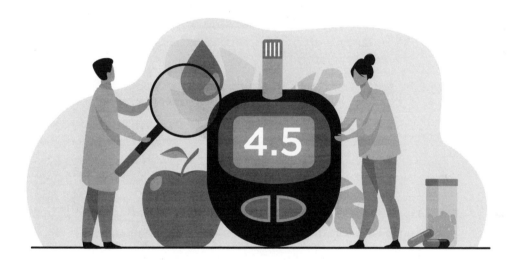

Pautas nutricionales y recomendaciones

- Si se padece una intolerancia a la fructosa hereditaria es preciso suprimir de la dieta los alimentos que contengan fructosa y también sorbitol y sacarosa.

- En el caso de malabsorción, el objetivo es disminuir la ingesta de fructosa y/o sorbitol hasta un nivel que no produzca síntomas. En cualquiera de las dos situaciones, se recomienda seguir una alimentación equilibrada y saludable.

- Un dato importante a tener en cuenta es que el contenido en fructosa de las frutas es directamente proporcional a su grado de maduración: cuanto más maduras, más dulces.

- Como regla general, se recomienda evitar las comidas abundantes, distribuyendo las ingestas en 5-6 al día e intentando no pasar periodos prolongados sin comer.

- Los alimentos desaconsejados en caso de intolerancia o malabsorción de la fructosa son los siguientes:

  - Toda clase de frutas, naturales o en compota.

  - Miel, fructosa y sorbitol, tanto solos (como endulzantes) como en la composición de otros alimentos.

  - Helados comerciales y/o batidos endulzados con fructosa o sorbitol.

  - Yogur con fruta.

  - Algunas legumbres y verduras (que contienen cierta cantidad de azúcares): guisantes, lentejas, garbanzos, judías blancas, maíz, verdura de raíz, soja, pepinillos, tomate y col lombarda.

  - Pan integral; todo tipo cereales elaborados que incluyan azúcar o miel en su composición.

  - Zumos de frutas, licores de frutas, batidos de frutas y bebidas refrescantes (de cola, naranja o limón).

- Además de evitar estos alimentos, es preciso hacer una serie de comprobaciones en los siguientes casos:

  - La composición de todas las carnes y pescados ya elaborados y preparados comercialmente.

  - Todos los helados comerciales, sorbetes, polos, pastelería, chocolates, bollería, galletas comerciales y pastas dulces, especialmente aquellos calificados como «sin azúcar» o «para diabéticos».

  - Todas las mermeladas, almíbar, dulces, caramelos y chicles, especialmente aquellos calificados como «sin azúcar» o «para diabéticos».

Dieta tipo
EJEMPLO DE MENÚ DIARIO EN LA INTOLERANCIA A LA FRUCTOSA/ MALABSORCIÓN DE FRUCTOSA

- Desayuno: Leche o yogur natural. Pan con aceite y tomate o cereales sin azúcar.

- Media mañana: Infusión. Pan con queso o jamón.

- Comida: Pasta, patata o arroz. Carne, pescado o huevos + guarnición de ensalada o verdura.

- Merienda: Leche o yogur natural. Frutos secos.

- Cena: Ensalada o verdura. Carne, pescado o huevos + guarnición de patata o arroz. Pan.

LAS INTOXICACIONES ALIMENTARIAS

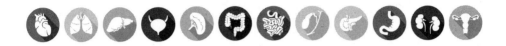

La intoxicación alimentaria es una enfermedad que se produce por la ingesta de alimentos con presencia de gérmenes patógenos o sus toxinas, por virus o por parásitos. Puede tener su origen en la ingestión de bacterias o virus vehiculados en el alimento (infección), en toxinas producidas por aquellas previamente formadas en el alimento (intoxicación), o en formas parasitarias en fases concretas de su ciclo evolutivo (infestación). Algunos ejemplos de infecciones son la salmonelosis y la hepatitis A; de intoxicaciones por sus toxinas, el botulismo y la gastroenteritis; y por enterotoxina estafilocócica y de parasitosis, la triquinelosis y la anisakiasis.

Según la OMS, el origen de las enfermedades transmitidas por los alimentos –toxiinfecciones alimentarias (TA)– se vincula al consumo de productos específicos, a sustancias que se incorporan a ellos, a su contaminación por el recipiente en el que se conserva, y también, debido a su preparación o distribución.

Las contaminaciones por bacterias, virus, parásitos o sustancias químicas producen más de 200 enfermedades alimentarias, según datos de la OMS. Concretamente, causan 1,8 millones de muertes al año por enfermedades diarreicas.

En EE.UU., según fuentes gubernamentales, se estima que hay alrededor de 48 millones de casos de enfermedades transmitidas por los alimentos anualmente, lo que se traduce en que uno de cada 6 estadounidenses enferma por esta causa. Asimismo, las enfermedades transmitidas por alimentos producen al año alrededor de 128 000 hospitalizaciones y son las responsables de cerca de 3 000 muertes.

Entre los agentes causantes de las toxiinfecciones alimentarias más comunes se encuentran: *Norovirus, Salmonella, Listeria monocytogenes* y parásitos como *Giardialamblia, Anisakis simplex, Toxoplasma gondii, Cryptosporidiumparvum* y *Cyclospora.*

Los especialistas en el tema hacen hincapié en que también existen determinados parásitos asociados a las TA cuya presencia se ha visto incrementada por los nuevos hábitos alimentarios, como el consumo de pescados o cefalópodos crudos o semicrudos (por ejemplo, el sushi, sashimi, boquerones en vinagre, ahumados en frío, entre otros).

Los síntomas más habituales de una intoxicación alimentaria son náuseas, vómitos, diarrea, dolor y calambres abdominales y, en algunas ocasiones, también fiebre. Por lo general se trata de enfermedades leves, moderadas y pasajeras, pero algunas de ellas pueden requerir de un tratamiento específico.

Por estas razones, se recomienda consultar al médico cuando se presenten algunos síntomas de alarma como episodios frecuentes de vómitos e incapacidad para tolerar líquidos, sangre en las heces, diarrea durante más de tres días, dolor extremo o calambres abdominales intensos, fiebre (temperatura superior a 38 °C); signos o síntomas de deshidratación (sed excesiva, sequedad de boca, poca cantidad o ausencia de orina, debilidad grave, mareos o aturdimiento).

A tener en cuenta

- Las intoxicaciones o toxiinfecciones alimentarias dependen tanto del tipo de alimento y los hábitos de consumo como de su producción.

- Los alimentos más comunes asociados a los brotes de TA son: huevos, carnes –vaca, aves, cerdo–, leche, veduras, frutas, moluscos y agua.

- Los especialistas advierten que no deben tomarse medicamentos antidiarreicos sin prescripción médica, ya que pueden agravar el cuadro.

- Según datos de la Autoridad Europea de Seguridad Alimentaria (EFSA), un 34 % de las intoxicaciones alimentarias en Europa se producen en el hogar, de ahí la importancia de conocer y aplicar las medidas de protección.

RECOMENDACIONES GENERALES

Las recomendaciones generales de la OMS para prevenir las intoxicaciones alimentarias inciden en la importancia de asegurar una adecuada manipulación y conservación de los alimentos, y recuerdan que es necesario cocinar correctamente aquellos de origen animal, ya que pueden estar contaminados por microorganismos y, además, hay que ingerir los alimentos poco tiempo después de cocinarlos o conservarlos en frío y desechar las sobras.

Es necesario extremar las precauciones en verano o en zonas en las que la temperatura ambiental es habitualmente alta. De hecho, las intoxicaciones alimentarias se producen con más frecuencia en esta época del año porque el calor favorece el desarrollo de microorganismos y, asimismo, en esta época resulta también más complicado conservar los alimentos a la temperatura adecuada cuando se ingieren fuera de casa. En ese sentido, desde la Sociedad Española de Endocrinología y Nutrición (SEEN) se hace hincapié en que los microorganismos son seres vivos que necesitan que el alimento que les sirve de vehículo y de hábitat les brinde unas condiciones favorables, como nutrientes, una temperatura adecuada y un entorno no agresivo (condiciones de acidez, salinidad, humedad). Con estas condiciones favorables se reproducirán pudiendo alcanzar dosis infectivas y, además, aquellos que son toxigénicos producirán toxinas.

La Food and Drug Administration (FDA) estadounidense, a través del Departamento de Salud y Recursos Humanos (FoodSafety.gov), ha elaborado una guía en la que recoge y explica las cuatro claves de seguridad alimentaria para reducir el riesgo de desarrollar una toxiinfección:

1. **Limpiar**. Las bacterias, virus y parásitos pueden diseminarse con facilidad por toda la cocina y adherirse a las manos, tablas para cortar, los utensilios, las encimeras y los alimentos. Para garantizar la correcta higiene a la hora de manipular los alimentos, hay que seguir una serie de pautas:

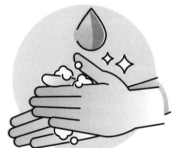

   - Lavarse las manos con agua jabonosa tibia durante al menos 20 segundos antes y después de manipular los alimentos, ir al baño, cambiar los pañales o estar en contacto con las mascotas.

   - Lavar las tablas para cortar, los platos y las encimeras con agua jabonosa tibia antes y después de preparar las carnes de vacuno y de aves, así como los mariscos crudos, y cualquier otro alimento que no vaya a ser sometido a cocción.

   - Colocar las tablas de plástico en el lavavajillas o desinfectar las tablas para cortar y las encimeras con un producto específico.

   - Utilizar papel de cocina para limpiar las superficies. Si se usan trapos o toallas de tela, lavarlas a menudo con agua caliente.

   - Enjuagar las frutas y vegetales bajo el grifo, utilizando un cepillo específico para los alimentos con cáscara, incluidos aquellos cuya cáscara o corteza no se come.

   - No lavar la carne de vacuno o de ave, ni el pescado ni los huevos, puesto que si el agua salpica desde el fregadero durante el proceso puede diseminar bacterias.

   - Limpiar las tapas de los productos enlatados antes de abrirlos.

2. **Separar**. Este paso es fundamental para evitar la contaminación cruzada, es decir, la que se produce cuando los gérmenes se esparcen de un producto alimenticio a otro, algo bastante común cuando se manipulan carnes, mariscos y huevos. El objetivo es mantener estos alimentos y los jugos que pueden desprender lejos de los vegetales, las frutas y otros alimentos que se consumen crudos.

- Mantener separadas las carnes, los mariscos y los huevos de otros alimentos en el carrito o cesta de la compra, en las bolsas y en la nevera.

- Colocar las carnes (de vacuno y ave) y los mariscos crudos en el estante más bajo de la nevera, de forma que los jugos no goteen sobre los otros alimentos.

- No colocar nunca un alimento cocido sobre un plato o una tabla para cortar en la que anteriormente se han depositado carnes, huevos o mariscos crudos sin antes lavar el plato o la tabla con agua jabonosa caliente.

- Una buena idea es destinar una tabla para cortar exclusivamente los alimentos crudos y otra para los alimentos listos para ingerirse, como el pan, la carne cocida, las frutas frescas y los vegetales.

- No reutilizar los adobos usados en los alimentos crudos. Solo se pueden emplear en este caso si se hierven previamente.

3. **Cocinar**. Para una cocción segura de los alimentos se aconseja lo siguiente:

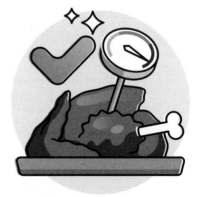

- Utilizar un termómetro para medir la temperatura interna que alcanzan los alimentos al cocinarlos. Se recomienda insertarlo en varias partes (sobre todo en las piezas grandes) para comprobar que la temperatura es homogénea.

- Hervir las salsas, las sopas y los jugos de cocción al recalentarlos, y calentar las sobras a 75 °C.

- Dejar reposar las piezas de vacuno, las carnes de ternera, cordero y cerdo, y el jamón antes de tomar la temperatura, para permitir que se complete así el proceso de cocción.

- Al cocinar en el horno microondas, cubrir la comida, removerla y girar el recipiente que la contiene para conseguir una cocción uniforme.

- En el caso de carnes o pescados, que no pueden removerse y tampoco se pueden agujerear en el centro, lo mejor es calentar cada uno de los lados durante un minuto, y dependiendo del grosor, repetir la operación.

Veamos a continuación la tabla de las temperaturas mínimas internas consideradas como seguras que ofrece el Departamento de Salud y Recursos Humanos estadounidense.

- Carne de res, ternera o cordero:
  - Filetes, asado, chuletas: 60-65 °C.
    (más tres minutos de tiempo de reposo).

  - Carne molida y salchichas: 75 °C.

  - Guisos (con y sin carne): 75 °C.

  - Pollo, pavo y aves de corral
    (todo: ave entera, pechugas, muslos…): 75 °C.

- Carne de cerdo:
  - Filetes, asados, chuletas: 60-65 °C.
    (más tres minutos de tiempo de reposo).

  - Carne picada y salchichas: 70 °C.

- Huevos:
  - Crudos: Cocinar hasta que la yema y la clara estén firmes.

  - Platos a base de huevo (quiches, tortilla): 70 °C.

  - Sobras (cualquier tipo): 75 °C.

- Pescados y mariscos:
  - Pescado (entero o en filetes): 60-65 °C o hasta que la carne ya no sea traslúcida y se separe fácilmente con un tenedor.

  - Camarones, langosta, cangrejo y vieiras: Cocinar hasta que la carne adquiera un color perlado o blanco y opaco.

  - Almejas, ostras, mejillones: Cocinar hasta que las conchas se abran durante la cocción.

4. **Enfriar**. Es necesario refrigerar correctamente, ya que las temperaturas frías reducen el crecimiento de las bacterias. Una de las mejores maneras de disminuir el riesgo de que se generen enfermedades por intoxicación alimentaria es mantener los alimentos a una temperatura constante de 4 °C y, en el caso de los congelados, a una temperatura inferior a -17 °C. Asimismo, es preciso seguir una serie de pautas para enfriar los alimentos adecuadamente:

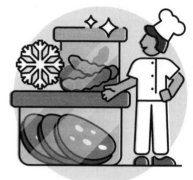

- Colocar en la nevera o en el congelador las carnes, los huevos, los mariscos y otros alimentos perecederos durante dos horas después de haberlos comprado o cocinado, y una hora si la temperatura ambiental es superior a 32 °C.

- Nunca descongelar los alimentos a temperatura ambiente en lugares como las encimeras. Lo más adecuado es hacerlo en la nevera, en agua fría o en el microondas (en estos dos últimos casos hay que cocinarlos de inmediato).

- Para agilizar la descongelación en el interior de la nevera, distribuir el alimento en recipientes poco profundos.

MICROORGANISMOS TRANSMITIDOS POR LOS ALIMENTOS

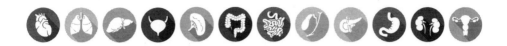

Los investigadores han identificado más de 250 enfermedades transmitidas por los alimentos. La mayoría de ellas son infecciones causadas por determinadas bacterias, virus y parásitos.

Las toxinas y las sustancias químicas dañinas también pueden contaminar los alimentos y causar enfermedades transmitidas por estos.

La FDA estadounidense ha elaborado una tabla explicativa de los principales organismos causantes de enfermedades transmitidas por los alimentos. Aunque los datos se refieren a EE.UU., son perfectamente extrapolables al resto de la población mundial.

Nombre de la enfermedad	Envenenamiento por consumo de *B. cereus*.
Microorganismo causante	*Bacillus cereus*.
Origen alimenticio	Carnes, guisos, jugo de carne, salsa de vainilla.
Tiempo de aparición después de la ingesta	De 10 a 16 horas.
Síntomas	Calambres abdominales, diarrea acuosa, náuseas.
Duración	De 24 a 48 horas.
Nombre de la enfermedad	Campilobacteriosis.
Microorganismo causante	*Campylobacter jejuni*.
Origen alimenticio	Carne de ave cruda o poco cocida, leche sin pasteurizar, agua contaminada.
Tiempo de aparición después de la ingesta	De 2 a 5 días.
Síntomas	Diarrea (en algunos casos, con sangre), calambres, fiebre y vómitos.
Duración	De 2 a 10 días.

Nombre de la enfermedad	Botulismo.
Microorganismo causante	*Clostridium botulinum.*
Origen alimenticio	Alimentos mal enlatados, especialmente verduras enlatadas en el hogar, pescado fermentado, patatas asadas en papel de aluminio, ajo envasado.
Tiempo de aparición después de la ingesta	De 12 a 72 horas.
Síntomas	Vómitos, diarrea, visión borrosa, visión doble, dificultad para tragar, debilidad muscular. Puede causar insuficiencia respiratoria e incluso la muerte.
Duración	Variable.
Nombre de la enfermedad	Intoxicación de alimentos por *perfringens*.
Microorganismo causante	*Clostridium perfringens.*
Origen alimenticio	Carnes, aves, salsa de carne, alimentos precocidos o deshidratados, alimentos con mal uso de la temperatura o del tiempo de cocción.
Tiempo de aparición después de la ingesta	De 8 a 16 horas.
Síntomas	Calambres abdominales intensos, diarrea acuosa.
Duración	Habitualmente 24 horas.
Nombre de la enfermedad	Criptosporidiasis intestinal.
Microorganismo causante	*Cryptosporidium.*
Origen alimenticio	Alimentos crudos o contaminados por una persona enferma que los manipuló, agua potable contaminada.
Tiempo de aparición después de la ingesta	De 2 a 10 días.
Síntomas	Diarrea (generalmente acuosa), calambres estomacales, malestar estomacal, fiebre leve.
Duración	Puede remitir y presentar recaídas durante semanas e incluso meses.

Nombre de la enfermedad	Ciclosporiasis.
Microorganismo causante	*Cyclospora cayetanensis.*
Origen alimenticio	Varios tipos de frutas y verduras frescas: bayas, lechuga, albahaca.
Tiempo de aparición después de la ingesta	De 1 a 14 días, generalmente tarda al menos una semana en manifestarse.
Síntomas	Diarrea (generalmente acuosa), pérdida de apetito, pérdida significativa de peso, calambres estomacales, náuseas, vómitos, fatiga.
Duración	Puede remitir y presentar recaídas durante semanas e incluso meses.
Nombre de la enfermedad	Infección por *E. coli* («diarrea del viajero»).
Microorganismo causante	*Escherichia coli.*
Origen alimenticio	Agua o alimentos contaminados con excrementos humanos.
Tiempo de aparición después de la ingesta	De 1 a 3 días.
Síntomas	Diarrea acuosa, calambres abdominales, algo de vómito.
Duración	De 3 a 7 (o más) días.
Nombre de la enfermedad	Colitis hemorrágica o infección por *E. coli* 0157:H7
Microorganismo causante	*Escherichia coli 0157:H7.*
Origen alimenticio	Carne de vacuno poco cocida (especialmente hamburguesas), leche y jugos sin pasteurizar, frutas y verduras crudas (por ejemplo, brotes), agua contaminada.
Tiempo de aparición después de la ingesta	De 1 a 8 días.
Síntomas	Diarrea aguda (a menudo con sangre), dolores abdominales, vómitos. Por lo general, produce poca fiebre o ninguna. Es más común en niños menores de 4 años. Puede causar insuficiencia renal.
Duración	De 5 a 10 días.

Nombre de la enfermedad	Hepatitis.
Microorganismo causante	*Virus de la hepatitis A.*
Origen alimenticio	Frutas y verduras crudas, agua potable contaminada, alimentos sin cocer o alimentos cocidos que no son recalentados después de haber estado en contacto con una persona infectada que los manipuló.
Tiempo de aparición después de la ingesta	28 días en promedio (de 15 a 50 días).
Síntomas	Diarrea, orina oscura, ictericia y síntomas similares a los de la gripe, por ejemplo, fiebre, dolor de cabeza, náuseas y dolores abdominales.
Duración	Variable: de 2 semanas a 3 meses.
Nombre de la enfermedad	Listeriosis.
Microorganismo causante	*Listeria monocytogenes.*
Origen alimenticio	Leche sin pasteurizar, quesos blandos hechos con leche sin pasteurizar, carnes preparadas listas para comer.
Tiempo de aparición después de la ingesta	De 9 a 48 horas para los síntomas gastrointestinales, y de 2 a 6 semanas en el caso de las enfermedades invasivas.
Síntomas	Fiebre, dolores musculares, náuseas, diarrea. Las mujeres embarazadas pueden tener síntomas leves, similares a los de la gripe, y la infección podría ocasionar un parto prematuro. Los ancianos o pacientes con deficiencias inmunitarias podrían contraer bacteriemia (presencia de bacterias en el torrente sanguíneo) o meningitis.
Duración	Variable.
Nombre de la enfermedad	Salmonelosis.
Microorganismo causante	*Salmonella.*
Origen alimenticio	Huevos, aves, carne de vacuno, leche o jugos no pasteurizados, quesos, frutas y verduras crudas contaminadas.
Tiempo de aparición después de la ingesta	De 6 a 48 horas.
Síntomas	Diarrea, fiebre, calambres abdominales, vómitos.
Duración	De 4 a 7 días.

Nombre de la enfermedad	Gastroenteritis viral o aguda no bacteriana/Infección por consumo de alimentos.
Microorganismo causante	Norovirus. La enfermedad que produce también se llama gastroenteritis invernal o envenenamiento por consumo de alimentos.
Origen alimenticio	Frutas y verduras crudas, agua potable contaminada, alimentos sin cocer o alimentos cocidos que no son recalentados después de haber estado en contacto con una persona infectada que los manipuló, mariscos de aguas contaminadas.
Tiempo de aparición después de la ingesta	De 12 a 48 horas.
Síntomas	Náuseas, vómitos (más frecuente en los niños), calambres abdominales, diarrea (más frecuente en los adultos), fiebre, dolor de cabeza.
Duración	De 12 a 60 horas.
Nombre de la enfermedad	Shigelosis o disentería bacilar.
Microorganismo causante	*Shigella.*
Origen alimenticio	Frutas y verduras crudas, agua potable contaminada, alimentos sin cocer o alimentos cocidos que no son recalentados después de haber estado en contacto con una persona infectada que los manipuló.
Tiempo de aparición después de la ingesta	De 12 a 48 horas.
Síntomas	Calambres abdominales, fiebre, diarrea. La materia fecal puede contener sangre y mucosidad.
Duración	De 4 a 7 días.
Nombre de la enfermedad	Envenenamiento por consumo de alimentos con estafilococos.
Microorganismo causante	*Staphylococcus aureus.*
Origen alimenticio	Carnes de vacuno, ensalada de patatas y huevo, pasteles con crema no refrigerados o refrigerados incorrectamente.
Tiempo de aparición después de la ingesta	De 1 a 6 horas.
Síntomas	Inicio repentinos de náuseas y vómitos severos, calambres abdominales. Pueden presentarse fiebre y diarrea.
Duración	De 24 a 48 horas.

Nombre de la enfermedad	Infección por *V. parahaemolyticus*.
Microorganismo causante	*Vibrio parahaemolyticus*.
Origen alimenticio	Mariscos poco cocidos, principalmente moluscos (ostras).
Tiempo de aparición después de la ingesta	De 4 a 96 horas.
Síntomas	Diarrea acuosa (ocasionalmente con sangre), calambres abdominales, náuseas, vómitos, fiebre.
Duración	De 2 a 5 días.
Nombre de la enfermedad	Infección por *V. vulnificus*.
Microorganismo causante	*Vibrio vulnificus*.
Origen alimenticio	Mariscos poco cocidos, principalmente moluscos.
Tiempo de aparición después de la ingesta	De 1 a 7 días.
Síntomas	Vómitos, diarrea, dolores abdominales, infección transmitida por la sangre, fiebre, sangrado bajo la piel, úlceras que deben extirparse quirúrgicamente. Puede ser muy grave en el caso de personas con enfermedades hepáticas o sistemas inmunitarios débiles.
Duración	De 2 a 8 días.

CÓMO MINIMIZAR EL RIESGO DE LAS INTOXICACIONES ALIMENTARIAS

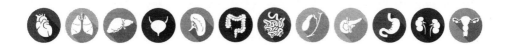

La mayoría de los alimentos que se consumen habitualmente pueden dar origen a una intoxicación alimentaria. Organismos como la FDA han publicado una serie de recomendaciones para facilitar las elecciones más adecuadas en los grupos de alimentos en los que las intoxicaciones son más frecuentes con el fin de minimizar el riesgo de padecerlas:

Carnes y aves:

- Riesgo mayor: Carne o aves crudas o poco cocidas.

- Riesgo menor: Carne o aves cocidas a una temperatura mínima interna segura.

Mariscos:

- Riesgo mayor: Cualquier pescado o marisco crudo o poco cocido, o alimentos que contengan mariscos (crudos o poco cocidos, por ejemplo, el sashimi, un ingrediente del sushi, o el ceviche), pescado ahumado refrigerado, mariscos parcialmente cocidos, como los langostinos y el cangrejo.

- Riesgo menor: Mariscos previamente cocidos y calentados a 75 °C, pescados y mariscos enlatados, mariscos cocidos a 62-65 °C.

Leche:

- Riesgo mayor: Leche no pasteurizada.

- Riesgo menor: Leche pasteurizada.

Huevos:

- Riesgo mayor: Alimentos que contengan huevos crudos/poco cocidos: aderezos caseros para ensaladas tipo César, masa cruda y casera para galletas, ponche de huevo casero.

- Riesgo menor: Todas las recetas que requieren huevos crudos o sin cocinar que se elaboran con huevos pasteurizados.

Brotes:

- Riesgo mayor: Brotes crudos, alfalfa, frijoles o cualquier otro brote.

- Riesgo menor: Brotes cocidos.

Vegetales:

- Riesgo mayor: Vegetales frescos sin lavar, incluida la lechuga y todo tipo de ensaladas.

- Riesgo menor: Vegetales frescos lavados, incluidas las ensaladas; y los vegetales cocidos.

Queso:

- Riesgo mayor: Queso de pasta blanda elaborado con leche no pasteurizada (cruda), como por ejemplo feta, brie, camembert, azul, queso fresco.

- Riesgo menor: Quesos duros, procesados, queso crema, mozzarella y los quesos de pasta blanda que están claramente etiquetados con la leyenda «elaborado a base de leche pasteurizada».

Ensaladas:

- Riesgo mayor: Ensaladas al estilo delicatessen preparadas sin conservantes, compradas ya hechas o consumidas en un restaurante.

- Riesgo menor: Ensaladas al estilo delicatessen recién preparadas en casa.

Patés:

- Riesgo mayor: Patés o pasta de carne refrigerados no pasteurizados.

- Riesgo menor: Patés o pasta de carne enlatados o que no necesitan refrigeración.

LA SEGURIDAD ALIMENTARIA EN DETERMINADOS TIPOS DE PACIENTES/ENFERMEDADES

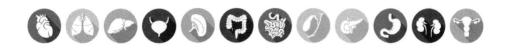

Las guías de seguridad alimentaria elaboradas por los Centros para el Control y Prevención de Enfermedades (CDC) de EE.UU. recogen la importancia de extremar la vigilancia con respecto a las enfermedades transmitidas por alimentos en determinados tipos de pacientes, especialmente en aquellos que tienen el sistema inmune debilitado. Es el caso de los ancianos, los pacientes de cáncer, diabetes y VIH, así como las personas que han sido sometidas a un trasplante y las que padecen una enfermedad autoinmune.

Los expertos estadounidenses recuerdan que el sistema inmunitario está compuesto por una red de células, tejidos y órganos que trabajan de forma conjunta para proteger al organismo de la acción de agentes infecciosos y otros factores que ponen en riesgo la inmunidad. Uno de esos factores son los virus o parásitos portadores de enfermedades que contaminan los alimentos.

Se sabe que las personas con un sistema inmunitario debilitado tienen un riesgo mayor de padecer una intoxicación alimentaria y, también, de que sus síntomas sean más intensos y que el riesgo de hospitalización sea mayor.

GRUPOS DE RIESGO

Adultos mayores: En la mayoría de las personas, el sistema inmunitario comienza a debilitarse entre los 50 y los 60 años. Más adelante, pasados los 75 años, muchos adultos tienen un sistema inmunitario tan debilitado que aumenta el riesgo de contraer una enfermedad por intoxicación alimentaria. La razón de esta mayor vulnerabilidad se debe a los efectos que tiene el envejecimiento. Así, por ejemplo, el sistema digestivo retiene los alimentos durante más tiempo, permitiendo que las bacterias se expandan, dado que el estómago no produce una cantidad suficiente de ácido para limitar el número de bacterias intestinales. También el hígado y los riñones tienen mayores dificultades para deshacerse de las bacterias externas y las toxinas corporales.

Personas con VIH/sida: Cuando el virus del sida (VIH/sida) daña el sistema inmunitario, los afectados se vuelven más proclives a desarrollar infecciones, incluidas las alimentarias.

Pacientes oncológicos: En los casos de metástasis (concretamente cuando el cáncer se propaga hacia la médula ósea) se produce un debilitamiento del sistema inmunitario. A esto hay que añadir que la mayoría de estos pacientes tienen que someterse a sesiones de radiación, quimioterapia o a la administración de medicamentos para combatir la enfermedad, cuyos efectos secundarios pueden incrementar la debilidad inmunitaria, haciendo que sean más vulnerables a las infecciones, incluidas las alimentarias.

Diabéticos: La diabetes puede dañar las células que producen el ácido estomacal y los nervios que ayudan al estómago y los intestinos a transportar los alimentos durante el proceso digestivo. Como consecuencia de ello, el tracto digestivo puede retener los alimentos durante más tiempo, permitiendo que los potenciales virus nocivos o las bacterias contenidas en ellos se multipliquen. Por otro lado, la diabetes puede favorecer que los riñones, encargados de la eliminación de los residuos corporales, retengan bacterias nocivas, toxinas y otros patógenos.

Personas sometidas a un trasplante: Los receptores de trasplantes habitualmente deben tomar medicamentos para evitar que se produzca un rechazo por parte del órgano trasplantado: los inmunosupresores. Un efecto secundario de estos fármacos hace que el paciente sea más susceptible de desarrollar infecciones, como las producidas por virus y bacterias que causan enfermedades por intoxicación alimentaria.

Pacientes de enfermedades autoinmunes: La característica que tienen en común enfermedades como el lupus, la enfermedad inflamatoria intestinal o la esclerosis múltiple es que en todas ellas el sistema inmune ataca por error al organismo. Esta es la razón por la que estos pacientes suelen recibir tratamiento basado en fármacos inmunosupresores, lo que incrementa el riesgo de desarrollar una enfermedad por intoxicación alimentaria, ya que su sistema inmune no puede hacer frente a la infección de forma efectiva.

OTROS EFECTOS ADVERSOS DE LOS ALIMENTOS

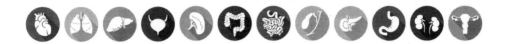

EFECTOS DEL CONSUMO EN EXCESO DE ALGUNAS SUSTANCIAS

Además de todas las reacciones y problemas descritos anteriormente, hay otros efectos negativos asociados a determinados alimentos, sobre todo si se ingieren en grandes cantidades. El caso más representativo es el del café, concretamente de su ingrediente principal, la cafeína, cuyo consumo excesivo puede causar temblores, migraña y palpitaciones.

El chocolate, al igual que el café y el té, tiene un efecto estimulante sobre el sistema nervioso central. Las posibles reacciones adversas asociadas a su ingesta dependen fundamentalmente de la cantidad consumida y de las características biológicas de cada persona.

Por su parte, la histamina es una potente sustancia proinflamatoria que se libera en respuesta a determinados alimentos, produciendo lo que los expertos denominan una «falsa alergia», un tipo de intolerancia entre 3 y 10 veces más frecuente que las auténticas alergias alimentarias. Algunos alimentos pueden contener gran cantidad de histamina (atún en conserva, embutidos, salazones) o provocar su liberación en el organismo (como es el caso de muchos conservantes, colorantes o aromatizantes), provocando una serie de reacciones en personas especialmente predispuestas.

REACCIONES FRENTE A DETERMINADOS ADITIVOS

Son muy frecuentes las intolerancias a ciertos aditivos alimentarios que se añaden industrialmente a los alimentos para asegurar su conservación. Veamos a continuación cuáles son las susceptibles de no tolerarse:

Nitratos y nitritos: Se emplean como conservantes y colorantes en carnes curadas, salchichas y ciertos embutidos. Los síntomas asociados a su ingesta abarcan desde cefaleas a daños más o menos serios en la mucosa gástrica.

Sulfitos: Se encuentran en el pescado, la cerveza, las sopas deshidratadas, los productos de panadería y ciertos pescados. Pueden producir trastornos gastrointestinales y broncoespasmos.

Aspartamo: Es un edulcorante frecuente en los productos «sin» y «light», que puede dar lugar a reacciones adversas como la cefalea y un aumento del apetito.

Glutamato monosódico (GMS): Se trata de un aminoácido que está presente de forma natural y en pequeñas dosis en casi todos los alimentos, especialmente en aquellos con un elevado contenido en proteínas (pescado, carne, lácteos...). Pero el tipo de glutamato que ha suscitado cierta polémica es el monosódico (GMS), un aditivo alimentario (concretamente el E-621) que se añade a determinados alimentos con el objetivo de proporcionar un sabor similar al glutamato natural y, también, para potenciar el sabor salado y suavizar la textura. Es frecuente en la composición de precocinados y envasados, escabeches, congelados, mezclas de especias, sopas de sobre o lata, algunos snacks como las patatas fritas, aliños para ensaladas, productos cárnicos elaborados (salchichas, jamones) y pastillas de caldo. En estas últimas, varios análisis realizados han demostrado que está presente en gran cantidad, ya que muchas formulaciones suplen con este aditivo la falta de carne, pollo o pescado. También es un componente habitual en las preparaciones de algunos tipos de comidas, como la asiática en general y la china en particular.

Aunque no hay certezas absolutas respecto a los posibles efectos negativos de este aditivo sobre la salud (todo apunta a que depende de la mayor o menor tolerancia de cada persona), lo cierto es que se han realizado varias investigaciones que relacionan su ingesta con determinados trastornos. De hecho, y según señalan los responsables del Consejo Europeo de Información sobre la Alimentación (EUFIC), se trata de uno de los ingredientes más estudiados en los últimos tiempos. El principal efecto negativo atribuido a su ingesta es lo que se conoce como el «síndrome del restaurante chino» (entumecimiento, dolor torácico, sudoración y sensación de debilidad producidos tras consumir comida china).

Otros efectos negativos asociados a la ingesta de glutamato son los siguientes:

- Dolor de cabeza. Algunos estudios apuntan a que es posible que, al ser el GMS químicamente similar al glutamato natural (que a su vez es uno de los químicos más importantes a nivel cerebral y está relacionado con la transmisión de señales en las terminaciones nerviosas), en personas predispuestas puede favorecer las jaquecas. A tenor de las últimas investigaciones, no se puede decir que este aditivo sea en sí mismo el responsable directo de las cefaleas, pero sí que puede desencadenarlas en aquellas personas que sean sensibles a padecerlas.

- Favorece la hipertensión. Teniendo en cuenta que el GMS es un derivado de la sal, es un aditivo que no debe formar parte de la dieta del hipertenso, extremando las precauciones cuando se trata de alimentos precocinados.

- Aumenta el perímetro de la cintura, vinculado al riesgo cardiaco, y favorece la obesidad. Según los resultados de una investigación realizada en la Universidad de Carolina del Norte (EE.UU.), las personas que ingieren GMS con mucha frecuencia son más propensas a tener sobrepeso y obesidad. Los autores midieron el consumo de glutamato en un grupo de voluntarios, y constataron que aquellos que ingerían cerca de 5 g al día de esta sustancia eran un 30 % más propensos a presentar un aumento de peso y a aumentar el tamaño de su cintura, un parámetro directamente relacionado con el riesgo cardiovascular. Aunque aún se desconoce la causa de este aumento de peso, todo apunta a que estaría asociada a la leptina, la hormona que regula el apetito y el metabolismo, ya que se pudo comprobar que cuanto más glutamato monosódico consumían los voluntarios, más se alteraba la producción de la leptina.

- Otra investigación llevada a cabo en la universidad japonesa de Hirosaki alertó sobre el riesgo de ceguera que podría causar un consumo excesivo de este aditivo. En un estudio con ratas se comprobó cómo los animales que habían ingerido grandes cantidades de GMS sufrieron una reducción de sus nervios ópticos en casi un 75 % y experimentaron una pérdida de visión considerable.

- También el «síndrome del restaurante chino» ha sido objeto de numerosos estudios, sin que hasta el momento se haya conseguido demostrar que existe una relación causa-efecto directa entre este conjunto de síntomas y la comida que se sirve en este tipo de establecimientos. En este sentido, hay expertos que apuntan a que pueden ser otro tipo de aditivos y sustancias, como la grasa y el sodio, muy presentes en este tipo de comida, los que producen el malestar en algunas personas.

Teniendo en cuenta que todo apunta a que no se puede generalizar sobre los posibles efectos negativos que este aditivo puede ejercer sobre la salud, lo mejor es consultar con el médico si se experimentan molestias tras consumir alimentos que lo contienen.

Una buena forma de identificar correctamente el glutamato en los productos y controlar la cantidad de ingesta es fijarse en las etiquetas. Según la legislación vigente en materia de procesamiento y distribución de alimentos, solo están permitidas seis variedades de glutamato monosódico para adicionar determinados alimentos (en Europa están identificadas con los códigos de E-620 a E-625).

Sin embargo, no está establecido el máximo que se puede añadir a las comidas, y en los envases solo aparece que contiene E-621, pero no suelen reflejar la cantidad utilizada. Para determinar si se está ingiriendo más GMS del aceptable, hay que tener en cuenta que la cantidad de glutamato usada como aditivo en los alimentos se encuentra limitada entre unos valores del 0,1 y el 0,8 %, que son similares a los del glutamato natural presente en los alimentos.

PROBLEMAS ASOCIADOS A CIERTAS FORMAS DE COCCIÓN

Algunos métodos de cocción, especialmente el asado a la parrilla (se incluye aquí la barbacoa), suponen un riesgo para la salud, según han demostrado numerosas investigaciones al respecto. La razón es que el contacto directo de la llama con la carne genera unas sustancias, las aminas aromáticas heterocíclicas (AAH), que son un factor de riesgo para ciertos tipos de cáncer.

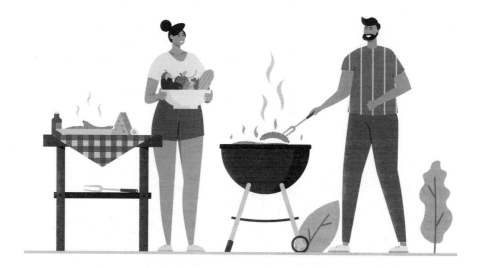

Además, hay que tener también en cuenta que el humo utilizado como método de conservación es el causante de la formación de hidrocarburos aromáticos policíclicos (HAP), entre los que se encuentran el benzopireno y el dibenzoantraceno, de los cuales también se sabe que son potentes agentes carcinogénicos.

Se sabe que los HAP se forman al cocinar alimentos de origen animal y también vegetal, ya que es la pirolisis, tanto de material orgánico como de lípidos y proteínas, la que genera estas sustancias. Varios estudios apuntan a que los efectos negativos se han apreciado en menor medida en las recetas de pescado, pero los especialistas matizan que el tipo de alimento o de carne en sí no encarna el peligro, sino que el riesgo procede de la preparación y de la cantidad ingerida al día. En el caso concreto de la carne a la barbacoa, la recomendación es no superar los 50 g diarios.

Es posible reducir la formación de estas sustancias mediante una serie de estrategias, siendo la más recomendable ingerir los alimentos cocinados a altas temperaturas junto a una gran cantidad de verduras, especialmente coles, brécol, repollo, berza, nabo, grelos o coles de Bruselas. La razón de esta recomendación es que la carne cocinada a la brasa puede contener benzopireno, un hidrocarburo que puede causar una mutación en el ADN, siendo un iniciador de la carcinogénesis, mientras que las verduras a la brasa son ricas en sulforafano, una sustancia implicada en el aumento de la expresión de ciertos genes, entre ellos el que codifica para la expresión de la glutatión S-transferasa, favoreciendo así la eliminación del benzopireno. Y además de este grupo específico de verduras, cualquier tipo de ensalada es una excelente guarnición, ya que su elevado aporte de antioxidantes ayuda a evitar o amortiguar otro de los efectos asociados a las sustancias químicas que se producen al cocinar a temperaturas elevadas: el aumento del estrés oxidativo, responsable a su vez de la inflamación y de la resistencia a la insulina, tal y como han puesto en evidencia investigaciones realizadas en esta línea.

Otra recomendación para reducir el efecto negativo de esta forma de cocción es marinar el alimento antes de asarlo, en una solución ácida durante más de una hora, ya que de esta forma se reduce la formación de estos hidrocarburos y también de los productos finales de la glicación avanzada, que son prooxidantes y proinflamatorios. También es efectivo condimentar la carne y el pescado con pimienta, pimentón, ajo, cebolla, jengibre, cúrcuma, comino, canela, clavo, hinojo, anís estrellado...

En la misma línea, unas recientes recomendaciones de la Asociación Americana del Corazón (AHA, por sus siglas en inglés) destacan que agregar pimienta y otras especias (en una cantidad aproximada de una cucharadita) a la carne antes de asarla puede reducir en gran medida las reacciones químicas dañinas. Según los especialistas, basta con repartir bien las especias por la superficie, ya que es ahí, y no en el interior del alimento, donde se forman las sustancias nocivas.

En el documento de la AHA se alude a una investigación llevada a cabo en el Departamento de Ciencias de la Alimentación de la Universidad Estatal de Kansas (EE.UU.), en la que se demuestra que los adobos que contienen hierbas pertenecientes a la familia de la menta (albahaca, salvia, tomillo, romero, orégano, mejorana) son tan efectivos como las mezclas que tienen la pimienta como base, al igual que los condimentos a base de ajo y pimentón, ricos en antioxidantes que ayudan a bloquear la formación de los compuestos químicos nocivos.

Otras recomendaciones de los especialistas de la AHA son cortar la carne magra en trozos más pequeños de forma que se cocinen más rápido, minimizando así estos riesgos; precocinar la carne antes de ponerla en la parrilla o grill, para que no se ase demasiado; eliminar o dejar en el plato los trozos más quemados; y evitar que la grasa de la carne gotee sobre la fuente de calor (lo que aumenta la producción de las sustancias perjudiciales).

ENFERMEDADES ASOCIADAS A DÉFICITS NUTRICIONALES

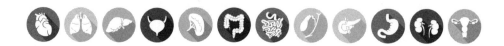

La FAO (Organización de las Naciones Unidas para la Alimentación y la Agricultura) distingue dos tipos de enfermedades relacionadas con la nutrición:

- Las producidas por una ingesta excesiva de energía: obesidad, diabetes, enfermedades cardiovasculares, hipertensión arterial y algunos tipos de cáncer (de todas ellas hemos hablado en capítulos anteriores).

- Enfermedades cuya causa es la ingesta insuficiente de energía o de determinados nutrientes. Entre ellas cabe destacar la anemia nutricional, el bocio endémico y la desnutrición (también se incluyen aquí la osteoporosis y la caries dental, que hemos abordado en capítulos anteriores).

DESNUTRICIÓN

Tal y como explica la FAO, la desnutrición es un estado patológico derivado de una dieta deficiente de uno o varios nutrientes esenciales o de una mala asimilación de los alimentos. Las personas desnutridas presentan un bajo peso corporal, y en el caso de los niños, esta condición produce un retraso del crecimiento y del desarrollo psicomotor. Asimismo, la desnutrición debilita el sistema inmune. De hecho, las investigaciones han demostrado que existe un círculo vicioso entre la desnutrición y la infección: mientras las infecciones exacerban la desnutrición, esta aumenta el riesgo de infección en un 30 %.

Los efectos de la desnutrición son especialmente preocupantes en el caso de la población escolar, ya que se asocia a una disminución del rendimiento, mientras que en los adultos las principales manifestaciones son la falta de energía para trabajar y realizar las actividades diarias.

Entre las principales causas de la desnutrición cabe señalar una alimentación insuficiente en calorías y proteínas debido a la escasez de recursos económicos y/o a la falta de conocimientos acerca de lo que es una dieta equilibrada. En muchos países, la desnutrición es consecuencia de la falta de alcantarillados y agua potable y también de la inadecuada eliminación de basuras.

Otros factores implicados en la desnutrición son los malos hábitos en la higiene personal y en la manipulación de alimentos, así como problemas de salud, como las diarreas y otras infecciones, que producen una pérdida de los nutrientes.

Directamente relacionada con la desnutrición cabe señalar la malnutrición, aunque no se trata de sinónimos. La OMS explica las diferencias entre ambas: la palabra «malnutrición» se refiere a las carencias, los excesos y los desequilibrios de la ingesta calórica y de los nutrientes de una persona. Es lo que podría denominarse una «mala alimentación», y dentro de esta definición se incluye tanto la calidad como la cantidad (por defecto y por exceso) de los alimentos que una persona ingiere. Por lo tanto, según la OMS, la malnutrición abarcaría tres grandes grupos de afecciones:

- Desnutrición: definida como la ingesta de calorías y nutrientes inferior a la necesaria.

- Malnutrición asociada a los micronutrientes: relacionada con la anterior, incluye la falta y el exceso de micronutrientes (vitaminas o minerales) importantes para el organismo. Es especialmente importante en el caso de las mujeres embarazadas y de la población infantil.

- Obesidad, sobrepeso y enfermedades no transmisibles relacionadas con el estilo alimentario (como pueden ser cardiopatías, accidentes cerebrovasculares, diabetes o cáncer): la malnutrición es uno de los principales factores de riesgo de este tipo de enfermedades a escala mundial.

La malnutrición, a su vez, se presenta como consecuencia de un consumo insuficiente de alimentos o por el aumento de las necesidades nutricionales debido a diversas circunstancias o enfermedades: falta de apetito; trastornos de la masticación, deglución, digestión o absorción; ancianos; pacientes oncológicos; EPOC; fibrosis quística; Parkinson; ELA; traumatismos o infecciones de distinto tipo.

En estos casos, la malnutrición puede ser calórica (cuando disminuye la reserva corporal de grasa y se asocia a una pérdida de peso); proteica (disminuye la masa muscular y algunos parámetros plasmáticos, como el colesterol o la albúmina); o proteico-calórica (disminuyen tanto la reserva de grasa como la masa muscular).

Pautas nutricionales y recomendaciones

- Las pautas generales para prevenir la desnutrición pasan por el consumo de una alimentación variada, equilibrada y que asegure el aporte adecuado de nutrientes y energía; seguir unos hábitos de higiene personal y de manipulación y conservación de alimentos; acceder a una adecuada educación nutricional; utilizar bien los alimentos de los programas de alimentación para los grupos vulnerables (niños, embarazadas y ancianos de bajo nivel económico); y asistir a los controles periódicos de salud y cumplir los programas de vacunación (sobre todo los infantiles) para evitar así el deterioro del estado nutricional producido por las enfermedades infecciosas.

- En el caso de la malnutrición producida por alguna enfermedad o situación vital, las recomendaciones son las siguientes:

- ○ Seguir las recomendaciones dietéticas específicas para la enfermedad o problema concreto y, en cualquier caso, llevar una alimentación saludable y equilibrada.

- ○ Comer al menos 5-6 veces al día.

- ○ Beber al menos 2 litros de líquidos al día.

- ○ Tener siempre a mano, para comer entre horas, alimentos saludables, apetecibles y de fácil consumo: frutos secos, galletas (sin grasas trans ni hidrogenadas) y bollería casera.

- ○ Evitar el consumo de alimentos desnatados, light o bajos en calorías.

- ○ Si hay falta de apetito, recurrir a preparaciones que permitan la combinación de nutrientes y alimentos, como los guisos, rellenos, batidos, potajes, etc.

EJEMPLO DE MENÚ DIARIO PARA ENRIQUECER LA ALIMENTACIÓN
(EN CASO DE DESNUTRICIÓN Y MALNUTRICIÓN)

- • Desayuno: Un vaso de leche con dos cucharadas de cacao en polvo. Cereales de desayuno y un vaso de zumo de naranja.

- • Media mañana: Bocadillo de jamón serrano con aceite, tomate y una pieza de fruta fresca.

- • Comida: Espinacas con bechamel, pasas y piñones. Pechuga de pollo empanada con champiñones. Pan y fruta fresca.

- • Merienda: Batido de yogur y plátano.

- • Cena: Hamburguesa de atún acompañada de pimientos. Puré de patata espeso mezclado con queso fundido y clara de huevo. Pan y fruta.

ANEMIA FERROPÉNICA

Hay muchos tipos de anemia, pero la más frecuente, sobre todo entre la población femenina, es la ferropénica. Se produce cuando descienden los niveles de hierro en el organismo y, en consecuencia, los glóbulos rojos transportan menos oxígeno a los distintos tejidos. Hay determinadas situaciones que favorecen este descenso de hierro: menstruaciones abundantes, uso prolongado de ciertos fármacos como el ácido acetilsalicílico o el ibuprofeno; dieta poco equilibrada o vegetariana; determinadas patologías como la celiaquía…

Asimismo, hay otros tipos de anemias que son casusa de déficits de otros nutrientes como la vitamina B_{12} o el ácido fólico.

La fatiga y el cansancio sin causa aparente son uno de los síntomas propios de una anemia. De hecho, según una investigación llevada a cabo por expertos de la

Universidad de Lausanne, en Suiza, los niveles bajos de hierro en sangre, aunque no lleguen a inducir anemia, provocan, sobre todo en mujeres (y debido principalmente a la menstruación), lo que los expertos denominan «fatiga inexplicable». Los autores de este estudio suministraron a las mujeres participantes (un total de 144) un aporte de hierro durante cuatro semanas, constatando que los niveles de fatiga habían disminuido al acabar este periodo.

La caída y fragilidad del cabello y las uñas, y también la palidez tanto de la piel como de la conjuntiva (la clásica prueba de bajar el párpado inferior y comprobar que no tiene el tono rojizo habitual), son los principales síntomas corporales de la anemia. En el caso del cabello, está demostrado que cuando existen déficits de nutrientes como el hierro, el organismo los extrae de otras zonas como, por ejemplo, el cuero cabelludo. La palidez también tiene su origen en las alteraciones que la anemia produce a nivel sanguíneo. Respecto a las uñas, cuando estas se rompen y son de una excesiva fragilidad, puede ser síntoma de alguna alteración de los niveles de hierro y de la anemia.

Pautas nutricionales y recomendaciones

- La forma de determinar la anemia es a través de un análisis de sangre, y el tratamiento habitual es la ingesta de suplementos de hierro. El tiempo que hay que tomarlos depende de muchos factores: de la intensidad de la anemia, de si hay pérdidas crónicas y son continuadas y del tipo de hierro utilizado. Lo más adecuado es acudir al médico y que este lo controle mediante análisis periódicos en los que pueda valorar las cifras del hemograma y del metabolismo férrico.

- Los suplementos de hierro pueden producir intolerancia gástrica. Para reducir este efecto se recomienda optar por los que se presentan en forma de sales ferrosas y tomarlos con el estómago vacío (en ayunas o antes de las comidas). Si el hierro se toma en mitad de una comida, su absorción disminuye; sin embargo, algunas personas solo lo toleran de esta forma. Asimismo, los protectores gástricos y numerosos fármacos reducen también su absorción.

- Conviene incluir en la dieta habitual alimentos ricos en hierro cada 5 días o, al menos, una vez por semana. Los alimentos más ricos en este mineral son, de mayor a menor contenido: almejas y berberechos; cereales de desayuno fortificados; hígado de cerdo; morcilla de arroz; lentejas y judías pintas; yema de huevo; pistacho; hígado de ternera y melocotón seco (orejones).

- Es preciso tener en cuenta que en los alimentos el hierro se presenta de dos formas: el que está presente en alimentos de origen animal (hierro hemo) y el que contienen las legumbres, los frutos secos, las verduras, los cereales enriquecidos con hierro y la yema de huevo (no hemo).

- La absorción del hierro no hemo se optimiza si los alimentos que lo contienen se ingieren junto a ingredientes ricos en vitamina C: pimiento, tomate, coles, frutas cítricas o proteínas (carne, huevo, pescado).

- Los germinados son una buena opción para las ensaladas o guarniciones, por ejemplo, ya que durante el proceso de transformación que supone la germinación aumenta el contenido de hierro asimilable.

- Se recomienda el consumo habitual de alimentos enriquecidos en hierro: cereales, pan, lácteos.

- Otra pauta importante es tomar frutas, o zumos cítricos y frutos rojos, al menos una vez al día y reducir el consumo de alcohol, vino, té y café muy concentrado.

- También se debe separar la ingesta de alimentos ricos en hierro del consumo de determinados nutrientes y sustancias (café, té, salvado, fibra, lácteos) que pueden interferir en la absorción de este mineral.

EJEMPLO DE MENÚ DIARIO PARA LA ANEMIA FERROPÉNICA

- Desayuno: 100-150 ml de leche enriquecida.
  40-50 g de cereales fortificados.

- Media mañana: Mejillones en escabeche o almejas (media lata).
  40 g de pan. Dos mandarinas.

- Comida: 60 g de lentejas con 150 g de verduras,
  150 g de hígado encebollado, 60 g de pan, 80 g de kiwi.

- Merienda: Sándwich de paté o 50 g de pistachos.

- Cena: 200 g de alcachofas con jamón, 150 g de pez espada
  a la plancha. Pan y cuajada.

BOCIO

El bocio es una enfermedad crónica que consiste en un crecimiento importante de la glándula tiroides como consecuencia de un intento del organismo de compensar la falta de yodo en la dieta. El yodo es un mineral esencial para que la glándula tiroides mantenga su función y estructura normales.

El bocio, a su vez, puede favorecer la aparición de problemas respiratorios y de deglución. El déficit de yodo también puede producir hipotiroidismo o una baja producción de la hormona tiroides, que puede manifestarse a través de síntomas como fatiga o cansancio inexplicable; aumento de la sensibilidad al frío, pies y manos frías, estreñimiento, piel seca, anemia, alteración en la composición corporal, dolor, sensibilidad y rigidez muscular y articular, alteraciones menstruales, caída de pelo, niebla mental o temblores en las manos.

La OMS se refiere a esta enfermedad como bocio endémico cuando afecta a más del 10 % de la población general o a más del 5 % de los escolares de educación básica de una localidad.

Pautas nutricionales y recomendaciones

- Asegurarse los niveles adecuados de yodo (200 mcg al día) a cualquier edad es fácil: basta con consumir sal yodada. La sal yodada se encuentra fácilmente en el supermercado. Para diferenciarla de la sal común hay que fijarse en el etiquetado, donde se indica que se trata de «sal yodada» o «sal marina yodada».

- El yodo también se encuentra en alimentos procedentes del mar: pescado (salmón, bacalao), mariscos (gambas, almejas, langostinos) y algas.

- Los productos lácteos de origen animal son otra buena fuente de yodo, dado que es habitual alimentar a las vacas productoras de leche con una alimentación enriquecida con yodo. Por eso, consumir 3 o 4 lácteos diarios o cocinar con sal yodada suponen una excelente pauta para protegerse del déficit de yodo.

- Para favorecer la ingesta adecuada de este nutriente se recomienda utilizar la sal yodada en preparaciones frías, ya que el yodo tiende a destruirse con el calor.

- Es importante tener cuidado con determinados vegetales que pueden minimizar o dificultar la absorción del yodo procedente de la sal y otras fuentes nutricionales. Se trata de alimentos de origen vegetal que contienen unos compuestos que pueden provocar bocio y trastornos de la glándula tiroides. Concretamente, son un tipo de antinutrientes (glucosinolato, tiocianato e isotiocianato) que dificultan el aprovechamiento del yodo en el organismo, impidiendo que este lo pueda utilizar para fabricar hormonas tiroideas. Los alimentos con antinutrientes bociógenos son principalmente las crucíferas (col, berza, coles de Bruselas, coliflor, repollo y brócoli), el nabo, las semillas de mostaza y la yuca. En menor cantidad, cabe destacar las espinacas, la zanahoria, el rábano, las nueces, los piñones y los cacahuetes. La forma de evitar el efecto bociógeno de estos vegetales es consumirlos cocinados o fermentados.

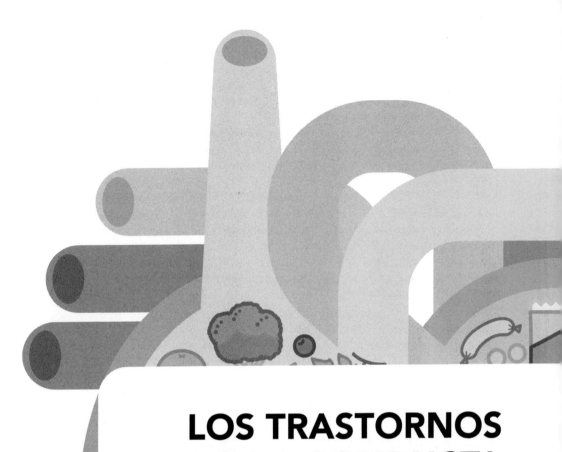

LOS TRASTORNOS DE LA CONDUCTA ALIMENTARIA (TCA)

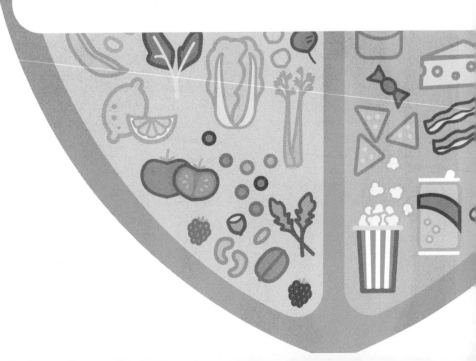

Los TCA (trastornos de la alimentación) son afecciones psicológicas graves que conllevan alteraciones de la conducta alimentaria. La persona afectada muestra una fuerte preocupación en relación con su peso, su imagen corporal y su estilo de alimentación, principalmente. La presencia de un trastorno de estas características tiene efectos devastadores en múltiples áreas corporales: el sistema digestivo, a nivel cardiaco, en los huesos, y, en el caso de las mujeres, en el sistema reproductor, llegando a perder la menstruación en los casos más severos.

Según datos de la Sociedad Española de Endocrinología y Nutrición (SEEN), los TCA representan la patología psiquiátrica con el índice de mortalidad más elevado. La psicopatología y la desnutrición que padecen imposibilitan, en muchas ocasiones, las relaciones sociales (los que padecen uno de estos trastornos tienden al aislamiento) y tienen también consecuencias a nivel académico y profesional.

Con frecuencia, estos trastornos se manifiestan en la adolescencia y en los primeros años de la edad adulta, aunque pueden aparecer en otras edades. Son más frecuentes en las chicas adolescentes, aunque los especialistas advierten que cada vez más hay más casos en niñas y, también, en mujeres de mediana edad. En todas ellas, el peso y la dieta se convierten en la medida de su autoestima; invierten gran cantidad de tiempo pensando en la comida, la báscula y su imagen corporal; con frecuencia consideran que les sobran kilos, aunque su peso esté por debajo del indicado para sus características físicas; y en la mayoría de los casos, cuando se les insinúa que pueden padecer alguno de estos problemas, niegan que sea algo grave y afirman tener un control absoluto sobre sus patrones alimenticios.

Según los expertos, los factores implicados en la aparición de estos trastornos son muchos y variados, siendo los más determinantes los cambios en los patrones dietéticos, el papel de los medios de comunicación en divulgar los cánones de belleza que imperan en la sociedad; la influencia de la industria alimentaria y la moda; el predominio de un estilo de vida sedentario y, sobre todo, los mensajes contradictorios que, por un lado, fomentan la delgadez y, por otro, ofertan el consumo de alimentos de alto valor calórico.

Algunas personas pueden tener un componente genético que aumente el riesgo de presentar trastornos de la alimentación. Los factores biológicos, como cambios en las sustancias químicas del cerebro, también pueden desempeñar un rol en este sentido.

Las investigaciones más recientes apuntan claramente al papel desencadenante que tienen en estos trastornos las interacciones que se establecen a través de las redes sociales. Aunque no se puede establecer una relación directa causa-efecto, sí es cierto que las redes sociales (especialmente Instagram) se han convertido en una nueva forma de exposición que puede ser un factor que influya en las personas que ya de por sí tienen una predisposición a sufrir este tipo de trastornos.

Los tratamientos para el manejo de los TCA son prolongados, ya que suelen superar los dos años, y el porcentaje de recaídas es elevado, aunque, según datos de la SEEN, alrededor de un 70-80 % de los pacientes superan la enfermedad. Con el tratamiento adecuado es posible recuperar unos hábitos alimentarios saludables. Sin embargo, cerca de 20-25 % de los casos se cronifican, sobre todo aquellos de larga evolución con difícil acceso a un equipo terapéutico y un entorno familiar y social desestructurado. Se estima que un TCA de larga duración (superior a 8-10 años) tiene un índice de curación muy bajo y una alta probabilidad de convertirse en crónico.

Tanto los síntomas como el tratamiento varían de un trastorno a otro, ya que cada uno de ellos presenta patologías distintas. Sin embargo, hay una serie de señales de alerta que es preciso tener en cuenta como indicadores de alguno de estos trastornos, tal y como explican los especialistas de la Clínica Mayo (EE.UU.). Veamos a continuación en qué consisten estas principales señales de alerta que pueden indicarnos cuándo alguien padece un TCA:

- Omitir comidas o poner excusas para no comer.

- Adoptar una dieta vegetariana demasiado estricta.

- Centrarse excesivamente en la alimentación saludable.

- Preparar los alimentos aparte, en lugar de comer lo mismo que el resto de la familia.

- Alejarse de las actividades sociales normales.

- Preocuparse o quejarse continuamente por tener sobrepeso y hablar constantemente sobre cómo adelgazar.

- Mirarse con frecuencia al espejo para detectar defectos físicos.

- Comer reiteradamente grandes cantidades de dulces o de alimentos con alto contenido en grasas.

- Tomar suplementos dietéticos, laxantes o productos herbarios para bajar de peso.

- Ejercitarse en exceso.

- Presentar callosidades en los nudillos (producidos al provocarse los vómitos).

- Tener problemas de pérdida de esmalte dental (un posible signo de vómitos reiterados).

- Ir al baño durante las comidas.

- Durante una comida o refrigerio, ingerir una cantidad mucho mayor de la que se considera normal.

- Manifestar depresión, enojo, vergüenza o culpa respecto a los hábitos alimentarios.

- Comer a escondidas.

LA ANOREXIA NERVIOSA

Se trata de la privación obsesiva y deliberada de alimentos, motivada por el miedo constante a aumentar de peso, incluso estando excesivamente delgado. Es más frecuente en las adolescentes, aunque cada vez se detectan casos a edades más tempranas. Se trata de chicas en su mayoría perfeccionistas y que suelen sacar muy buenas calificaciones académicas pero, pese a ello, se subestiman y necesitan sentir que tienen el control sobre su propia vida, creyendo que solo lo alcanzan cuando dicen que no a la demanda de alimentos que les exige su organismo.

Veamos a continuación cuáles son los síntomas más característicos de una paciente anoréxica: recurre a regímenes alimenticios extremos; desarrolla hábitos alimentarios anómalos (rechazo selectivo de ciertos alimentos, manipulación de la comida); experimenta una disminución de más del 15 % del peso corporal en un corto periodo de tiempo, y padece una distorsión de su imagen corporal: se ve y se siente con sobrepeso.

Las personas anoréxicas someten su organismo a carencias nutricionales severas, que pueden tener serias consecuencias. Los primeros síntomas se deben a la pérdida excesiva de peso: piel y pelo secos, manos y pies fríos, debilidad general, estreñimiento, alteraciones menstruales (ausencia total de la menstruación o ausencia mínima de tres ciclos menstruales); problemas digestivos e insomnio. A medida que la pérdida de peso es mayor, las complicaciones se agravan: alteraciones metabólicas, mayor propensión a las infecciones, crisis nerviosas y debilidad de los músculos cardiacos. Debido a que este trastorno puede tener consecuencias fatales, los anoréxicos siempre necesitan ayuda profesional para recuperarse. Se emplea tanto un tratamiento psicológico como uno nutricional, dirigido a corregir la malnutrición y sus secuelas. En casos extremos, es preciso el ingreso hospitalario.

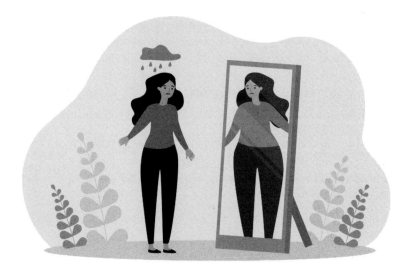

LA BULIMIA

Quienes la padecen mantienen una ingesta compulsiva de alimentos (mediante atracones) para luego eliminarlos de su organismo a través de purgas, generalmente vómitos, pero también recurren al uso de laxantes y diuréticos. Todas estas estrategias con las que intentan impedir la digestión de los alimentos las llevan a cabo en secreto.

Las personas bulímicas experimentan unas importantes fluctuaciones de peso, pasando incluso en poco tiempo de la delgadez al sobrepeso; son muy habituales los periodos de ayuno; muchas de ellas se dedican de forma casi obsesiva a la práctica de ejercicio, en su afán por quemar calorías; manifiestan una preocupación continua por la comida, fijándose un peso muy inferior al adecuado para su edad, estatura y constitución; usan el baño frecuentemente después de las comidas, abriendo el grifo para «encubrir» sus vómitos.

Quienes padecen bulimia suelen presentar erosiones en el esmalte dental debido a la acidez del jugo gástrico. También se produce inflamación en las encías y la lengua, y faringitis. La deshidratación, el estreñimiento, los problemas digestivos y la debilidad muscular son otros síntomas frecuentes. A medida que la bulimia avanza pueden aparecer úlceras, pancreatitis aguda e irregularidades cardiacas que pueden tener consecuencias fatales. El objetivo del tratamiento es evitar las crisis de bulimia mediante tratamiento psicopatológico y farmacológico, y adecuar el peso ideal a la talla con técnicas de reeducación alimentaria y una dieta ajustada a las necesidades reales.

EL TRASTORNO ALIMENTARIO COMPULSIVO

También llamado trastorno por atracón. Se trata de una alteración del comportamiento alimentario que consiste en comer en poco tiempo una gran cantidad de alimento (aunque no se tenga hambre y se sienta el estómago lleno) de manera exagerada, descontrolada y ansiosa, seguido de un sentimiento de malestar, vergüenza o culpa.

Este comportamiento suele deberse a una experiencia o emoción negativa que produce una angustia que solo puede calmarse mediante la ingesta de alimento, sobre todo aquellos que son ricos en carbohidratos. Si bien las causas que originan un trastorno de este tipo aún son desconocidas, se sabe que más del 50 % de los pacientes presentan síntomas depresivos.

Las personas que padecen este trastorno responden de manera inadecuada a las situaciones de estrés, a los problemas cotidianos y a los conflictos emocionales. Sus niveles de autoestima son muy bajos. Son excesivamente perfeccionistas y autoexigentes. Tienen tendencia a las reacciones impulsivas. Están obsesionadas por la comida (en el fondo, les avergüenza tanto este tipo de comportamiento compulsivo como el sobrepeso que de él se deriva), e inician todo tipo de dietas, que no llevan nunca a su fin y que rompen al primer contratiempo o preocupación que se les presenta, lo que a su vez tiene como consecuencia el efecto yo-yo.

A diferencia de la bulimia o la anorexia, el comedor compulsivo no se induce el vómito ni recurre al uso de laxantes y diuréticos. Los atracones puntuales son frecuentes en mujeres, y especialmente durante el síndrome premenstrual, pero se habla de trastorno cuando durante más de 3 veces por semana, durante un periodo de 6 meses, se dan algunos de los siguientes comportamientos: comer con mucha rapidez y hasta sentirse incómodamente lleno; ingerir grandes cantidades de alimentos sin tener sensación de hambre; realizar ingestas importantes sin ninguna planificación horaria; hacerlo siempre a solas y después sentirse a disgusto, deprimido y culpable. Entre las complicaciones derivadas de este trastorno cabe señalar problemas gastrointestinales, hipertensión arterial, hipercolesterolemia, diabetes, problemas de la vesícula biliar, alteraciones cardiovasculares, enfermedades articulares y depresión.

Es importante ponerse en manos de un especialista para aprender a afrontar la ansiedad. En algunos casos, puede prescribirse la ingesta de fármacos antidepresivos, ya que el mecanismo de saciedad está regulado por un neurotransmisor, la serotonina, cuyos niveles bajos hacen que la sensación de saciedad se demore, lo que conduce a ingerir más cantidad de alimentos.

LA PERMAREXIA

Este trastorno se basa en una obsesión por la comida que lleva a pensar que la mayoría de los alimentos sientan mal o engordan, lo que hace que quienes lo padecen se mantengan todo el tiempo a dieta. Estas personas no son anoréxicas, porque no dejan de comer, ni tampoco bulímicas, ya que no vomitan lo que comen. Se trata de personas que piensan todo el tiempo en su alimentación, con una preocupación constante por conocer y utilizar distintas dietas de adelgazamiento de forma indiscriminada; dejan de comer ciertos grupos de alimentos que son necesarios para el organismo, fundamentalmente los carbohidratos; siguen al pie de la letra todos los regímenes de moda y aquellos que salen publicados en los medios o se difunden en las redes sociales; tienen obsesión por las calorías que contienen los alimentos; padecen un constante efecto yo-yo debido a las subidas y bajadas permanentes de peso, y emplean estrategias de «compensación» (ayuno, dietas milagro) cada vez que piensan que se han pasado con las calorías. En definitiva, son unos auténticos nutricionistas en potencia, que conocen a la perfección la teoría pero que no son constantes a la hora de llevarla a la práctica, por lo que, pese a hacer dieta habitualmente, no suelen estar excesivamente delgados.

El principal efecto negativo de este trastorno son los déficits y carencias de ciertos nutrientes que son fundamentales para el correcto funcionamiento del organismo. La subida y bajada constante de peso produce desajustes en el sistema endocrino, que puede llevar a complicaciones muy graves, como el hipertiroidismo. También produce otras complicaciones como hipoglucemia, estreñimiento crónico y patologías gástricas.

El objetivo principal del tratamiento de este trastorno es volver a estabilizar el sistema endocrino, que se ve seriamente alterado por las subidas y bajadas constantes de peso y los cambios bruscos del tipo de alimentación. Para ello, deben ponerse en manos de un experto en endocrinología que elabore una dieta totalmente personalizada y en la que el número de comidas y la hora en la que estas se realicen sean lo más regulares posibles, para que la función metabólica se recupere del descontrol derivado de pasar de una dieta a otra.

LA ORTOREXIA

Se puede definir como una obsesión patológica por la comida biológicamente pura, lo que lleva a quienes la padecen a seguir una dieta a su entender «hipersana» en la que están excluidas las grasas, las carnes, los alimentos cultivados con pesticidas o herbicidas y todas aquellas sustancias artificiales (colorantes, conservantes) que puedan dañar el organismo. La diferencia con otros trastornos como la anorexia o la bulimia radica en que aquí el problema gira en torno a la calidad y no a la cantidad de la comida. Como posibles causas, los expertos relacionan la aparición de este trastorno con la introducción en el consumo habitual de los alimentos genéticamente modificados, los transgénicos, los biológicamente puros, los funcionales y los ecológicos.

Según el Dr. Steve Bratman, pionero en el estudio de este trastorno y autor del libro *Health Food Junkies*, con este estilo de alimentación los ortoréxicos esperan obtener todo tipo de beneficios físicos, psíquicos y morales, lo que puede llevarles a experimentar una dependencia similar a la de cualquier adicto a las drogas. Además, suelen ser personas con comportamientos obsesivo-compulsivos, con una preocupación exagerada por la perfección y una adhesión ciega a las normas y reglas. Asimismo, se ha observado una mayor incidencia en personas que han sufrido anorexia nerviosa y que, al superar este trastorno, optan por consumir solamente alimentos de origen natural, probiótico, sin grasas, ecológicos, etc.

Los ortoréxicos planifican al milímetro cada una de sus comidas y prefieren ayunar antes que consumir algo «prohibido»; tienen discusiones frecuentes acerca de lo que es o no conveniente comer e incluso dejan de acudir a reuniones familiares y eventos sociales por miedo a ingerir algo que no deben. La culpabilidad y el malestar les acompañan cada vez que se saltan sus convicciones dietéticas.

Por lo general, estas personas acaban suprimiendo grupos de alimentos básicos, lo que puede llevar al desequilibrio dietético e incluso a la desnutrición. Algunas de las manifestaciones más frecuentes son la anemia, la hiper o hipovitaminosis (exceso o déficit de vitaminas), y carencias de oligoelementos que pueden desembocar en hipotensión y osteoporosis. También pueden favorecer la aparición de otros trastornos obsesivo-compulsivos relacionados con la alimentación y estados depresivos. Generalmente, la solución de este problema requiere un tratamiento psicológico, dirigido a resolver su base obsesivo-compulsiva.

OTROS TRASTORNOS

Trastorno de rumiación: Consiste en la regurgitación repetida y continua de los alimentos después de comer, pero que no es debida a una enfermedad ni a otro trastorno de la alimentación (anorexia, bulimia o trastorno alimentario compulsivo). La comida vuelve a la boca sin náuseas ni arcadas, y puede que la regurgitación no sea intencionada. A veces, los alimentos que se regurgitan se mastican nuevamente y se vuelven a tragar, o bien se escupen. Es un trastorno que suele ser más frecuente en niños pequeños o en personas que tienen una discapacidad intelectual. Puede derivar en desnutrición si los alimentos se escupen o si la persona opta por comer menos para evitar las regurgitaciones.

Trastorno por evitar o restringir la ingesta de alimentos: Se caracteriza por no alcanzar los requisitos nutricionales diarios por falta de interés en alimentarse, es decir, quienes lo padecen evitan las comidas que presentan determinadas características sensoriales (color, textura, aroma, sabor) o se preocupan por las consecuencias derivadas de la ingesta de alimentos, como el temor a atragantarse, sin ser en este caso la preocupación por engordar la que lleva a evitar comer. El resultado de este trastorno suele ser un adelgazamiento muy significativo o la imposibilidad de aumentar de peso, así como deficiencias nutricionales que pueden derivar en problemas de salud.

Vigorexia: También denominada dismorfia muscular. Se caracteriza principalmente por la realización de ejercicios de musculación de forma compulsiva con el objetivo de aumentar la masa muscular, lo que también puede implicar a la alimentación, derivando en un déficit nutricional.

TRATAMIENTO Y RECOMENDACIONES NUTRICIONALES

El abordaje de los trastornos de la conducta alimentaria debe ser multidisciplinar, con la participación de médicos especialistas en endocrinología, psicólogos/psiquiatras y dietistas-nutricionistas, quienes deben consensuar las medidas que se van a adoptar en función del paciente.

Tanto la familia como el entorno del paciente (amistades, compañeros) juegan también un papel muy relevante, de ahí la necesidad de que los profesionales se involucren en el tratamiento y en unas pautas de actuación.

Veamos a continuación cuáles son las pautas que recomiendas los especialistas para enfrentarse a estos trastornos:

- Hacer comidas frecuentes y de raciones pequeñas, con una alta densidad de nutrientes, ricas en hidratos de carbono, y consumirlas desde primeras horas del día.

- Asegurar un buen desayuno, ya que está demostrado que facilita enormemente que el aporte calórico diario sea el adecuado.

- Los suplementos pueden ser muy útiles para algunos pacientes, ya que ocupan un volumen pequeño y se digieren más rápido que las comidas sólidas. Si se recurre a estos suplementos, a medida que progresa la intervención nutricional hay que tender hacia una alimentación lo más natural posible.

- Es absolutamente necesario realizar una monitorización rigurosa por parte del personal médico, llevando a cabo mediciones periódicas del peso y otras determinaciones antropométricas; tasa metabólica; registro de la dieta diaria (incluyendo lugar, hora y en compañía de quién se realizó la comida), así como un registro del ejercicio físico llevado a cabo.

- A los pacientes se les pide que lleven a cabo un autorregistro en el que deben anotar la dieta, el ejercicio, las conductas purgativas y los periodos de ayuno. Estos registros facilitan al equipo terapéutico el estudio de la dieta y también la posible incorporación de nuevos alimentos y un aumento de las calorías de forma adecuada.

- Una vez que el paciente alcanza el peso aceptable para el mantenimiento de su salud, se debe seguir realizando la misma dieta para no perder el control ni los logros alcanzados.

BIBLIOGRAFÍA

Achón y Tuñón, M; Montero Bravo, A, Úbeda Martín, N.: *Dietética aplicada a distintas situaciones fisiológicas*. CEU Ediciones, Madrid, 2014.

ADA (American Dietetic Association & Dietitians of Canada): «Manual of Clinical Dietetics». Chicago, 2020.

AEP (Asociación Española de Pediatría): *Manual de Nutrición 2021*. Madrid, 2021.

AGENCIA DE SALUD PÚBLICA DE CATALUÑA. *Pequeños cambios para comer mejor*. Barcelona, 2019.

Araceta, J.: «Guía práctica sobre hábitos de alimentación y salud». Instituto Omega 3. Sociedad Española de Nutrición Comunitaria (SENC). Granada, 2012.

Ballesteros Pomar, M.: *Todo lo que deberías saber de la dieta DASH*. Sociedad Española de Endocrinología y Nutrición (SEEN). Madrid, 2020.

BEDCA (Base de Datos Española de Composición de Alimentos): www.bedca.net/

CAE (Código Alimentario Español): www.boe.es/buscar/act.php?id=BOE-A-2020-15872#dd

Carbajal Azcona, A.: «Manual de Nutrición y Dietética». Departamento de Nutrición. Facultad de Farmacia. Universidad Complutense de Madrid, septiembre, 2013.

CDC (Centros para el Control y Prevención de Enfermedades) EE.UU. División de Nutrición, Actividad Física y Obesidad: www.cdc.gov/spanish/especialesCDC/, Atlanta.

Corio Andújar, R. y L., Arbonés, Fincias: «Nutrición y salud». Formación Continuada. Actualización en Medicina de Familia. Medicina de Familia. SEMERGEN. Vol. 35. Núm. 9, pp. 443-449, Madrid, noviembre, 2009.

DGA. *Dietary Guidelines for Americans* (Guías alimentarias para estadounidenses), 2020-2025. USDA (Departamento de Agricultura y Departamento de Salud y Servicios Humanos de EE.UU.). 9 edición, diciembre de 2020. DietaryGuidelines.gov.

ESTRATEGIA ALIMENTOS DE ESPAÑA. Ministerio de Agricultura, Pesca y Alimentación de España: «Embutidos y productos cárnicos». Madrid, 2015.

FAO (Food and Agriculture Organization of The United Nations): «*Fats and fatty acids in human nutrition. Report of an expert consultation*». Nutrition Paper. Roma, 2010.

FDA (Food and Drug Administration EE.UU.): FoodSafety.gov. www.fda.gov.nutritioneducation

FEC (Fundación Española del Corazón): «Guía de compras para una alimentación saludable», Madrid, 2021.

—: «Mitos y errores en alimentación en la población española». Madrid, 2016.

FEN (Fundación Española de la Nutrición): «Importancia de los lácteos para una adecuada hidratación». Madrid, 2022.

—: *Tu elección saludable. Guía de Alimentación*. Madrid, 2019.

FROM (Fondo de Regulación y Ordenación del Mercado de los Productos de la Pesca y Cultivos Marinos de España): «Manual Práctico sobre Pescados y Mariscos Frescos». Ministerio de Medio Ambiente y Medio Rural y Marino de España. Madrid, 2009.

González Solanellas, M., Grau Carod, M., Moreno González, M., Juanpere Simó, S., Moreno Feliu R., Romagosa Pérez-Portabella, A.: *Hábitos, conocimientos y dieta de los adolescentes.* Centro Atención Primaria Dr. Sayé. Barcelona, 2010.

HARVARD, Universidad. Fuente de Nutrición, Departamento de Nutrición, Escuela de Salud Pública de Harvard (EE.UU.). www.thenutritionsource.org. Publicaciones de Salud de Harvard. health.harvard.edu. Massachusetts.

INSTITUTO DE ESTUDIOS DEL HUEVO: *El Gran Libro del Huevo.* Editorial Everest. León, 2009.

KÁTEDRA Kellogg's: *Manual Práctico de Nutrición y Salud. Alimentación para la prevención y manejo de enfermedades prevalentes.* Kellogg's España. Madrid, 2012.

LINUS PAULING INSTITUTE (Universidad Estatal de Oregón, EE.UU.). Micronutrient Information Center. www.lpi.oregonstate.edu/mic, Oregón, 2023.

Martínez Navarrete, N., Camacho Vidal, M., Martínez Lahuerta, J.: «Los compuestos bioactivos de las frutas y sus efectos en la salud». Actividad Dietética. Vol. 2. Número 2, pp. 64-68, Editorial Elsevier. Barcelona, 2008.

Monteiro, C., Cannon, G., Moubarac, J., Levy, R., Louzada, M. & Jaime, P.: «The UN Decade of Nutrition, the NOVA food classification and the trouble with ultra-processing. Public Health Nutrition», Vol. 21. Número 1, pp. 5-17. doi:10.1017/S1368980017000234. Rockville, Washington, 2018.

Moreiras, O., Carbajal, A., Cabrera, L., Cuadrado, C.: *Ingestas diarias recomendadas de energía y nutrientes para la población española.* Tablas de composición de alimentos. Ediciones Pirámide. Madrid, 2016.

NHS (National Health Service in England): «*Rough Guide. Fruit & Vegetable Portion Sizes*». Londres, 2020. www.nhs.uk/livewell/5aday/documents

NIH (National Institutes of Health). Office of Dietary Supplements. https://ods.od.nih.gov/ Bethesda.

NLM (Biblioteca Nacional de Medicina) EE.UU. *MedlinePlus.* Nutrición. https://medlineplus.gov/spanish/

PAHO (Pan American Health Organization): «Alimentos y bebidas ultraprocesados en América Latina: ventas, fuentes, perfiles de nutrientes e implicaciones». Washington, 2019.

Pennington, J. y Fishe, A.: «*Classification of fruits and vegetables*». Journal of Food Composition and Analysis. Vol. 22, pp. 23-31. Editorial Elsevier. Reino Unido, diciembre, 2019.

PREDIMED. PREvención con Dieta MEDiterránea. www.predimed.es. Instituto de Salud Carlos III, Madrid, 2018.

REGLAMENTO (UE) 1169/2011 sobre la información alimentaria facilitada al consumidor, Bruselas, 2011: www.eur-lex.europa.eu/legal-content/EN/TXT/?uri=CELEX%3A32011R1169R%2801%29&-qid=1667754421970

— (UE) 432/2012 sobre la lista de declaraciones autorizadas de propiedades saludables de los alimentos distintas de las relativas a la reducción del riesgo de enfermedad y al desarrollo. www.eur-lex.europa.eu/legal-content/ES/TXT/?uri=CELEX%3A32012R0432 Bruselas 2012.

SEEDO (Sociedad Española de Obesidad): *Encuesta sobre obesidad en jóvenes 2021.* Madrid, 2021.

— (Sociedad Española de Obesidad): *Encuesta sobre hábitos de vida y autopercepción de peso 2019.* Estudio sobre la Obesidad. Madrid, 2019.

SENBA (Sociedad Española de Nutrición Básica y Aplicada): «Alimentos Precocinados». Madrid, 2007.

SENC (Sociedad Española de Nutrición Comunitaria). Instituto Omega 3 (Puleva Food): «Guía de Alimentos Funcionales». Barcelona, 2013.

—: «Guía de la Alimentación Saludable para Atención Primaria y Colectivos Ciudadanos». Barcelona, 2018.

SERVICIO MADRILEÑO DE SALUD. Consejería de Sanidad: *Recomendaciones dietético nutricionales del Servicio Madrileño de Salud.* Comunidad de Madrid. Madrid, 2013.

Valero, T., Rodríguez, P., Ruiz, E., Ávila, J.M.: Varela, G.: «La Alimentación Española. Características nutricionales de los principales alimentos de nuestra dieta». Fundación Española de la Nutrición (FEN). Madrid, 2018.

Del Pozo, S., Ruiz, E., Ávila, J.M., Varela, G., «Guía Nutricional de la Carne». Fundación Española de la Nutrición. Federación Madrileña de Detallistas de la Carne (FEDECARNE).